● 保健と健康の心理学 標準テキスト

一般社団法人 日本健康心理学会 企画
島井哲志 監修

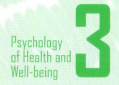
Psychology of Health and Well-being 3

健康心理学の測定法・アセスメント

鈴木伸一 編著
Suzuki Shinichi

ナカニシヤ出版

発刊によせて

一般社団法人日本健康心理学会理事長
竹中晃二

　一般社団法人日本健康心理学会では，第1回の年次大会を1988年に開始し，時代の進行とともに発展を遂げながら，2017年には学会創設30年を迎えることとなりました。本会は，健康心理学に関する研究を推進し，その成果の普及に貢献すること，および会員相互の知識の交流と理解を深めることを目的として活動しています。今回の記念出版では，本会の目的を達成するために，また学会創設30周年に向けて全15巻を順次出版していきます。

　健康心理学は，さまざまな学問をもとに，その学際性を発揮して発展してきた学問ではありますが，近年，心理学の手法を用いた「健康」への研究および介入を行う学問として日増しに存在感を増しています。その背景には，国際的な高齢化があり，人々が病気にならない，またたとえ病気を患っているとしても，人生を充実して生きていくために必要なこころの有り様が求められていること，また現在のライフスタイルの乱れによって生活習慣病罹患患者の数が増大し，その行動変容を促す必要性があります。さらには，ストレス社会，メンタルヘルスを脅かす現在社会の中で，こころの安寧をいかに保っていくかも重要な課題となっています。健康心理学は，これらのニーズに答えるべく，研究に求められる基本となる方法論を重要視しながら，時代に合わせてその方法を変えて発展を遂げてきました。全15巻はまさに，健康心理学の基本を重視しながら，時代にあった新しい研究方法や介入方法を示そうとしています。

　健康心理学は，健康というテーマで，単に議論することから実学として人々の心身の健康に貢献することが任務と捉えています。たとえば，すでに糖尿病や脳卒中の患者のように健康を害している人々がそれ以上悪化しないように生活の管理能力を高めること（疾病管理），また罹患の危険度が高い人々の行動変容を行わせること（疾病予防），さらに現在は健康，また半健康である人々に対してさらなる健康増進や将来の予防のために行える術を身につけさせること（ヘルスプロモーション）など，こころとからだの予防に向けて活動していくことが求められているのです。

　最後に，全巻の監修に労を執っていただいた記念出版委員会委員長の島井哲志氏に感謝します。読者のみなさんは，どうぞ，本書をお読みいただき，健康心理学を学ぶうえで必要な知識や技術を習得いただければ幸いです。

監修のことば

　日本で初めて大学での授業を前提とした健康心理学の教科書が出版されたのは1997年でした。しかし，いまでは，いろいろな特徴をもった健康心理学の教科書が数多く出版されています。このことは，この20年の間に，数多くの大学で健康心理学の授業が開講され，健康心理学を学ぶ学生さんが多くなってきたことに対応しています。

　これは，健康心理学の必要性が認められてきただけではなく，心理学という領域全体が，健康心理学がめざしてきた，より応用的な方向に，着実に発展してきたことと結びついています。心理学のさまざまな領域で多彩な応用研究が行われ，健康心理学は，社会心理学，認知心理学，感情心理学，生理心理学，そして，隣接する臨床心理学などのさまざまな心理学分野の研究とともに発展してきました。

　見方を変えれば，人々の幸福と健康との実現をめざして，心理学という学問全体がこの期間に大きく飛躍してきたということができるでしょう。いよいよスタートする，心理職の国家資格も，社会の変化とともに発展してきた心理学の専門家が，社会貢献することができるということへの国民の期待に支えられているといえます。

　つまり，社会に心理学の専門家が必要な理由は，ストレスや悩みをもつ人たちが多くなったことに対処するために専門職が求められるようになったからではなく，すべての人たちが幸福で健康に生活するために，心理学がこれまでよりも貢献できるようになってきたからなのです。

　この意味で，わたしたちは，20年前とは全く違う地点にいます。大学では，単に，新しい興味深い領域として健康心理学に触れるということだけではなく，この領域で専門家として活躍し，社会の期待に応える人材を育て，送り出す必要があるのです。

　このシリーズでは，大学で教科書として用いることを念頭に，やや幅の広い表現ですが，「保健と健康の心理学」のさまざまな専門的内容について，まさに現在，実践と研究とで活躍している先生方に編集・執筆していただいています。いま，このシリーズの各巻の内容を授業としている大学はあまりないでしょう。しかし，専門家を養成するために，このシリーズの教科書を用いてしっかりと教えるべき内容があることは確かです。

　そして，健康と保健の心理学を学ぶ課程で養成された専門家を社会は待ち望んでいます。それほど遠くない将来に，そういう方向性をもつ大学が現れてくるだろうと考えています。このシリーズは，その基礎となるものです。

島井哲志

はじめに

　健康は，私たちの人生にとって大きな関心ごとであるにもかかわらず，健康のことについて強く意識するのは，健やかな時よりもむしろ心身に何らかの不調を感じている時であることが多いのではないだろうか。さらに，そのような時は，自分に生じている心身の不調や苦痛をいち早く取り除くことにばかりに興味が向き，心身の不調がどのような生活状態から生じたのかについてはあまり考えが及ばない。さらに，心身の健康状態の悪化には，私たちの生活を取り巻くさまざまな環境的要因，仕事や家事，学業のストレスや人間関係といった社会的要因，さらにはそれらと向き合う自身の意識や考え方などの心理的要因が関与しており，その影響性は成長や発達に伴う変化や，時代の変遷あるいは社会状況の変化といった時間的経過のなかで加算的に蓄積されていくものである。しかし，私たちの健康に対する興味や意識は，直面する目の前の心配事のみに注目する傾向があるとも言えるだろう。

　そもそも健康という概念は，「病気であるか否か」という一元論的なものではなく，一人ひとりが自己の存在や人生の価値について，いかに肯定的に向き合い，その価値を高めていくことができるかという「生きざま」を包括するものと考えるべきである。しかし，先にも述べたように，私たちは「健康」をあまりにも狭義にかつご都合主義的にとらえすぎており，健康の複合的な側面について無知であると言わざるをえない。

　本書は，健康という概念を構成するさまざまな側面を紹介するとともに，それらをどのような方法で測定・評価するか，さらには健康の諸側面の相互関連性やそれらに影響を及ぼす諸要因の影響性をどのように解明していくかを解説することをねらいとしている。第Ⅰ部（第1章〜第3章）では，健康の複合的な側面を整理したうえで，その測定法の基礎について解説している。第Ⅱ部（第4章〜第14章）では，健康心理学のさまざまな領域における重要な概念やキーワードを紹介するとともに，その測定法について解説する。また，各領域における主要な研究や最新のトピックスなどについても紹介されている。いず

れの章も各領域で精力的に研究および臨床の実践を行っている方にご執筆いただいた。健康心理学の実践を現在進行形のダイナミックな臨場感の中で学べる構成となっている。

　心理学は，その発展の歴史の中で「こころ」という実体のない人間の内的活動をとらえるために，客観性と再現性を担保するためのさまざまな心理行動科学の方法論を開発してきた。言い換えるならば，心理学の発展は心理行動科学の方法論の開発とその成果の蓄積をもとに成り立っているとも言えるであろう。本書のタイトルにもある「アセスメント」という語は，心理行動科学的方法論の中核を成す「測定と評価」を意味する言葉である。本書を通して，このような心理学の基礎となる発想や方法論についても皆さんに学んでいただければ幸いである。

　最後に，本書の編集にあたり，その構想の段階から多大なるご協力をいただいたナカニシヤ出版編集部の山本あかね氏に感謝を申し上げたい。

2018 年 早春

鈴木伸一

目　　次

発刊によせて　*i*

監修のことば　*ii*

はじめに　*iii*

I　測定法の基礎を学ぶ

1　心理測定・アセスメントの基礎 ─────────── 2
1. 健康心理学における人間理解の枠組み　2
2. 健康心理学における心理測定・アセスメントの測定指標　4
3. 健康心理学における心理測定・アセスメントの測定方法　8
4. 健康心理学における心理測定・アセスメントの実践　10
5. 心理測定・アセスメント実践の倫理　12
6. まとめ　13

2　評定尺度法の基礎 ─────────────── 14
1. はじめに　14
2. 信頼性と妥当性　15
3. 尺度を開発する　18
4. 日本語版を作成する　24
5. 日本語版尺度を作成する意義　28
6. 論文を執筆，投稿することの重要性　28

3　行動の測定法および行動分析の基礎 ────────── 31
1. はじめに　31
2. 行動を測定する　31
3. 行動を分析する　41
4. まとめ　46

II　アセスメントの実際

4　成長発達の測定と評価 ——————————————— 50
1. はじめに　50
2. 成長と発達　50
3. 知能，言語，身体運動の発達の評価　52
4. 認知発達の評価　59
5. 発達障害と障害の鑑別　61
6. まとめ　63

5　健康関連のパーソナリティの測定と評価 ——————— 66
1. 健康とパーソナリティ　66
2. パーソナリティ　67
3. 健康に関連したパーソナリティ　69
4. ビッグ・ファイブモデル　77

6　ストレスの測定と評価(1)　自己報告による主観反応 ———— 83
1. はじめに　83
2. ストレスの心理学的理解　83
3. ストレッサーの測定　86
4. ストレス反応の測定　88
5. 認知的要因の測定　90
6. 行動的要因の評価　92
7. サポートの測定　94
8. まとめ　96

7　ストレスの測定と評価(2)　生体反応 ———————— 100
1. ストレスに対する生理学的反応　100
2. 交感神経系の反応　102
3. 内分泌系の反応　106
4. 生理指標を利用する際の留意点　109

8　メンタルヘルスおよび精神症状の測定と評価 ———————— 112
1. はじめに　112

2. 全般的な精神症状の測定と評価　112

3. 疾患特異的な精神症状の重症度評定　116

4. ま　と　め　132

9　対人関係の測定と評価 ─────────────── 139

1. 健康心理学・行動医学における対人関係　140

2. 対人ストレスコーピング：質問紙法の例として　141

3. 親密な男女関係における行動：観察法の例として　145

4. 対人関係の測定・評価における留意点　148

10　健康関連行動および認知の測定と評価 ─────── 154

1. はじめに　154

2. 身体活動　155

3. 睡　　眠　159

4. 食　行　動　161

5. 喫煙行動の防止（防煙）　164

6. ストレス・マネジメント　164

7. 感　染　症　166

8. おわりに　167

11　生活の質や人生の価値の測定と評価 ───────── 173

1. はじめに　173

2. QOL およびウェル・ビーイング研究の潮流　173

3. QOL 評価の難しさ　177

4. QOL の測定　180

5. 幸福感の測定　184

6. おわりに　189

12　ポジティブ心理学の測定と評価 ───────────── 193

1. ポジティブ心理学の研究領域と測度　193

2. 主観的ウェル・ビーイングの測度と評価　196

3. 幸福のマクロとミクロ　201

4. 文化と幸福　203

5. 幸福の測定と政策　206

viii 目　次

13 情動と感性の脳活動の測定 ——————————— 214

1. はじめに　214
2. 情動，感性とは何か　214
3. 脳活動の測定　216

14 健康心理学におけるアセスメントの実際と臨床応用 ——— 227

1. ヘルスプロモーションのアウトカム　227
2. 身体的アセスメント　229
3. 心理面の質問紙アセスメント　234
4. 生活習慣のアセスメント　237

索　引　245

I

測定法の基礎を学ぶ

第1章

心理測定・アセスメントの基礎

鈴木伸一

1. 健康心理学における人間理解の枠組み

　世界保健機関（WHO）の憲章によれば，健康とは，単に病気でない，あるいは弱っていないということではなく，肉体的にも，精神的にも，そして社会的にも満たされた状態にあることと定義されている（公益社団法人日本WHO協会Webページ）。また，日本健康心理学会によれば，健康心理学とは，健康の維持と増進，疾病の予防と治療などについての原因と対処の心理学的な究明，および健康教育やヘルスケアシステム，健康政策の構築などに対する心理学からの貢献を目指す学問であると定義されている（日本健康心理学会Webページ）。これらの定義からも分かるように，健康とは，単に心身の状態を示しているのではなく，人間生活における豊かな営みの形成，維持，回復とそれらに影響を及ぼすさまざまな生物・心理・社会的背景を包括的にとらえていこうとする概念である。さらに，それらを基盤に置いた健康心理学とは，健康の維持・増進に寄与する人間の心理的側面を中軸に置き，そのメカニズムの解明と有効な支援方法を心理・行動諸科学の理論や方法論を基礎として探求する学問と言えるであろう。

　それでは，このような健康心理学における測定およびアセスメントは，どのような観点から成しえるだろうか。先にも述べたように，人間生活の豊かな営みの形成・維持・回復をとらえるためには，いくつかの異なる視点に依拠した複合的な理解が必要である。

(1) 健康の多様性

　健康を最も狭義にとらえるとすれば，「何らかの病気に罹患してない状態」と

定義することが可能であるが，それでは WHO をはじめとする現代の健康論には対応できない。すなわち，単に病気でないだけでなく，より健康的で豊かな生活を送るという視点が必要であろうし，逆に，病気には罹患しているが，病気を抱えながらも前向きに充実した生活を送るという健康観があってしかるべきである。また，疾病という枠を超えて，日々の生活が安らかで活きいきとした生活であるかという点も重要であろうし，それらの状態が人生の営みの中でどのように維持・促進されているかという時間的な視点から，生活の質や人生の価値を考えていくことも重要であろう。

　このように，何をもって健康であるとするかについての概念構成は，実に創造的でかつ属人的で多様な特徴を持っており，心理学的探究への興味が尽きないテーマであると言えよう。

(2) 疾病の予防，治療，リハビリテーションという観点

　健康を「何らかの病気に罹患してない状態」と定義するのは狭いと述べたが，一方で，「いつまでも病気のない元気な状態でいたい」，あるいは「病気を早く治したい」という思いは，我々すべての人が抱く共通した素朴な望みである。つまり，健康を考える時，病気にならないためには何が必要か，病気の効果的な治療や予後管理，さらにはリハビリテーションや社会復帰の促進のために重要なことはなにかを考えることは，すべての人に共通する重要な命題なのである。したがって，健康心理学では，疾病の予防・治療・リハビリテーションの促進に際して，それらに影響を及ぼしうる諸要因の探求とその評価を心理・行動科学的観点から行っていくことが重要となる。

(3) 健康プロセスという観点

　これまで述べてきたように，健康を考える際には健康を取り巻く複合的な観点が必要である。この複合的観点は大きく3つの段階に分けて理解すると分かりやすい。その第一は，健康を増進する，あるいは健康を害する背景（時には原因）となりうる諸要因は何かという観点である。これには，労働条件や生活環境，経済情勢や社会環境といった物理的な要因もあれば，特定の病気への脆弱性や生得的な器質的・機能的障害といった生物学的要因，さらには，疾病特

異的なパーソナリティや行動パターンなどといった心理行動的要因などが含まれる（疾病特異的なパーソナリティや行動パターンについての詳細は，第5章参照）。

　第二は，健康の維持・増進，あるいは疾病の発症・維持・増悪に影響（緩衝・媒介）を及ぼす諸要因は何かという観点である。これには，仕事や家庭のストレスおよびその対処レパートリー，たばこ・飲酒・食事・運動といった日常生活行動，あるいは人間関係の持ち方やソーシャルサポートの活用，さらには健康に対する知識や考え方など，さまざまな心理・行動的諸要因が含まれる。

　第三は，「健康」とは何かという観点である。先に述べたようにこの指標には，単に疾病の有無に限らず，人間の営みに関わるさまざまな，心理的，身体的状態が含まれるし，ある一時点の心身の状態にとどまらず，その維持・促進という時間的変化や，人生観や生きがいなどの人間のアイデンティティに関わる側面も含めて考えていくことが重要である。

2. 健康心理学における心理測定・アセスメントの測定指標

　ある特定のストレス状態におかれた時，我々は，不安感や緊張感とともに，ドキドキや冷や汗などの身体症状が生じ，そこから逃げ出すような行動が見られるといったような多面的な変化を経験する。これらの諸反応は，独立して存在するのではなく，ストレス刺激の影響を受けて連動して変化するものであるから，「ストレス反応」と総括して理解することが可能である。しかし，それぞれの反応は異なる形態や特徴を有しているので，総括的に測定することは困難である。したがって，健康を科学的かつ客観的に測定するためには，健康という複合的概念について，それを構成する個々の下位概念に分割し，各概念の定義と測定対象を明確にしたうえで，適切な方法論を用いて評価を行う必要がある。

　ここでは，健康心理学の測定・アセスメントにおいて，測定対象となる指標を紹介する。

（1）気分・感情反応

不安や落ち込み，怒りや焦り，喜びや達成感，満足感や悲しみといった喜怒哀楽にまつわる気分・感情反応は，健康心理学の測定対象の中でも主要な指標である。これらは，心身の状態や周囲の状況に応じて比較的短期間に変化する一時的な反応成分として理解することができるが，それらの気分・感情状態が一定期間維持されると慢性・固定化した状態像となる。さらにそれらの慢性・固定化した状態が重篤化すれば，一定の疾病状態を表す臨床症状（うつ状態，不安症状，悲嘆など）として判断されることがある。

一方，気分・感情反応は，ネガティブな状態像だけでなく，仕事への満足感や喜び，達成感といった良好な気分・感情反応もある。また，それらが継続・増進した結果として得られる生活の質や人生の価値といった肯定的な心理状態もこの指標の中に含めて考えることができるであろう。

（2）行動・態度

行動や態度の内容・頻度・強度，またはその機能（周囲への影響性など）といった外部から観察可能な状態像に関する行動指標である。日常的なものとしては，喫煙や飲酒，食習慣や運動習慣などが代表的な健康関連行動であるが，服薬行動やセルフケア行動，治療アドヒアランスなどの疾病関連行動も健康心理学では重要な指標として扱われる。さらには，不安症状に伴う回避行動や強迫行為，反社会的行為や自傷行為，過食や嘔吐などといった疾病の維持・増悪に関連した行動も測定対象となる。

一方，友人関係の持ち方やソーシャルスキル，リーダシップ行動や共感的態度などの社会関連行動も重要な測定対象となるであろう。

（3）思考プロセス

予測や判断，価値観や信念，思考パターンなどといった，自己や他者，あるいは周囲の環境や状況の変化などに対する主観的な評価およびその背景にある思考スタイルなどがこの指標に含まれる。思考過程は，我々の気分・感情，行動・態度に影響を及ぼす主要な背景要因としてさまざまな研究で検討され，多くの構成概念がこれまでに提唱されてきている（詳しくは第10章参照）。

6　第1章　心理測定・アセスメントの基礎

　人間の思考プロセスは，状況に応じて一時的に生じる思考反応（自動思考などと呼ばれている）と，それらに影響を及ぼす比較的一貫した価値・信念体系（スキーマや中核信念などと呼ばれている）とに大別され，それらが階層構造を構成していると考えられており，パーソナリティもこれらの思考プロセスの集合体としてとらえることができるであろう。

　しかし，思考プロセスは客観的な事象として観察することが困難な内的反応であることから，測定を試みる際には，測定概念の明確な定義と，測定のための信頼性と妥当性を備えた心理尺度の開発が重要である。

（4）生理的反応・身体状態

　身長や体重，血圧や心拍数といった身体計測値，血液検査データ，画像所見やゲノム情報などのさまざまな身体所見がこれに含まれる。健康心理学では，これら指標は，次の2つの異なる観点から活用されることが多い。

　その第一は，健康状態の把握や疾病の兆候，あるいは病態の推移などを判断するための指標である。これらの指標は，医学的な観点から疾病の有無や疾病のリスクレベル，あるいは病状の改善・悪化を判断するための基準が設定されていることが多いので（あるいは，コンセンサスが得られている），その基準を参考に対象者の健康状態の指標として活用することができる。

　第二は，気分・感情状態やストレス反応のレベルを評価するための指標である。これまで行われてきたストレス科学や生理心理学の研究の蓄積によって，自律神経系反応（血圧や脈拍，末梢皮膚温や皮膚電位反射など），免疫反応（免疫グロブリン値やNK細胞活性など），内分泌反応（アドレナリンやコルチゾールなど）などは，不安や緊張，苦痛やストレス状態などに連動して変化することが明らかにされている。これらの知見に基づき，気分・感情状態の表出系として身体的反応を測定することで，対象者の心身の状態を把握するために活用することができる（詳しくは第7章参照）。なお，最近では，機能的脳画像や近赤外分光法などを活用した脳活動の変化もこれらの所見の1つとして活用する方法が発展してきている。

（5）認知情報処理

　知能の評価や，記憶・注意・遂行機能などの高次脳機能の評価，さらにはワーキングメモリーや特定の認知活動の評価などがこの指標に含まれる。我々の認知情報処理の特徴や個人差は，単に知能レベルの評価や発達障害の有無，認知症の診断だけに活用されているのではなく，不安や抑うつ性障害，あるいはストレス関連疾患への脆弱性の評価にも活用することが可能である。したがって，健康心理学の領域においても，健康の阻害要因の解明のための研究やストレス脆弱性の改善に資する支援方法の開発に向けた試みなどのためにこの指標が活用されている。

　認知情報処理を測定する方法としては，既成の知能検査や認知機能検査（神経心理学的検査）を活用するほか，特定の認知活動を評価するためのコンピュータ・プログラム，さらにはそれらの認知課題に取り組んでいる際の脳活動の評価などが活用されている（認知情報処理に関する詳細は，第13章参照）。

（6）疾病の有無

　健康心理学において，疾病の有無，重症度，あるいは発症率や寛解率といった疾病であるか否かを基準としたデータはとても重要な指標である。疾病の有無や重症度の評価は，各疾病ごとに国際学術団体や関連諸学会の指針等によって診断基準が定められており，それに基づく評価のための標準的な診断手順やツールも定められているので，それに従って測定と評価を行うことになる。

（7）環境や社会・経済的状況

　我々の健康状態は，我々を取り巻く社会・環境要因と切り離して考えることはできない。例えば，戦争・紛争地域における住民の心身の健康状態は低下することが明らかであるし，経済指数や貧困格差と健康状態とは一定の相関があることが分かっている。また，環境汚染や劣悪な労働環境はさまざまな疾病のリスクファクターとなりうる。したがって，健康心理学の実践においても環境や社会・経済的状況のデータを活用することは非常に重要である。しかし，これらのデータは，小規模に短期間測定しても社会・環境要因の全体像を把握していることにはならない。したがって，国や地域レベルで継続的に測定され，

8　第1章　心理測定・アセスメントの基礎

その推移が公表されている（関連官庁や自治体，国際機関研究機関などが公表している白書や年報など）資料を活用することが有用である。

3.　健康心理学における心理測定・アセスメントの測定方法

　健康心理学の研究や臨床実践において，測定を行う場合の大原則は，データが客観性と再現性を有した方法で測定されたものであるかということである。したがって，前項で述べたさまざまな指標を測定する際には，客観性と再現性について一定のコンセンサスが得られている以下のような方法論を用いることが重要である。

（1）心理尺度による測定
　自己や他者の状態，あるいは何らかの事象に対する主観的な印象や評価を測定するための方法論として心理尺度が用いられる。心理尺度には，①例示された事象や印象カテゴリーのなかから，自分に当てはまるものを選択する「名義尺度」，②列挙された項目について，何らかの基準に従って順位づけをする「順位尺度」，③印象や評価に関する心理量の強さについて，等間隔に設定された測度によって評価する「間隔尺度」，④間隔尺度の性質に加えて，評定値間の比率関係が担保され，評定値の四則演算処理が可能な測度である「比率尺度」の4つの種類がある。これらの尺度のうち，どの方法を選択するかは，測定対象の特性や測定の目的によって異なる。
　また，心理尺度を用いて測定を行う際には，その心理尺度が信頼性と妥当性を備えているかを確認したうえで使用することが重要である。市販されている尺度の多くは，これまでの研究の蓄積によってすでに信頼性と妥当性が担保されているものが多いが，研究論文等で使用している尺度の中には，信頼性と妥当性の検証が不十分なものや，尺度開発手続きの途中段階であり暫定的に使用している尺度もあることから注意が必要である。
　また，何らかの新しい概念を測定するために，自ら新たに尺度を開発しようとする際には，作成された尺度について一定の手続きに従って信頼性と妥当性を検証する必要がある。この検証が行われなければ，その尺度で測定したデー

タが客観性と再現性を有したものであるということは，社会的には認められない（信頼性と妥当性および尺度作成の手順について詳しくは，第2章参照）。

（2）面　　接

　何らかの経験や印象，あるいは事象の詳細について，インタビューにより情報を収集する方法である。会話を通して詳細な情報が得られるのがこの方法の利点である。これまでの先行研究や臨床報告などからは十分な情報が得られない未検討の現象や心理状態などについて，探索的に情報収集を行う際に有用な方法である。しかし，面接で得られた叙述的なデータについていかに客観性と再現性を担保するかが難しい点であるとも言える。この問題点を改善するために，構造化面接や半構造化面接が活用されている。これは，インタビュー内容とその回答に対する評価基準を構造化することによって，質問者と回答者のやりとりに伴う相互作用によるデータのばらつきをできるだけ最小限にとどめようとする方法である。構造化面接や半構造化面接は，診断のための面接や，面接手法を用いた症状把握あるいは認知機能の評価などに用いられている。

（3）観　　察

　測定対象者の言語報告によらず，対象者が実際に活動（生活）している場面を観察することで，対象者の状態像（行動や態度，周囲の人の相互作用など）についてのデータを収集する方法である。

　データの収集方法としては，対象者の状態像を叙述的に記録する方法もあるが，データの客観性と再現性を高めるために，一定の時間間隔で定期的に観察する方法（時間見本法）や，測定したい内容に関連のある特定の場面に限定して観察する方法（場面見本法）などがある。また観察内容の評価方法についても，特定の行動や態度の内容・頻度・強度（あるいは速度）などについて，あらかじめ作成した評定尺度を用いて得点化する方法や，複数の者が同時に観察を行い，観察者の評定一致率を算出するなどの方法が活用されている。

　また，できるだけ普段通りの自然な様子を観察できるように，観察者も対象者が活動する集団の1人としてその場に参加しながら観察する「参与観察法」や，一定の仮説のもとに，何らかの介入を行った際の対象者の変化や様子を観

察する「実験的観察法」などのバリエーションもある（行動観察について詳しくは，第3章参照）。

(4) 機器による測定

血圧や脈拍，脳波や血液データなどの身体反応は，そのために開発された専用の機器によって測定する。血圧計や体重計のように，一般の人が日常的に使用する機器もあるが，脳波計やX線画像検査，核磁気共鳴画像法（MRI）など高度精密機器が使用されることもしばしばである。いずれの機器で測定する際も，使用する機器が一定の基準を満たしているか（測定対象を正確に安全に測定できる機器であるか）を確認する必要がある。医療機関等で使用している機器については，測定精度と安全性について医療機器の認証を行う行政機関や専門機関が設定した基準をクリアしているものがほとんどであるが，個人で購入する機器については，その機器が適切な認証を受けたものであるかを確認する必要があるであろう。

また，測定精度の高低によって，機器の価格も大きく異なることが多い。したがって，研究や実践の目的に応じて，どの程度の測定精度が必要であるかを文献等で調べたうえで，機器選定を行う必要がある。

4. 健康心理学における心理測定・アセスメントの実践

健康心理学領域において，心理測定やアセスメントの実践を考える時，その目的は，大きく研究と臨床の2つの観点に分けることができるであろう。しかし，研究と一口に言ってもその目的や対象は多岐にわたり，これまでに非常に多くの成果が蓄積されている。また，臨床実践においても個人の健康管理や疾病の予防，治療，リハビリテーションに関わる実践もあれば，ある地域や特定のリスクを抱えた集団を対象としたコミュニティ・アプローチまで多様な実践が行われている。ここでは，代表的な実践手法を紹介していく。

(1) 調査研究

何らかの健康指標の改善や増悪のメカニズムの解明を研究の目的として，そ

の健康指標の変化に影響を及ぼすことが想定される主要な背景要因や媒介要因を健康指標と合わせて測定し，要因間の関連性や影響性を検討するアプローチである。このアプローチでは，一般人を対象とした探索的な研究もあれば，特定の背景要因や健康リスクを抱えた人を対象とした実証的な研究もある。また，ランダムサンプリングに基づく比較的小規模の研究もあれば，特定の地域や自治体レベルに対して行われる大規模研究もある。さらに，一時点における関連性を検討することを目的とした横断研究もあれば，数年間かけて健康指標の変化を検討することを目的とした縦断研究もある。なお，この縦断研究のうち特定の集団について，要因間の関連性と健康指標の変化を時系列に沿って複合的に検討し，病気の発症率やそれに及ぼすリスク要因を検討することを目的とした大規模研究をコホート研究と言う。

（2）実験研究

調査研究は，要因間の関連性を探索的にかつ複合的に検討することが可能であるが，そこで得られた知見はあくまでも関連性を示唆したにすぎず，健康指標に及ぼす因果関係を検証したことにはならない。調査研究等で示唆された因果関係についての仮説を検証するためには，仮説に沿った実験デザインを構築し，原因となりうる要因を操作（介入）し，その操作が健康指標の変化に実際に寄与するのかを検証する必要がある。この一連の手続きを実験と言う。このような実験手法に基づく研究は，実験室で行う動物実験や細胞培養のような実験もあれば，人を対象とした心理学実験（アナログスタディー），あるいは心理状態や行動の変容を目的とした介入実験などがある。

（3）臨床研究

調査研究や実験研究の成果の蓄積を踏まえて，一定の治療的アプローチが健康指標の改善に効果的であることが示唆される場合，その治療的アプローチの有効性や再現性，さらには安全性などについて，一定の手続きのもとに検証していくアプローチを臨床研究と言う。この臨床研究のうち，治療的アプローチの確かな有効性（エビデンス）を検証するために必要とされている手続きが無作為化対照試験（Randomized Control Trial: RCT）である。また，この RCT

12 第1章 心理測定・アセスメントの基礎

を含む臨床研究の成果に基づいてヘルスケア実践することをエビデンス・ベイスド・アプローチと言う。

(4) 臨床症例のアセスメント

　臨床実践において，心理測定やアセスメントを行う際に，対象となる人の状態把握や診断，さらには治療効果の判定を目的として行われる。特に健康心理学領域の臨床実践において心理測定やアセスメントを行う場合は，健康状態や病態の維持・悪化に影響を及ぼしている心理・行動的な特徴を把握し，その後の支援や治療における具体的な方針に役立てていくことが主要な目的となる。例えば，生活習慣病の治療においては，対象患者の食事や運動，飲酒や喫煙などの生活習慣の状態やその背景にあるその人の健康に対する考え方やストレス状態を把握するとともに，周囲のサポートの有無や生活改善への動機づけなどを評価し，有効な支援方法を検討していくといったことが重要である。

5．心理測定・アセスメント実践の倫理

　心理測定やアセスメントを行う際には，その目的が研究であっても臨床であっても，対象者に測定の実施目的や情報の取り扱い，対象者（実験参加者やクライエントなど）の権利，任意性，想定される有害事象などについての十分な説明を行い，適切な方法で同意を得るといった倫理的配慮を十分に考慮した実践が求められる。この倫理的配慮の基準に関しては，関連諸学会や大学・研究機関，関連省庁等がガイドラインを作成しているので，それらを十分に理解し，その指針に沿って計画・実施することが重要である。なお，研究として行う場合には，必ず実施前に倫理審査書類を作成し，所属機関や研究実施機関の倫理審査委員会に申請し，研究計画の承認を得ることが必要である。なお，承認された研究を実施する場合も，その申請内容に沿った厳格な実施を行うとともに，不測の事態や有害事象が発生した際には，当該の倫理審査委員会に報告し，その後の適切な対応を行うことが重要である。

6. まとめ

　本章では，健康心理学における心理測定およびアセスメントの基本的な考え方について解説した。以下の章では，方法論やそれを活かした研究・臨床実践が紹介していく。健康心理学における心理測定およびアセスメントの正しい理解とともに，健康心理学の現状と可能性について理解を深めてもらいたい。

第2章

評定尺度法の基礎

岡島　義

1. はじめに

　心理学分野において，さまざまな尺度が「開発・作成」されている。日本語論文の文献検索エンジン"CiNii"で「尺度開発」「尺度作成」をキーワードに検索すると，それぞれ433件，750件がヒットした（2016年5月2日時点）。この中には，重複する論文や学会発表のみの文献も含まれてはいるものの，過去に数多くの尺度が日本で開発・作成されていることが分かる。では，そのうち現在でも頻繁に利用されている尺度はどのくらいあるのだろうか？　また，尺度名は異なっていても，測定している内容が重複している尺度はないだろうか？海外で使用されている尺度を翻訳した日本語版尺度は，正しい手順で作成されているだろうか？　信頼性と妥当性は適切に検証されているのだろうか？

　実は，これまで尺度の開発・作成に関する統一的なガイドラインはなく，研究者がそれぞれ独自に行っていた。このような現状は，日本だけでなく海外でも同様であったが，最近では尺度開発のガイドライン（COnsensus-based Standards for the selection of health Measurement INstruments: COSMIN[1]）や尺度翻訳のガイドライン（International Society for Pharmacoeconomics and Outcomes Research: ISPOR[2]）などが発表された。現状としては，これらのガイドラインに基づいた研究報告はほとんどないが，研究協力者から得られた貴重なデータを無駄にしないためにも，質の高い尺度の開発・作成を心がける必要があるだろう。本章では，上記のガイドラインに基づきながら，尺度開発の手順や海外で作成された尺度の日本語版作成の手順について解説する。ちなみ

---

1) 詳細に関しては，http://www.cosmin.nl を参照のこと。
2) 詳細に関しては，https://www.ispor.org/TaskForces/CCLPROTF.asp を参照のこと。

に，本章で「開発」という用語は，尺度を一から作る場合に使用し，尺度の日本語版作成の説明をする際には「作成」という用語を使用する。

2. 信頼性と妥当性

　尺度の開発・作成では，信頼性と妥当性の検討は必須だが，その論文では十分な検討がされていなかったり，信頼性と妥当性の関係性を誤解しているケースをよく見かける。例えば，信頼性（例：α係数）が低くても，因子分析ではうまく3因子に収束したので問題ないと結論づけていたり，日本語版尺度のα係数の算出と既存尺度との相関分析を行っただけで，原版と同じ因子構造で利用したりされる。これは，一見すると問題ないように見えるが，日常生活で考えてみると分かりやすい。例えば「ちょっと熱っぽいかな」という時に体温計を使う時のことを想像してみよう。自宅にある体温計で同時期に3回測定した時に，それぞれ35.5℃，38.2℃，36.1℃と表示されたらどうだろう。おそらく，「この体温計は壊れている」とか「どれが本当だろう」と考えるはずである。これがいわゆる「信頼性」にあたる。つまり，測定値の安定性や一貫性と言い換えてよい。一方，体温計を安心して使えるのは体温計が体温を反映しているからである。これがいわゆる「妥当性」にあたる。つまり，測りたいものを測れているかどうかの指標である。つまり市販されている体温計は，体温を測るうえで高い信頼性と妥当性を有しているからこそ，「熱を測りたい＝体温計の利用」になるのである。

　では，信頼性，もしくは妥当性のどちらかが高ければ，他方も高くなると言えるだろうか。答えはノーである。上述したように，どんなに一貫性のある温度計（言い換えると，「信頼性」が高い）でも，体温を測る能力が低い（言い換えると，「妥当性」が低い）こともありうる。このように，信頼性が高くても妥当性の低いものは存在するので，両方が検討されていなければ不十分である。ただし，信頼性がある程度高くなければ，そもそも利用する価値がなくなってしまう（村上，2006）。

　上記のことは，尺度の開発・作成においても同様である。COSMINでは，健康に関連する自記式尺度についての信頼性・妥当性を図2-1（土屋，2015）のよ

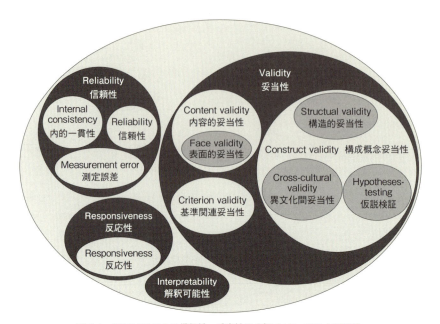

図 2-1　COSMIN による信頼性・妥当性の分類（土屋，2015 より引用）

うに分類している。信頼性と妥当性に関しては，すでに多くの書籍で扱われているため，ここでは，簡単に紹介する。

(1) 信 頼 性

1) 内的一貫性（internal consistency）

ある概念（例えば，抑うつ）で構成された尺度項目に対して，対象者が一貫した反応を示しているかどうかの指標である。内的一貫性を表す係数としてはα係数やω係数などがある。

2) 再検査信頼性（test-retest）と測定誤差（measurement error）

再検査信頼性とは，ある対象者が時間が経過しても同じような反応を示すかどうかの指標である。多くの場合，2週間程度の間隔で同一尺度を同一対象者に実施し，その相関係数の強さによって検証される。

測定誤差とは，測定された構成概念の真の変化に帰属しない，原因が特定できない無作為なエラー（ランダムエラー）と，特定の原因によって一律的に生

じるエラー（システマティックエラー）である。この測定誤差は，同一対象者に，同一尺度を期間を空けて（独立して）2回以上実施した場合に算出が求められる（Mokkink et al., 2010）。すなわち，再検査信頼性や反応性の検討を行う場合に算出する。測定誤差を検討すると，尺度が検出可能な最小の値（すなわち，誤差）を超えているかどうかを確認できる（土屋，2015）。具体的には，尺度の標準誤差（Standard Error of Measurement: SEM）や検出可能な最小変化（Smallest Detectable Change: SDC）などの算出が提唱されているが，詳しくはディ・フェトら（de Vet et al., 2011）を参照してほしい。

　その他にも，ある時点において複数の対象者の間に一貫性があるか（評価者間信頼性：inter-rater），複数の時点において，ある対象者の回答に一貫性が認められるか（評価者内信頼性：intra-rater）といったものがある。

(2) 妥当性（validity）

1) 内容的妥当性（content validity）

　尺度の項目が測定したい概念を適切に反映しているかの指標であり，一般的には，尺度項目について，その分野の専門家が複数人で評価し，評価者間の一致率を算出することで検討される。ただし，評価者間の一致率が高くても，評価者の専門性が高くなければ，何の一致率かが分からないので注意が必要である。例えば，うつ病尺度の評価者間一致率が高かったとしても，評価者がうつ病患者を診たことのない一般大学生と臨床経験の乏しい大学院生が評価者だとしたら，一致率が高くても尺度項目が適切にうつ病患者の症状を反映しているかどうかは疑わしい。

2) 構成概念妥当性（construct validity）

　尺度得点が仮説と一致しているかの指標であり，尺度得点が測定された構成概念の次元性を適切に反映しているか（構造的妥当性：structural validity），翻訳された尺度の項目が，原版尺度の同一項目を適切に反映しているか（異文化間妥当性：cross-cultural validity），同一の構成概念の一部を測る尺度と関連があるか（仮説検証：hypotheses-testing）といったものがある。古典的テスト理論（探索的，もしくは確認的因子分析）や項目反応理論による因子構造の検討は構造的妥当性に含まれる。なお，仮説検証を行う場合は，当たり前だが，

仮説（例えば，本尺度と A 尺度との間には，0.5-0.7 程度の相関関係がある）を立てる必要がある。COSMIN では，基準関連妥当性と区別されて書かれているが，広範囲な妥当性の概念であり，基準関連妥当性との明確な区別は難しい（村上，2006）。

3) 基準関連妥当性（criterion validity）

すでに，ある概念を測定する「ゴールドスタンダード」尺度がある場合，それを適切に反映しているかどうかの指標が基準関連妥当性である。仮説検証と似ているが，「ゴールドスタンダード」の有無がポイントである。基準関連妥当性のうち，基準が同時に存在する時は併存的妥当性（concurrent validity），時間的に遅延して基準が与えられる場合は，予測的妥当性（predictive validity）という。併存的妥当性は相関分析によって評価され，予測的妥当性は回帰分析によって評価されるのが一般的である。当たり前のことだが，「ゴールドスタンダード」尺度は妥当性が高くなければ「基準」とはならないので，併存的妥当性を検討する際に使用する既存尺度にも注意が必要である。

(3) 反応性（responsiveness）と解釈可能性（interpretablity）

この指標は，これまでの信頼性・妥当性に関する書籍ではあまり扱われていない指標である。反応性とは，測定される構成概念の時間経過による変化（例えば，治療による変化）を，その尺度によって検出できるかどうかの指標である。解釈可能性とは，臨床的に理解されていること（例えば，病気の寛解）を，尺度の変化で説明できる程度のことである。「6 点以上は不眠症の疑いあり」といったカットオフ値は，解釈可能性である。

3. 尺度を開発する

(1) 情報収集

尺度開発をするうえで，はじめに行うことは文献検索である。つまり，特定の概念を測定する尺度がすでに発表されているかどうかを調べることである。この時，自分の知りたい特定の概念だけをキーワードにして調べることに大きな落とし穴がある。例えば，「対人恐怖症の人の認知的・行動的特徴を知りた

い」場合，「対人恐怖」「認知」「行動」「尺度」をキーワードに検索すると，対人恐怖心性尺度（堀井・小川，1996）や対人恐怖症尺度（Kleinknecht et al., 1997）などが見つかるかもしれない。それを見ると，認知的・行動的特徴を示す内容があまりないので「新たに尺度を開発しよう」となってしまう。しかし，対人恐怖と似た概念として，「社交不安」，「社会恐怖」，「対人不安」，「シャイネス」といった概念があり，それぞれの分野で尺度が開発されている。例えば社交不安であれば，社会不安障害尺度（Social Phobia and Anxiety Inventory: SPAI；岡島ら，2008）や他者評価懸念尺度（Fear of Negative Evaluation: FNE；笹川ら，2004）などがすでに発表されている。

また，日本語をキーワードにした検索ではヒットしなくても，海外のジャーナルではすでに発表されている可能性もある。加えて言うと，日本語版尺度の作成に関する論文が海外のジャーナルに掲載されていることもある。尺度がすでに存在していた場合でも，信頼性と妥当性の検討が不十分である可能性もあるため，上述した信頼性と妥当性のうち，どれが検証されているのかをレビューするとよいだろう。

いずれにしても，関連のある概念について，十分に検索しても既存の尺度が見つからない，あるいは既存の尺度はあるが信頼性と妥当性が低い場合に，初めて尺度開発を考えることとなる（図2-2）。

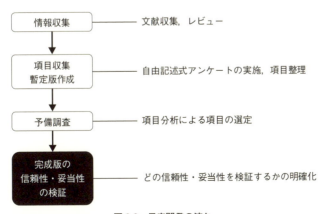

図 2-2　尺度開発の流れ

（2）項目収集と暫定版尺度の作成

項目収集としては，①特定の構成概念に対する自由記述によるアンケートの実施，②先行研究で用いられている項目の利用である。特に，①自由記述による項目収集の際は，誰を対象に調査を実施するかに注意を払わなければならない。例えば，不眠症患者の考え方についての尺度を開発しようとした場合に，これまで不眠に悩んだことのない人を対象者とすると，適切な項目を収集できない可能性がある。この場合は，不眠経験のある人を対象とするのが適切だろう。収集された項目は，内容の重複している項目の統一，あいまいな表現を除くといった基準を決めて分類し，項目を選定する。

ここは，あくまで項目収集の段階であるため，項目の選定にはある程度の重みづけをしてもかまわない。例えば，同じような内容を述べた人は少ないが，そう回答したのは患者群のみであったり，臨床家によって重要な項目であると判断された項目の場合が考えられる。このような場合は，暫定版尺度の中に残しておく方がよいかもしれない。このように，構成概念上，重要であると考えられる場合は，項目を抽出しておき，予備調査や本調査で検討することもできる。

項目を収集したら，暫定版の作成である。項目を作成する際のポイントとして，次の4つが挙げられるだろう。

1）平易な言葉を使う

対象者の年齢よりも低い年齢層でも理解できる文章にする。例えば，中学生対象の尺度を開発する場合は，小学校4，5年生でも分かる文章にすると良いだろう。

2）あいまいな内容は避ける

例えば，「良くないことを考えやすい」という項目にした場合，「良くないこと」というフレーズで連想することが，人によって異なるためにばらつきが大きくなる可能性が高い。そのため，なるべく具体的に書く必要がある。

3）「しばしば」「よく」などの副詞を使わない

これらの副詞は，対象者によって解釈のばらつきが大きくなる可能性が高い。

4）二重の意味を持つような項目にしない

例えば，「気分転換をしようとしたり，いやな考えを忘れようとしたりする」といったように，読点の前半と後半で違う態度や行動が含まれていると，「気分

転換をよくするけど，忘れようとはしていない」場合，どちらについて回答すべきかの判断が難しくなってしまう。

クライン（Kline, 1986）は，他にも，対象者に項目の測定目的が分からないようにする，感情に関わる述語は使用しない，あまり深く考えさせない項目にする，といったことも挙げている。しかし，健康心理学や臨床心理学に関する尺度を開発する場合，対象者の性質から，どうしても感情に関わる述語を使わざるを得なくなるし（例えば，「気分がめいっている」），うつ病患者を対象にした尺度は，うつ病に関係する項目であることは容易に想像がついてしまう。そのため，ある程度の反応バイアスが生じてしまうことを念頭に置いておくべきである。

もう一つ考えなければならないのは，回答形式である。心理尺度でよく用いられるのは2件法（はい・いいえ）やリッカートスケール（例えば，4件法）である。どちらが良いかは一概には決められないが，2件法は回答が容易で集計もしやすい。ただし，項目間相関は，リッカートスケールよりも低めになる傾向がある（村上, 2006）。一方，リッカートスケールは，項目への回答がより正確になる可能性が高いが，回答に時間がかかってしまう。また，「1：まったくない」，「2：あまりない」，「3：どちらでもない」といった評定段階の間隔があいまいであり，等間隔であるという保証はない。

5）教示文を設定する

教示文は，項目への回答方法についての説明という重要な役割があり，各項目を回答する上での制約，状況設定のような意味を持つ。例えば，抑うつ症状についての尺度を作成する場合，「ここ2週間」という制約を設ければ，回答者はその設定の中で回答する。教示文は，尺度作成の目的や利用方法に合わせて決定してかまわないが，教示文が変われば項目に対する回答パターンも異なることが予想されるため，慎重に設定する必要がある。

（3）予備調査

1）対象者

暫定版が完成したら，予備調査を実施する。どのくらいのサンプルがいれば良いかについて迷うこともあるが，明確な回答はない。村上（2006）では，誤

差の減少という観点から最低でも 200 人が望ましいと述べている。COSMIN
では，4 件法のリッカートスケール尺度の場合には，信頼性と妥当性の種類に
よって，表 2-1 のような目安を掲載している（Terwee et al., 2012）。2 件法や 5
件法の場合にも同じ目安が適用できるかどうかは明らかになっていない。

　言うまでもないが，対象者は研究目的に合致した人たちでなければならない。
例えば，高齢者の対人関係尺度を開発するのに，大学生を対象に予備調査をし
たのでは適切な項目が抽出できない。

表 2-1　COSMIN における 4 件法リッカートスケール尺度の信頼性・妥当性検証時のサンプル
　　　　サイズの目安（Terwee et al., 2012 より一部改変）

		excellent	good	fair	poor
信頼性	内的一貫性	100 名以上	50 ～ 99 名	30 ～ 49 名	30 名未満
	再検査信頼性，評価者間／評価者内信頼性	100 名以上	50 ～ 99 名	30 ～ 49 名	30 名未満
	測定誤差	100 名以上	50 ～ 99 名	30 ～ 49 名	30 名未満
妥当性	内容的妥当性	10 名以上	5 ～ 9 名	5 名未満	―
	構造的妥当性	項目数× 7，かつ 100 名以上	(1) 項目数× 5，かつ 100 名以上あるいは (2) 項目数 5 ～ 7 だが 100 名未満	項目数 5 だが 100 名未満	項目数× 5 未満
	仮説検証	100 名以上	50 ～ 99 名	30 ～ 49 名	30 名未満
	異文化間妥当性	CTT：項目数× 7，かつ 100 名以上 IRT：200 名以上／グループ	CTT：(1) 項目数× 5，かつ 100 名以上あるいは (2) 項目数 5 ～ 7 だが 100 名未満 IRT：200 名以上／ 1 グループかつ 100 ～ 199 名／ 1 グループ	CTT：項目数× 5 だが 100 名未満 IRT：100 ～ 199 名／グループ	CTT：項目数× 5 未満 IRT：100 名未満／ 1 グループあるいは両グループ
	基準関連妥当性	100 名以上	50 ～ 99 名	30 ～ 49 名	30 名未満
	反応性	100 名以上	50 ～ 99 名	30 ～ 49 名	30 名未満

CTT：古典的テスト理論，IRT：項目反応理論

2) 項目分析

予備調査の結果から，適切な項目を選定するために項目分析を行う。ここでは代表的な方法として，G-P 分析，I-T 相関，因子分析，項目反応理論について紹介する。

① G-P 分析（Good-Poor analysis）

暫定版尺度の合計得点を算出し，その上位 25％の者（上位群）と下位 25％の者（下位群）を抜き出す。そして，項目ごとに群間の有意差検定を行い，弁別力のある（有意差が認められた）項目を選ぶ。選ばれた項目群の α 係数を算出し，0.8 程度であれば予備尺度の項目検討は終了となる（村上，2006）。

② I-T 相関（Item-Total correlation）

暫定版尺度の合計得点と各項目との相関係数を算出する。

③古典的テスト理論（Classical Test Theory: CTT）

収集したデータを探索的もしくは確認的因子分析にかけ，各項目の因子負荷量や共通性の大きさ，因子モデルの適合度などを調べる。探索的因子分析では，因子負荷量の大きい項目を選ぶ。明確な基準はないが，因子負荷量が 0.4 以上の項目が選ばれることが多い。因子数に関しては，固有値やスクリープロットの形状によって決定される（詳しくは，松尾・中村（2002）を参照）。選ばれた項目群の α 係数を算出し，0.8 程度であれば予備尺度の項目検討は終了となる（村上，2006）。

④項目反応理論（Item Response Theory: IRT）

尺度に含まれる各項目の統計的特性（項目の困難度と識別力）を調べることができる。この特性（θ）を仮定することによって，対象者や実施時期などが変わっても，同じ特性を測定していることを保証してくれる（豊田，2002）。項目の困難度は，文字通り項目への回答の難しさの推定値であり，識別力は，対象者をどのくらいうまく識別できるかの推定値である。実際には，項目特性曲線（Item Characteristic Curve: ICC）を描画して，項目ごとの困難度と識別力の高い項目を検証したり，段階反応モデル（Graded Response Model: GRM）を利用して，各項目に対する対象者の回答傾向を明らかにすることができる。IRT を用いることによって，作成した項目の善し悪しをより詳細に検証することが可能である。

24 第 2 章 評定尺度法の基礎

(4) 完成版尺度の信頼性，妥当性の検証

　上記の予備調査によって，尺度を構成する項目が選定したら，いよいよ完成版尺度の検証に入る。完成版尺度の信頼性と妥当性の検証方法は，予備調査で挙げたものとほとんど同じである。また，図2-1に示したすべての信頼性と妥当性を検証できるのに超したことはないが，実際には対象者や測定時期など，さまざまな制約がかかるため難しい。本調査の実施前に，どの尺度特性（信頼性，妥当性）を検証するかを明確にしておく必要がある。その際は，「COSMINチェックリストの4ステップ」が役に立つ。

◆ステップ1：作成する尺度の特性についてチェックする

　　図2-1に示した信頼性，妥当性の中で，どれを検証するのかを明確にする。

◆ステップ2：使用した統計手法を明らかにする

　　ここでは，古典的テスト理論を用いたのか項目反応理論を用いたのかを選択する。

◆ステップ3：尺度特性の質の評価

　　ステップ1でチェックした尺度特性について，本研究の方法論上の質をチェックリストを用いて評価する。

◆ステップ4：一般化可能性についての評価

　　ステップ1でチェックした尺度特性について，本研究の結果の一般化可能性について，チェックリストを用いて評価する。

　信頼性係数と妥当性係数が，ある程度高い結果であれば，そこで尺度作成はいったん終了となる。先に述べたように，一回の調査ですべての尺度特性を明らかにできるわけではないので，尺度開発のためには，複数回の調査（研究）が必要となるだろう。その際は対象者（標本）を変えて実施することで，再現性の確認も可能となる。

4. 日本語版を作成する

　これまでに開発された尺度の中には，世界各国において非常によく利用されている優れた尺度が存在する。例えば，社交不安症であれば，Liebowitz Social Anxiety Scale（LSAS; Liebowitz, 1987），うつ病であればBeck Depression

Inventory-II（BDI-II; Beck et al., 1996）などである。これらの尺度はすべて海外で開発された尺度であり，英語圏文化であればそのまま利用可能だが，我が国ではそうはいかない。言語にはそれぞれ微妙なニュアンスがあり，その文化に精通していなければ分からないこともある。例えば，"I'm exhausted." を「疲れている」と表現するか，「くたくただ」と表現するかで，受け手の評価は変わってしまうかもしれない。つまり，海外で利用されている尺度の日本語版を作成する際は，原版の意図をいかに反映できるかがポイントとなる。

　日本語版の作成に関しても，これまで統一的な基準はなかった。そのため，1つの尺度に対して，信頼性係数や妥当性係数の異なる2つの日本語版が存在する事例もある。そこで，ここでは，ISPORの尺度翻訳に関するタスクフォース

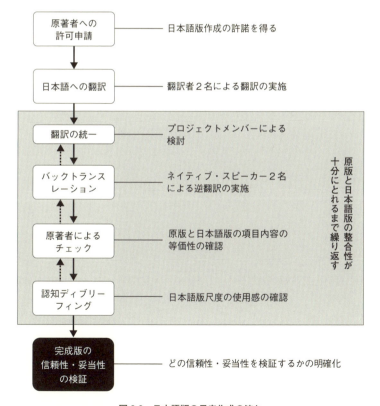

図2-3　日本語版の尺度作成の流れ

（稲田，2015; Wild et al., 2005）やビートンら（Beaton et al., 2000）が提唱する
尺度翻訳のガイドラインに基づいて，日本語版作成の手順について述べる（図
2-3）。

（1）原著者への許可申請

はじめに行うべき手続きである。原著者からの許可のない日本語版尺度は，
正式な承認を得られないため，日本語版が複数存在するような事態を招いて
しまう。また，尺度によっては，著作権が出版社にある場合もある（例えば，
SPAI：岡島ら，2008）。その場合は，著者から許可を得るとともに，出版社か
らも承認を得る必要がある。

（2）日本語への翻訳（forward translation）

原著者や出版社から翻訳許可が下りたら，原版を日本語に翻訳する作業に入
る。翻訳者は原版の言語に精通した日本人2名が必要であり，それぞれが独立
して翻訳にあたる。ビートンら（Beaton et al., 2000）は，翻訳者のうち，1人
は翻訳する尺度に関する専門知識を持つ者，もう1名は，そのような知識や研
究プロジェクトに精通していない者が良いとしている。項目の意図することが
分かりにくい場合は，原著者に質問しながら翻訳を進める。

ISPOR では，原版の意味を損なわない程度に，その文化に即した自然な表現
を用いることが推奨されている。

（3）翻訳の統一

翻訳者2名の翻訳項目を照らし合わせ，1つの翻訳版に統一する。この際は，
翻訳者も含めた尺度翻訳のためのプロジェクトメンバーが協議して決定する。
プロジェクトメンバーに，翻訳した言語圏での生活経験のある者がいれば，な
お良いだろう。

（4）バックトランスレーション（back translation）

日本語訳を再度，原版の言語に翻訳する。ビートンら（Beaton et al., 2000）
では，日本語への翻訳に携わっていない，2名の独立した翻訳者（いずれも，専

門知識を有していないこと）を立てることを推奨している。バックトランスレーション経験があり，日本語にも精通しているネイティブ・スピーカーが望ましいだろう。多少費用はかかるが，翻訳会社に依頼するのも1つの選択肢である。

（5）原著者によるチェック

　バックトランスレーションされた2つの尺度項目が，原版尺度の項目で意図することを反映できているかを評価するため，原著者に確認してもらう段階である。原著者から，疑義が唱えられた場合は，それについてのやりとりが必要になるだろう。筆者の経験した例では，日本語では原版と同様の意味だと思える項目が，バックトランスレーションで若干異なる表現になってしまったため，原著者から疑義が唱えられたことがあった。その際は，日本語訳をした際のプロセスを説明したうえで「日本語訳では，××という意味が表現されるように訳しているが，原版と同様の意味になるか？」と質問したところ，「それであればOKだ」と返事をもらったので，日本語訳の変更は行わなかった。

　このようなやりとりを通して，プロジェクトメンバー間で修正が必要と考えられた場合は，疑義のかかった項目について再度，日本語に翻訳し，バックトランスレーションを経たのち，原著者に確認を得る必要がある。

（6）認知ディブリーフィング（cognitive debriefing）

　尺度の使用感について検討するため，尺度の信頼性，妥当性の検証前に数名を対象に実施する。この場合，本調査で想定する対象を代表する者（診断，性，年齢など）が対象者（回答者）となる。特に，児童生徒を対象とした尺度の場合は，調査対象よりも低い年齢層を対象とした方が良いだろう（例えば，中学生を対象とする場合は，小学校高学年の児童を対象とする）。というのも，児童青年期では，発達上，文章の理解度にばらつきが大きい可能性が考えられるためである。

　回答者は，分かりにくい項目があったかどうか，項目内容の意味が正しく理解できたかどうか，などについて回答後にインタビューされる。ISPORでは対象者を5～8名としているが，ビートンら（Beaton et al., 2000）では，欠損

値や反応パターンを検証するうえで，理想的には 30 ～ 40 名が望ましいと述べている。この段階で問題があると判断された場合は，日本語訳を修正しバックトランスレーションした項目を原著者に確認してもらうか，表現の変更可能性を原著者に確認する。

(7) 本調査の実施

　上記の手続きを経て，作成されたものを暫定版とし，その信頼性と妥当性の検討を行う。信頼性，妥当性の検証については，「2. 尺度を開発する」で述べた通りなので，ここでは省略する。

5. 日本語版尺度を作成する意義

　わざわざ海外で利用されている尺度の日本語版を作成するのは，異文化間比較を可能にするためである。特に，メンタルヘルス分野では，DSM（Diagnostic and Statistical Manual of Mental Disorders）などの診断統計マニュアルが各国で利用されていたり，疾患ごとに測定指標に関するコンセンサスガイドラインが提案されている（例えば，Buysse et al., 2006）。この観点から考えると日本語版尺度はとても重要な作業と言える。しかし，原版と同様の因子構造を仮定した確認的因子分析を行ってみると，因子負荷量が小さい項目が出てきたり，適合度が低くなることがある。この時，因子分析の結果に基づいて項目数を減らしてしまうと，得点比較が難しくなってしまい，とたんに日本語版尺度としての意義が薄れてしまう。このような場合は，新たな対象者，すなわち標本を変えて実施しても同様の結果になるかどうかを検討したり，日本語表現を再検討する必要があるだろう。

6. 論文を執筆，投稿することの重要性

　最近では，論文の検索エンジンの普及，学術集会の抄録集の PDF 化などによって，学会発表抄録も手軽に入手できるようになった。しかし，学会発表されただけの尺度を利用するのは，少々リスクが伴う。第 1 に，学会抄録にはエ

ントリー締切時点での結果が述べられている点である。つまり，その時点で集まっているデータで「とりあえず」発表している可能性がある。他にも「第一報」と明記してある尺度もあり，結果が変わる可能性が高い。

第2に，十分な査読（peer review）を受けていない点である。近年の学会発表抄録も，査読を受けているケースが多いが，やはりジャーナルに投稿した際に受ける査読ほど厳しくはない。つまり，尺度を開発・作成した場合は，必ず論文化することが求められる。尺度の開発・作成のプロセスの質が高ければ，それだけ査読もスムーズにいく可能性が高くなる。

さらに言うと，開発した尺度を他の研究者にも適切に利用してもらうためには，使用マニュアルなどを作成することもまた重要になるだろう。

引用文献

Beaton, D. E., Bombardier, C., Guillemin, F., & Ferraz, M. B. (2000). Guidelines for the process of cross-cultural adaptation of self-report measures. *Spine*, *25*, 3186–3191.

Beck, A. T., Steer, R. A., & Brown, G. K. (1996). *BDI-II, Beck Depression Inventory: manual* (2nd ed.). Boston, MA: Psychological Co.

Buysse, D. J., Ancoli-Israel, S., Edinger, J. D., Lichstein, K. L., & Morin, C. M. (2006). Recommendations for a standard research assessment of insomnia. *Sleep*, *29*, 1155–1173.

de Vet, H. C. W., Terwee, C. B., Mokkink, L. B., & Knol, D. L. (2011). *Measurement in medicine: A practical guide*. New York: Cambridge University Press.

堀井俊章・小川捷之（1996）. 対人恐怖心性尺度の作成　上智大学心理学年報, *20*, 55–65.

稲田尚子（2015）. 尺度翻訳に関する基本指針　行動療法研究, *41*, 117–125.

Kleinknecht, R. A., Dinnel, D. L., Kleinknecht, E. E., Hiruma, N., & Harada, N. (1997). Cultural factors in social anxiety: A comparison of social phobia symptoms and taijin kyofusho. *Journal of Anxiety Disorders*, *11*, 157–177.

Kline, P. (1986). *A handbook of test construction*. New York: Methuen.

Liebowitz, M. R. (1987). So-cial phobia. *Modern Problems of Pharmacophychiatry*, *22*, 141–173.

松尾太加志・中村知靖（2002）. 誰も教えてくれなかった因子分析：数式が絶対に出てこない因子分析入門　北大路書房

Mokkink, L. B., Terwee, C., B., Patrick, D. L., Alonso, J., Stratford, P. W., Knol, D. L., Bouter, L. M., & de Vet, H. C. (2010). The COSMIN checklist for assessing the methodological quality of studies on measurement properties of health status measurement instruments: An international Delphi Study. *Quality of Research, 19,* 539–549.

村上宣寛 (2006). 心理尺度の作り方　北大路書房

岡島　義・金井嘉宏・笹川智子・金澤潤一郎・秋田久美・陳　峻雯・坂野雄二 (2008). 社会不安障害尺度 (Social Phobia and Anxiety Inventory 日本語版) の開発　行動療法研究, *34,* 297–309.

笹川智子・金井嘉宏・村中泰子・鈴木伸一・嶋田洋徳・坂野雄二 (2004). 他者からの否定的評価に対する社会的不安測定尺度 (FNE) 短縮版作成の試み―項目反応理論による検討―　行動療法研究, *30,* 87–98.

Terwee, C. B., Mokkink, L. B., Knol, D. L., Ostelo, R. W., Bouter, L. M., & de Vet, H. C. (2012). Rating the methodologica quality in systematic reviews of studies on measurement properties: A scoring system for the COSMIN checklist. *Quality of Life Research, 21,* 651–657.

豊田秀樹 (2002). 項目反応理論［入門編］―テストと測定の科学―　朝倉書店

土屋政雄 (2015). 尺度研究の必須事項　行動療法研究, *41,* 107–116.

Wild, D., Grove, A., Martin, M., Eremenco, S., McElroy, S., Verjee-Lorenz, A., & Erikson, P. (2005). Principles of good practice for the translation and cultural adaptation process for patient-reported outcomes (PRO) measures: Report of the ISPOR task force for translation and cultural adaptation. *Value in Health, 8,* 94–104.

第3章

行動の測定法および行動分析の基礎

大月　友

1. はじめに

　我々の生活は，さまざまな行動によって成り立っている。それらの行動には，その人の健康やウェル・ビーイングを促進するような行動もあれば，阻害するような行動も含まれる。そのため，人々の健康や保健，医療に関連する研究や実践を行ううえで，これらの行動を適切に把握し，理解していくことが重要となる。そこで本章では，まず，行動を把握するための測定法について紹介していく。そして，健康を阻害するような問題となる行動について，どのように理解することができるか，行動分析の観点から解説していく。

2. 行動を測定する

　行動は我々にとって非常に身近なものであり，常に生起している。そのため，いざ適切に把握しようとすると，なかなか難しいところがある。そこで，どのように行動を測定していくのか，順を追って整理していきたい。図3-1は，行動を測定するうえでの一連の流れを示したものである。

(1) 標的行動の同定と定義

　対象となる人の行動を適切に把握するためには，まず，どのような行動に着目するのかを定める必要がある。その際，行動の"過剰"と"不足"という観点で整理すると分かりやすい。"過剰"が問題となるのは，個人の健康やウェル・ビーイングを阻害しうる行動であり，例えば，喫煙や深夜の飲食，自傷行為などが挙げられる。一方，"不足"が問題となるのは，健康やウェル・ビーイ

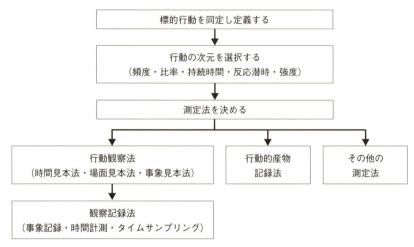

図 3-1　行動測定の流れ

表 3-1　標的行動の定義の例（自傷行為に関する定義）

標的行動：	自傷行為
機能に基づく定義：	自らの身体を損傷させたり，痛みを与えたりすることを目的とした行為
トポグラフィーに基づく定義：	・カッターナイフで自分の手首や腕を切る ・先の尖った物体を自分の身体に強く押し当てる ・自分の皮膚を親指と人差し指の爪で強くつまむ

ングを促進しうる行動であり，運動や健康的な食生活，余暇活動などが挙げられる。そして，これらの行動のうち，対象となる人や周囲の人々の安全や健康にとって重大な問題になりうるかどうか，生活の妨げとなるかどうか，といった観点から標的となる行動が同定される。

　次に，標的行動が同定されたら，その行動を適切に把握し，評価していく必要がある。そのため，測定をすることになるが，その際には，標的行動をできるだけ明確に，客観的に，簡潔に定義することがポイントとなる。標的行動の定義には，その行動がどのような意味を持つかという機能に基づく定義，どのような形態であるかというトポグラフィーに基づく定義の 2 種類がある。表 3-1 は自傷行為の定義に関する例である。このように，2 つの観点から定義す

ると，測定の対象となる標的行動が明確になる。

(2) 行動の次元

行動には測定可能な次元がある。標的行動を測定する際には，どのような意図で測定するかによって，より適切な次元を選択する必要がある。

1) 頻　度

一定の観察期間で示される行動の回数のことである。最もよく用いられる行動の次元である。繰り返し測定するには，観察期間を一定にする必要がある。例えば，1日あたりの喫煙行動の回数などがある。1回ごとのオンとオフが明確で，従事している時間も一定になるような行動を測定する際の次元として適している。

2) 比　率

行動の回数を観察時間に対する比率で表したものである。頻度は便利な次元であるが，繰り返し測定するうえで観察期間が異なる場合は利用できない。例えば，運転中の喫煙行動の回数が問題となるような場合，観察するたびに運転時間が異なれば，単純にそれぞれの回数を比較することには意味がなくなる。この場合は，単位時間当たりの回数といった比率で表すことで，より適切な標的行動の把握が可能となる。また，観察期間中に行動が生起しうる機会が異なる場合も，機会に対する比率（反応率）で示すことが可能である。例えば，1週間あたりの出勤行動の回数を測定した場合，1週目が2回，2週目が5回となったとする。明らかに1週目が少なく思えるが，1週目がゴールデンウィーク中で，そもそも出勤が必要な日数が2日しかなければ話は変わってくる。

3) 持続時間

行動に従事している時間の長さのことである。従事している時間が長く，1回ごとに時間が一定ではないような場合に用いる次元となる。例えば，健康のためにウォーキングをする場合，頻度で測定するよりも持続時間で測定する方が適切である。また，1回ごとの行動に従事する時間が短く，非常に高率で生起するような行動（回数を数えることが困難なもの）に対しても有用である。例えば，皮膚疾患の際に患部を掻いたり擦ったりする掻破行動は，1回ごとの動作の回数をカウントすることは困難である。この場合，掻き始めてから終え

るまでの持続時間を指標とする方が適切となる。

4）反応潜時

行動が生起可能になってから，実際に生起するまでの時間の長さである。長すぎる（または，短すぎる）潜時によって行動が自発されるため，標的行動が問題となる時に用いられる。例えば，仕事や課題が提示されてから取りかかるまでの時間が長く，作業が時間内に終わらないなどの問題がある時，反応潜時が適切な次元となる。

5）強　　度

行動を生起する際の強さのことである。行動の強さに着目する場合に用いられる。例えば，スポーツジムでウエイトトレーニングを行う場合，頻度や持続時間も次元として利用可能であるが，どの重量のウェイトを利用しているかも重要な次元となりうる。

(3) 行動観察法

標的行動が定義され，測定の意図から行動の次元が選択されたら，具体的な測定の手続きに入る。行動を測定する際の最も一般的な方法は，行動観察であろう。行動観察では，標的行動を示す対象者，そして，観察する観察者が存在する。行動観察を行う際には，まず，どのように観察を行うかを決める必要があるが，ここでは代表的な観察方法として，時間見本法，場面見本法，事象見本法を紹介する。

1）時間見本法

あらかじめ決めた一定の時間，あらかじめ決めた頻度で行動観察を行う方法である。対象者を四六時中観察することは現実的ではないため，あらかじめ時間を定めて観察をする。特定の時間間隔をあけて観察することにより，標的行動の生起の流れを見出すことができる。例えば，小学校で授業中に児童が離席してしまうことが問題であり，スクールカウンセラーが状況把握のために行動観察をするのであれば，1時間目，3時間目，5時間目の最初の15分間と時間を定めて観察することができる。

2）場面見本法

標的行動が生起しそうな代表的な場面，生活の中で意味のある場面を選択し，

行動観察を行う方法である。標的行動が特定の場面に限定される場合は，この観察法を用いる。例えば，早食いが問題となっているのであれば，食事場面に限定して観察することになる。

3) 事象見本法

時間や場面を定めず，標的行動がどのように生起し，どのような経過をたどり，どのような結果に至るかを観察する方法である。

(4) 観察記録法

行動観察では，実際に生じている標的行動を測定し，記録していく。測定対象となる標的行動の次元や特徴によって，その手続きは決まってくる。ここでは代表的な手続きとして，事象記録法，時間計測法，タイムサンプリング法を紹介する。

1) 事象記録法

標的行動が生じた回数を直接的にカウントする方法で，多く用いられている記録法である。1回ごとの行動のオンとオフが明確で，1回の行動が長時間持続せずに，かつ高率で生起するような行動ではない場合に有用である。事象記録をする際，最も容易な方法は，記録のための紙とペンを用意し，標的行動が生起するたびに「正」の字を書くなどして記録することであろう。その他にも，カウンターを用いる，スマートフォンやパーソナルコンピューター上のカウンターアプリを利用する，オリジナルの記録シートを作成するなど，さまざまな工夫をすることが可能である。また，事象記録法は簡便な方法であるため，言わば"ながら観察記録"ができることも長所である。行動観察と記録に専念しなければならない場合，実践活動の中で実施することは困難である。"ながら観察記録"が可能であれば，医療現場や福祉現場，教育現場においても，実践活動をしながら行動観察を行うことができる。例えば，保育の現場で幼児が友達を叩くなどの攻撃行動を示している場合，通常の保育活動を行いながらでも事象記録を行うことができる。

2) 時間記録法

標的行動の持続時間や反応潜時などの次元を計測する記録法のことである。持続時間の計測では，1回ごとにある程度の時間継続する行動で，それぞれの

36 第3章 行動の測定法および行動分析の基礎

持続時間にばらつきがあるもの，あるいは，一定の間に高率で生起するような
行動の場合に有用である。計測には，ストップウォッチや時計などを使用する。
例えば，授業中の離席が問題になっている小学生に対して，観察者がどの程度
の時間離席しているのかに関心があれば，児童が離席してから着席するまでの
時間を計測する。持続時間記録法であれば，平均持続時間を記録する場合と全
持続時間を記録する場合がある。例えば，45分間の授業を観察し複数回の離席
の持続時間を計測したとしたら，1回あたりの平均持続時間を算出することも，
すべての離席の総合計時間を算出することも可能である。反応潜時の計測では，
行動が生起可能になってから，実際に生起するまでの時間を計測する。ストッ
プウォッチで計測することもあれば，潜時が非常に長い場合などは，時刻や日
時などを記録することもできる。

3）タイムサンプリング

観察期間を細かい単位（インターバル）に分割して，そのインターバルの間，
もしくは，インターバルの終わる瞬間に，標的行動が生起しているかどうかを
チェックする方法である。タイムサンプリングは，実際の行動の回数や持続時
間を計測するのではなく，推定値を記録する方法である。そのため，継続的な
行動にも高率で生起する行動にも用いることができる。インターバル記録法と
瞬間タイムサンプリング記録法がある。

①インターバル記録法

標的行動を観察する時間（例えば，10分間）を定め，それを細かい時間イン
ターバル（例えば，10秒）に分割し，そのインターバル中に標的行動が生起し
ているかどうかをチェックする方法である。インターバルの間，ずっと行動が
継続していたらチェックする場合を全インターバル記録法，一瞬でも生起して
いればチェックする場合を部分インターバル記録法と呼ぶ。インターバル記録
法では，あらかじめチェックシートを作成し，1つ1つのインターバルが終わ
る度にチェックを入れる。図3-2は，インターバル記録法のチェックシートの
例である。5分間の観察期間を10秒単位のインターバルに分割し，子どもの掻
破行動を記録したとする。10秒間のインターバル中に1度でも掻破行動が生
起したら○と記録し，生起しなかったら×と記録する部分インターバル記録法
であったとする。この場合，全インターバルは30であり，そのうちの18イン

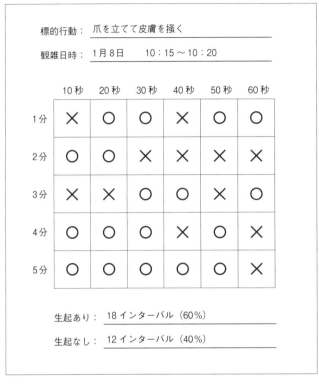

図 3-2　インターバル記録法のチェックシートの例

ターバルで生起しているため，60％の比率で生起していると分かる。この例は1つの標的行動の記録であるが，部分インターバル記録法では，複数の標的行動の観察を行うことも可能である。なお，インターバルを腕時計で確認しながら観察することもできるが，インターバル時間が短い場合，観察対象から目がそれると記録しにくくなる。そのため，インターバルのタイミングを音にして，イヤホンで聞きながら実施するなどの工夫が必要となる。

②瞬間タイムサンプリング記録法

インターバルの終わる瞬間に，標的行動が生起しているかどうかを記録する方法である。一定時間継続的に従事される行動の観察に向いているが，低頻度の行動や持続時間の短い行動を測定するには向いていない。瞬間タイムサンプ

リング法の長所は，観察期間中のすべての時間を観察に費やさずに記録できることである。そのため，一般的には，インターバル記録法でのインターバルの時間よりも長く設定されることが多い。ただし，インターバルの時間が長くなるほど，記録の精度は低くなるので注意が必要である。

(5) その他の測定法

　行動観察法で用いられる観察記録法は，基本的には対象者の様子を観察者が"直接リアルタイムで見る"必要がある。そのため，第3者による客観的な記録が可能であるという利点もあるが，対人支援の文脈においては，実践上の限界もある。例えば，"リアルタイム"で観察するには人的資源と労力が必要となり，その他の実践活動の妨げになる可能性がある。この場合，人的資源と時間が限られている実践現場での実施は難しい。また，対人支援の文脈や標的行動によっては，支援者（観察者）の眼の前で行動が生起するのではなく，むしろ，支援者の眼の届かない，対象者の日常場面で生起する場合もある。例えば，教師が児童・生徒の"家で宿題をする行動"を標的行動とした場合，医療従事者が外来患者の"毎食後の服薬行動"を標的行動にした場合などである。このような場合，"直接"，"リアルタイム"で"第3者"が観察する必要のある行動観察法ではなく，それ以外の測定法を検討する必要がある。

1) 行動的産物記録法

　行動の中には，リアルタイムで測定しなくとも，事後的に客観的に把握できる場合がある。それは，行動によって何らかの物や変化が残る場合である。例えば，紙に文字を書くという行動をすれば，紙面上に書かれた文字が残る。服薬行動をすれば，手元の薬が減るという変化が起きる。このような行動の結果として生じる物や変化を行動的産物と呼び，それによって行動を記録し測定する方法を行動的産物記録法という。例えば，作業所において梱包作業を行うというタスクがあり，その活動への従事を標的行動としたとする。この場合，時間記録法やタイムサンプリングなどの観察記録法も適用できるが，作業時間終了後に何個梱包できたかといった記録を取ることで，標的行動を測定することも可能である。観察記録法では測定に人的労力が必要になり，観察中は他の利用者への対応などが難しくなるが，行動的産物記録法では事後に成果物をカウ

ントすれば良いので，他の対応も可能となる。

　また，対人支援の文脈では，標的行動を"直接"観察することが困難な場合がありうる。例えば，外来のカウンセリング場面で禁煙の支援を行う場合，喫煙行動が標的行動となる。この時，対象者の喫煙行動は，支援者の眼の前で生起するわけではない。むしろ，支援者からは見えない，対象者の日常生活の中での喫煙行動に関心が向く。しかし，対象者の日常生活場面を支援者が"直接"，"リアルタイム"で観察することは現実的ではない。このように，面接において支援を行う場合，標的行動を観察すること自体が文脈的に難しいことがある。このような場合，行動的産物記録法が選択肢の1つになる。例えば，喫煙行動を例に挙げると，喫煙のたびに対象者の手元のタバコが1本ずつ減るという変化が起き，手元のタバコがなくなれば対象者は購入せざるを得ない。そうであれば，手元のタバコの本数をカウントする，購入したタバコのレシートを収集するなどをすれば，喫煙行動の測定が可能となる。

　このように，行動的産物記録法は，"直接"，"リアルタイム"で"第3者"が観察する必要はなく，客観的な測定が可能な方法として，実践現場において有用であると言える。ただし，行動的産物の提出を対象者に求める場合（例えば，宿題の提出など），自己報告による測定法と同様で，その行動的産物が信頼しうるものであるかどうか（例えば，対象者自身が直接実施したかどうかなど），支援の文脈に応じて注意が必要となる。

2）コンピュータを利用した測定法

　近年では，携帯型情報機器やウェアラブル情報端末などのさまざまな情報テクノロジーの発展に伴い，コンピュータを利用した測定法への応用が期待される。これまでの観察記録法では，基本的に"第3者"による計測と記録が必要であったのに対して，標的行動によってはコンピュータによる自動的な計測と記録が可能になるものもある。例えば，健康のためにウォーキング行動を標的行動とした支援をする場合，従来からウォーキング行動の指標として歩行数のデータが活用されてきた。現在では小型の活動量計やスマートフォンなどで，歩行数だけでなく運動時間や消費カロリーなど，活動量の全般的なデータを収集することが可能となっている。また，睡眠行動などの日常的な生活リズムの測定においては，アクチグラフなどで測定が可能である。現在では，さまざま

なデバイスが開発され，市場規模の拡大に伴って価格も安くなり，利用しやすくなってきている。さらに，携帯情報端末などに記録されている GPS 情報を活用することにより，"どこ" に行ったかなどの質的なデータの収集も可能となる。このようなコンピュータを利用した測定法により，計測と記録に対する人的資源や労力が必要なくなり，簡便に "リアルタイム" の客観的データの収集が可能となる。対人支援における実践活動では，非常に有用なツールになると思われる。一方で，計測や記録がなされる動作と標的行動との対応関係の一致度を高めるなど，今後のさらなる発展が期待される。

3）自己報告による測定法

行動には，いわゆる "認知" などの言語行動も含まれる。その場合，第3者による観察は不可能である。第3者から観察が可能な行動を外顕的行動と呼ぶのに対して，このような実施者本人しか観察できない行動は，内潜的行動や私的事象と呼ばれる。こうした内潜的行動は，その行動の特性上，自己報告による測定が必要となる。また，外顕的行動であっても，支援者が直接観察できないなど，文脈上の制限があるものにも自己報告による測定は用いられる。自己報告による測定には，評定尺度による測定と活動記録などセルフモニタリングによる方法がある。評定尺度法による測定の詳細については，前章を参照してほしい。セルフモニタリングによる方法は，主にカウンセリングなどの面接場面で実施される測定法である。行動観察法と類似した手続きとなるが，観察者が第3者でなく対象者本人になる点が特徴的である。そのため，対象者の日常生活の中で示される行動の記録において有用な方法となる。また，セルフモニタリング自体は測定法であると同時に，行動変容を促す支援技法としての側面もある。こうした点も，面接場面で重宝される特徴の1つである。

自己報告による測定法は，測定が比較的容易であるということから，多くの実践活動場面において用いられている。その一方で，特に評定尺度による測定では，対象者自身の主観的な印象によって測定されるため，測定の客観性に関する限界が存在する。また，社会的望ましさや支援者の期待に対象者が応えようとするなど，社会的な文脈によって信頼性が変化しうる点も注意が必要である。

3. 行動を分析する

　前節では，行動の測定に関して，順を追って整理してきた。これらの測定法により，支援者の主観的な印象や評価ではないかたちで，対象者が示す標的行動の現状を把握することが可能となる。そのため，このような測定を継続的に実施することで，支援の効果を客観的に評価することも可能となり，支援方略のエビデンスの確立に有用なデータを提供可能である。ただし，研究としての科学的厳密性を高めるためには，測定の信頼性を担保するプロセスが必要となる。この点の詳細は，他書を参考にされたい（例えば，Alberto & Troutman, 1999 佐久間ら訳 2004；Barlow & Hersen, 1984 高木・佐久間監訳 1993；Cooper et al., 2007 中野訳 2013 など）。

　行動の測定法によって標的行動の把握や支援の効果を評価できる一方で，これらの測定データがあればすぐに支援プランが策定でき，支援に結びつくかといえば，実はそうではない。行動変容のための支援をするうえでは，"どの程度その行動をしているのか"という情報だけではなく，"なぜその行動をしているのか"という分析が必要となる。心理学には行動の生起や維持を説明する理論はいろいろあるが，本節では，その行動の意味や機能を環境との相互作用という観点からとらえる，行動分析の手法について紹介する。

(1) 行動分析学の基本知識

　行動分析学とは，「人間を含めた動物全般を対象として，行動の原理が実際にどのように働くかを研究する学問」である（杉山ら，1998）。スキナー（Skinner, B. F.）が提唱し，その後も発展を続ける心理学の一分野であり，行動を個体と環境との相互作用という観点から理解し，行動が変容する環境条件を明らかにすることを目指している。行動分析学では，行動を分析する枠組みとして，個体が示す行動を中心として，その行動に先立つ環境条件，そして，その行動の直後に生じる環境条件という，時間軸に沿った個体と環境との相互作用として抽出していく。これらの環境条件には，その個体の外部環境や内部環境からの刺激が含まれる。行動に先立つ環境条件を先行事象（Antecedent: A），直後に生じる環境条件を結果事象（Consequence: C）と呼び，行動（Behavior:

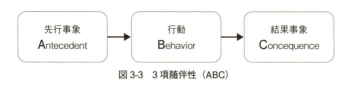

図 3-3　3 項随伴性（ABC）

B）も含めたそれぞれの頭文字をとって ABC という分析単位とし，3 項随伴性と呼んでいる（図 3-3）。

行動分析学では，「特定の先行事象（A）のもとで自発される行動（B）に，特定の結果事象（C）が随伴することが繰り返されることによって，同じような先行事象のもとでの将来の行動の増減に影響が与えられる」ということが明らかにされている。例えば，頭痛がする時に α という薬（A）を服薬する（B）ことによって，頭痛がやわらぐ（C）という経験を繰り返したなら，将来，同じように頭痛がした時に α という薬があれば，それを服薬する確率が高まるであろう。逆に，β という薬（A'）を服薬したら（B'），気分が悪くなった（C'）という経験が繰り返されれば，将来，β という薬を服薬する確率は低くなる。このように，行動分析学では，ある時点での行動の生起に影響を与える要因として，その時点までにその個体がどのような ABC を経験してきたかという履歴，そして，その時点でどのような先行事象（A）が設定されているか，という 2 点が重視されている。

また，行動（B）の生起頻度が増加・維持するような行動随伴性（B と C の随伴関係）は強化と呼ばれ，逆に生起頻度が減少するような行動随伴性は弱化と呼ばれる。そして，結果事象（C）には，行動の直前に存在していない刺激が直後に出現（増加）するという変化，そして，行動の直前に存在していた刺激が直後に消失（減少）するという変化がある。これらの B と C の組み合わせによって，表 3-2 のような行動随伴性に整理される。これらの行動随伴性は，行

表 3-2　行動随伴性の種類

行動随伴性		行動（B）の生起頻度	結果事象（C）
強化	正の強化	増加	刺激出現
	負の強化	増加	刺激消失
弱化	正の弱化	減少	刺激出現
	負の弱化	減少	刺激消失

動を理解するうえでの重要な枠組みとなっている。

(2) ABC 分析

ABC 分析とは，行動変容を行う文脈において，対象となる標的行動に影響を与えている先行事象と結果事象を推定する手続きのことである。これは行動分析とも呼ばれ，後述する機能分析とも区別されずに用いられることもある。個人が示す行動には，その人の健康やウェル・ビーイングを阻害するような問題行動が含まれる場合がある。そのため，人々の健康や保健，医療に関連する実践活動では，このような問題行動を標的行動として同定し，改善や修正を試みることが多い。しかし，どのような問題行動であっても，それがその人の環境の中で維持しているのであれば，そこには必ず強化の随伴性が存在するはずである。ABC 分析を行うことで 3 項随伴性が推定できれば，先行事象や結果事象，あるいは，行動のどこに働きかけるべきかといった支援のプランニングにつなげることができる。ABC 分析では，直接観察やインタビュー，セルフモニタリングによって，ABC のそれぞれの具体的なエピソード情報を収集し，記述していくことになる。図3-4 は ABC 分析で用いられる記録書式の例である。一連の標的行動の ABC を情報収集することで，標的行動が生起しやすい先行事象やどのような結果事象によって強化されているかを推定する。

1）直接観察

対象者の示す標的行動を直接観察する方法である。第 3 者（観察者）が対象者の標的行動が示される文脈に直接出向き，観察することが求められるため，行動観察法が用いられる。そのため，"直接"，"リアルタイム"で支援者自身が観察することができる文脈，あるいは，対象者の周囲の人々（例えば，親や教師）が協力可能な文脈において適用が可能となる。

2）インタビュー

面接場面において，対象者本人やその周囲の人々に対して，標的行動の ABC に関する情報を聴取する方法である。標的行動が，支援者の眼の前では生起しないような支援文脈において有効な方法となる。ただし，対象者に直接インタビューして情報収集する場合，本人の内省力によって得られる情報が左右される。そのため，次のセルフモニタリングと併用して情報収集するなどの工夫が

必要である。

3）セルフモニタリング

対象者本人が直接観察を自分自身で行う方法である。対象者が自分自身で標的行動を観察できる場合は，どのような文脈でも利用可能となる。ホームワークとして利用されることが一般的である。また，セルフコントロールに向けた行動変容技法という側面もあるため，多くの臨床場面において有用である。一方で，対象者自身の負担が多くなる点など，実践において注意が必要である。

(3) 機能分析（機能アセスメント）

機能分析とは，標的行動の ABC 分析の情報などを用いて，その行動にどのような機能があるか，つまり，その行動が環境に対してどのような役割を果たしているか，その行動が対象者にとってどのような意味があるのかを推定する手続きのことである。3 項随伴性の中でも，特に結果事象（C）に着目することとなる。このような機能の推定は，どうすれば標的行動をより良く改善することができるか示唆を与えてくれる。そのため，行動変容を目的とした支援を行ううえでは，きわめて重要なプロセスとなる。

1）問題行動の機能分類

オニールら（O'Neill et al., 1997 三田地・三田地訳 2003）は，問題行動の機能を 6 つに分類している。活動や物品を獲得する機能（要求機能），他者からの注目を獲得する機能，課題など活動から逃避・回避する機能，他者からの注目から逃避・回避する機能，内的な刺激（私的事象）を獲得する機能，内的な刺激（私的事象）から逃避・回避する機能，の 6 種類である。このように，行動の機能をとらえることで，対象者がなぜその行動を続けるのか，その理由を推測することが可能となる。

2）機能分析の手続き

標的行動の機能を推定するには，前述の ABC 分析での情報を用いる方法，実験的機能分析，評定尺度を用いる方法がある。

① ABC を用いた機能分析

行動の機能を推定するうえで，最も一般的な方法である。標的行動の先行事象と結果事象を記述し，その内容から機能を推定する方法である。記述的機能

観察日時：2月18日　8：15～13：00（出勤から午後の仕事開始まで）

時間	場所	先行事象（A）	行動（B）	結果事象（C）	
8：45 8：50 8：55	車内	通勤中に渋滞に巻き込まれる イライラしている	車内でタバコを吸う （×3）	イライラが落ち着く	①
10：15	会社	喫煙所の横を通ったら，同僚 がタバコを吸っている	喫煙所に入りタバコ を吸う	同僚と話をする	②
11：30	会社	午後の会議の資料がまとまら ない	喫煙所に入りタバコ を吸う	資料作りから離れる	③
12：45	定食屋	喫煙席のある定食屋で昼食を 済ます	タバコを吸う	美味しいと感じる	④
12：55	会社	喫煙所の横を通ったら，後輩 がタバコを吸っている	喫煙所に入りタバコ を吸う	後輩と話をする	⑤

図 3-4　ABC 分析における記録書式の例

アセスメントとも呼ばれる。例えば，図 3-4 のそれぞれの喫煙行動（右側①～
⑤）について考えてみる。①の喫煙行動は"イライラが落ち着く"という結果
事象（C）であり，イライラという"内的な刺激（私的事象）から逃避する機
能"であると推定できる。②と⑤は類似していて，"他者と話をする"がCで
あるため"他者からの注目を獲得する機能"，③は"資料作りから離れる"がC
であるため"課題などの活動から逃避する機能"，④は"美味しいと感じる"が
Cであるため"内的な刺激（私的事象）を獲得する機能"と考えられる。この
ようにトポグラフィーが同じ行動であっても，どのような ABC であるかによ
って機能が異なる場合がある。また，その逆で，異なるトポグラフィーの行動
であっても，同じ機能を持った行動である場合があるので，分析や整理に注意
が必要である。

②実験的機能分析

　行動の機能を推定するうえで，最も厳密な方法である。直接観察などによっ
て推定された標的行動の先行事象や結果事象を，実験的に操作して行動の変化
を観察する方法である。関数分析や実験分析とも呼ばれる。例えば，他者から
の注目が少ない条件，課題の遂行を求められる条件，刺激が少ない環境に置か
れる条件など，先行事象を意図的に操作した条件下で，対象者の標的行動の生
起頻度を比較するなどの方法がある。機能の推定として厳密性が高いものの，

実施することが容易ではなく，意図的に問題行動の生起頻度を高める場合があるなどの問題も存在する。

③評定尺度法を用いた機能分析

行動の機能を推定するために，動機づけ査定尺度（MAS）などの評定尺度を利用する方法である。対象者本人ではなく，その親や教師などに評定してもらい，機能の推定を行う。ABCを用いた機能分析を補完する目的で実施されることが多い。

4. まとめ

本章では，行動を把握するための測定法，そして，行動を分析する方法について概説してきた。行動変容を目的とした支援を行う場合，行動分析の結果を支援計画に反映させ，支援を実行していくこととなる。その際，継続的に行動の測定を行うことによって，その支援が効果的であったかどうかを評価することができる。もし，想定される効果が示されない場合，再度，行動分析（機能分析）を実施して，支援方法を変更するなどの工夫が必要となる。こうして，行動の測定と分析は，支援の開始から終了まで継続されることになる。

引用文献

Alberto, P. A., & Troutman, A. C. (1999). *Applied behavior analysis for teachers* (5th ed.). Upper Saddle River, NJ: Prentice-Hall. （アルバート，P. A.・トルートマン，A. C. 佐久間 徹・谷 晋二・大野裕史（訳）（2004）. はじめての応用行動分析 日本語版第2版 二瓶社）

Barlow, D. H., & Hersen, M. (1984). *Single case experimental designs: Strategy for studying behavior change* (2nd ed.). New York: Pergamon Books. （バーロー，D. H.・ハーセン，M. 高木俊一郎・佐久間 徹（監訳）（1993）. 一事例の実験デザイン―ケーススタディの基本と応用― 二瓶社）

Cooper, J. O., Heron, T. E., & Heward, W. L. (2007). *Applied behavior analysis* (2nd ed.). Upper Saddle River, NJ: Pearson Education. （クーパー，J. O.・ヘロン，T. E.・ヒューワード，W. M. 中野良顯（訳）（2013）. 応用行動分析学 明石書店）

O'Neill, R. E., Horner, R. H., Albin, R. W., Sprague, J. R., Storey, K., & Newton, J. S. (1997). *Functional assessment and program development for problem behavior: A practical handbook*. Pacific Grove, CA: Brooks/Cole Publishing Company.（オニール，R. E.・ホーナー，R. H.・アルビン，R. W.・スプラギュー，J. R.・ストーレイ，K.・ニュートン，J. S.　茨木俊夫（監修）　三田地昭典・三田地真実（訳）（2003）. 問題行動解決支援ハンドブック―子どもの視点で考える―　学苑社）

杉山尚子・島宗　理・佐藤方哉・リチャード W. マロット・マリア E. マロット（1998）. 行動分析学入門　産業図書

II

アセスメントの実際

第4章

成長発達の測定と評価

小関俊祐・小関真実

1. はじめに

　健康心理学の対象は，成人のみならず，生まれたばかりの乳児から，あるいは母体にて命を授かった時点から，その対象となりうる。このような観点から，乳幼児期から継続した成長発達の測定と評価が，明確な基準に基づいて実施され，具体的な支援へと結びつけられている。特に昨今，発達障害のある子ども，あるいは発達障害が疑われる子どもに対して，早期発見，早期療育の必要性が指摘され，すでに浸透してきている。このような早期発見，早期療育のスタートになりうる場は，いわゆる1歳半健診や3歳児健診といった乳幼児健康診査であり，臨床心理士等の心理の専門家も，その支援の一翼を担っている。

　本章では，特に乳幼児から小学生，および中学生までの児童生徒の成長発達に関する測定と評価について概観する。

2. 成長と発達

　成長と発達，どちらも似たような意味合いを含んでいる言葉であるが，どのように使い分けているだろうか。成長とは，個体の発生から死に至るまで，構造が変化したり形態が大きくなったりすることを指す場合が多い。その中でも，「成長期」という言葉が示すように，成長しやすい時期はある程度定まっており，一定の年齢を過ぎると，身長が伸びにくくなったり，逆に縮んでしまったりするような変化も起こりうる。身長が伸びる現象は成長ととらえることができるが，身長が一定になったり，縮んだりするような現象は成長とは呼ばない。

　一方，ヒトを含めたすべての生物は，必ずしも子どもが大人になるまでの過

程だけに限らず，生涯を通して発達するものという考え方が，特に心理学の領域では中心となっており，加齢による人の一生涯の変化過程を理解することが，発達心理学，健康心理学，臨床心理学などにおけるテーマの1つとなっている。

エリクソン（Erikson, E. H.）は，生涯の発達段階を表4-1のようにまとめている（Erikson, 1950）。ここで示されているように，それぞれの発達段階には心理的，社会的，身体的な発達とそのための条件が設定されている。またピアジェ（Piaget, J.）は，思考発達段階説（表4-2）を提唱しており（Piaget, 1964），このような観点は，特に小学校などにおける教材の作成の際の基準などとしても参照されている。

表4-1　エリクソンによる生涯の発達段階

年齢	時期	導かれる要素	心理的課題	主な関係性
0-2 歳	乳児期	希望	基本的信頼 vs. 不信	母親
2-4 歳	幼児前期	意思	自律性 vs. 恥，疑惑	両親
4-5 歳	幼児後期	目的	主導性 vs. 罪悪感	家族
5-12 歳	児童期	有能感	生産性 vs. 劣等感	近隣，学校
13-19 歳	青年期	忠誠心	同一性 vs. 同一性の拡散	仲間，外集団
20-39 歳	初期成年期	愛	親密さ vs. 孤立	性愛，結婚
40-64 歳	成年期	世話	生殖性 vs. 自己吸収	家政，伝統
65 歳 -	成熟期	賢さ	統合性 vs. 嫌悪，絶望	人類，親族

表4-2　ピアジェによる思考発達段階

段階	年齢	特徴
感覚運動段階	0 〜 2 歳	感覚と運動が直接的に結びついている時期。五感を中心とした感覚や身体を動かす運動によって，周囲の情報収集を行う。
前操作段階	2 〜 7 歳	他者視点理解が困難であり，自己中心性の特徴を持つ時期。思考が知覚に支配される直観的思考の段階（cf. 保存の実験，三つ山課題）。
具体的操作段階	7 〜 12 歳	数や量の保存概念が成立し，可逆的操作も行える時期。他者視点から客観的に物事を考える脱中心化，事物の相対的関係，部分と全体との関係の理解などが進む。
形式的操作段階	12 歳以降	形式的，抽象的操作が可能になり，仮説演繹的思考が可能になる時期。非現実的な問題も，三段論法などの思考順序を用いることができる。

3. 知能，言語，身体運動の発達の評価

(1) 乳幼児発達検査

　乳幼児期の発達観を理解する考え方として，ゲゼル（Gesell, A. L.）の「成熟優位説（自然成熟説）」がある（Gesell, 1952）。この考え方は，環境要因よりも遺伝要因が乳幼児期の発達過程に大きく影響するというものである。ゲゼルは，一卵性双生児を対象とした，乳児期における階段のぼりのトレーニング実験の結果から，早すぎるトレーニングの実施の有無は，成果に及ぼす影響力が低く，「レディネス（readiness, 心身の準備性）」を待たないと，後天的な教育や学習の効果がほとんど期待できないことを指摘している。

　このような乳幼児期の発達の程度を測定する方法として，津守式乳幼児精神発達診断検査，遠城寺式乳幼児分析的発達検査，KIDS 乳幼児発達スケールなどがある。

1) 津守式乳幼児精神発達診断検査

　津守式乳幼児精神発達診断検査は，0 歳から 3 歳までの乳幼児を対象とした「津守・稲毛式乳幼児精神発達診断検査（津守・稲毛，1961）」と，3 歳から 7 歳までの幼児を対象とした「津守・磯部式乳幼児精神発達診断検査（津守・磯部，1965）」があり，1995 年には増補版が作成されている。この検査は，年齢ごとに異なる 5 つの領域から構成される質問項目によって，総合的かつ網羅的に理解することを目的とした質問紙法の発達検査である。

　この質問紙は，面接者が母親等の主たる養育者を対象とした個別面接において，各項目について尋ねるかたちや，対象となる子どもが 3 歳以上の場合には質問紙に直接回答を求めるかたちで実施される。対象となる子どもの生活年齢に該当する項目の前月の項目から質問を開始し，どの項目もできない月齢まで質問を行う。一方，生活年齢の前月の項目の中にできない項目があれば，さらにもう 1 ヶ月前月の項目に戻って尋ね，すべての項目ができる月齢まで戻っていく。質問項目が確実にできるようであれば○を，ときどき，あるいはここ数日でやっとできるようになった場合は△，明らかにできない場合や経験がない場合は×をつけて回答を行う。

　1 ヶ月から 12 ヶ月の乳児には「運動」「探索・操作」「社会」「食事」「理解・

言語」の領域，1歳から3歳の乳幼児には「運動」「探索・操作」「社会」「食事・排泄・生活習慣」「理解・言語」の領域，3歳から7歳の幼児には「運動」「探索」「社会」「生活習慣」「言語」の領域から，質問が行われる。この質問紙の結果は，「発達輪郭表」にプロフィールとして描かれる。さらに，この3種類の質問紙を統合することによって，出生から7歳までの精神発達の過程を，「運動」「探索」「社会」「生活習慣」「言語」の各分野に分けて特徴づけを行い，「出生から7歳までの精神発達段階」を示すことができる。全体で，20分程度で実施が可能であり，特別な器具も必要としないという利点から，乳幼児健診（1歳6ヶ月児健診や3歳児健診など）や発達相談などにも用いられている。ただし，被調査者の過大評価や過小評価の影響を受けやすいという問題もある。

　津守式乳幼児精神発達診断検査は，乳幼児の発達上の問題や発達障害の早期発見および早期療育への橋渡しを行うという目的を持って実施される。ただし，この診断法は標準化されている一方で，以下に述べるビネー式知能検査やウェクスラー式知能検査との相関が低いことから，発達指数（DQ: Developmental Quotient）を計測しないこととなっている。

2）遠城寺式乳幼児分析的発達検査

　遠城寺式乳幼児分析的発達検査（遠城寺・合屋，1977）は，0歳から4歳までの乳幼児を対象とした発達検査である。検査項目は，「運動」を評価する「移動運動」と「手の運動」「社会性」を評価する「基本的習慣」と「対人関係」「言語」を評価する「発語」と「言語理解」の3分野6領域によって構成されている。すべての検査項目について年齢ごとの通過率（どの程度の割合でその検査項目をクリアできるか）が示されており，例えば「移動運動」（1歳0ヶ月〜1歳1ヶ月）の問題である「2〜3歩歩く」の場合，"2〜3歩一人でどうにか歩けば合格"となる。この問題を通過できる割合として，11ヶ月の乳児の通過率は44.2％であるのに対し，1歳0ヶ月から1歳1ヶ月の乳児は68.3％，1歳2ヶ月から1歳3ヶ月の乳児は89.5％，1歳4ヶ月から1歳5ヶ月の乳児は98.0％となっている。

　検査は，生活年齢を基準として問題を進めていき，合格した場合には上の年齢の問題へ進んで不合格が3つ続くまで実施する。また，不合格の場合には下の年齢へ進み，合格が3つ続くまで実施する。特別な器具や実施に対する技能

を必要としないことや，実施しやすい問題が検査項目として選定されているため，知的障害や脳性麻痺等のスクリーニング・テストとして用いられることが多い。検査の所要時間は 15 分程度が目安となっている。

　検査結果は，合格に相当する発達年齢をグラフにプロットすることで，折れ線グラフを描き図示することができるようになっているため，保護者への説明や指導の際にも，グラフを示すことによって，伝えやすく理解しやすいという利点がある。今後の指導の方針としては，「合格した問題の 1 つ上の不合格の問題」，あるいは「合格の 1 つ下の不合格の問題」などを目安にすることが推奨されている。なお，発達指数は算出可能であるが，平均 DQ が 100 にならないなど，あまり推奨されていない。

3）KIDS 乳幼児発達スケール

　KIDS 乳幼児発達スケール（三宅，1991）は，1 ヶ月から 11 ヶ月の乳児を対象としたタイプ A，1 歳 0 ヶ月から 2 歳 11 ヶ月用のタイプ B，3 歳 0 ヶ月から 6 歳 11 ヶ月用のタイプ C と，知的障害が疑われる 1 ヶ月から 6 歳 11 ヶ月の乳幼児を対象としたタイプ T がある。それぞれ，「運動」「操作」「理解言語」「表出言語」「概念」「対子ども社会性」「対成人社会性」「しつけ」「食事」の 9 領域に関して，発達年齢，発達指数，領域プロフィールを明らかにすることが可能である。母親等の主たる養育者が，約 130 項目の質問に対して○か×で回答を行う方式で，10 分から 15 分程度で実施することが可能である。

4）新版 K 式発達検査 2001

　新版 K 式発達検査は，京都市児童院，現在の京都市児童福祉センターにて開発および標準化された検査で，1983 年に新版 K 式発達検査増補版（生澤ら，1985）が，2002 年に新版 K 式発達検査 2001（生澤ら，2002）が作成されている。さらに現在は，2020 年に向けた改定作業が行われている（大谷，2015）。

　この検査は，発達の諸側面について，全般的な成長の進み具合やその遅れ，あるいは成長のバランスなどの全体像をとらえることを目的としており，発達のスクリーニングを目的とした検査ではない。検査自体の特徴としては，子どもにとって遊びと感じられるような検査内容になっており，子どもの自発的な行動が観察できるような工夫がなされている。対象は 0 歳から成人までとされているが，実際には 12 歳から 13 歳程度までと考えられている。

この検査では,「姿勢・運動（P－M）」「認知・適応（C－A）」「言語・社会（L－S）」の3領域について評価を行う。特に3歳以上では「認知・適応」および「言語・社会」の側面に重点を置いている。検査を通して,対象児の行動を観察,評価する手続きをとっており,検査問題を遂行できたかどうかだけではなく,検査問題遂行時の行動や言語反応,感情的反応,社会的行動といった全般的な反応を観察,記録するようになっている。検査問題は,各年齢級に割り当てられている各項目について,その年齢級（年齢区分）のほぼ半数の子どもが通過するように項目が配置されている。

検査はおおよそ30分程度で実施可能である。検査結果には,通過できた項目には「＋」を,通過できなかった項目には「－」を付し,＋から－へ移行する箇所を線で区切りながら折れ線を描くことで,プロフィールを作成することができる。先述の3領域に加え,全領域の得点も加えた4つの得点それぞれに対し,年齢換算表を用いて発達年齢を算出し,生活年齢との比から発達指数（DQ）を算出することが可能である。

(2) 知能検査

知能検査の主たる目的は,発達の状態や知的能力の得意不得意に関する客観的な情報収集を行い,指導や支援の方向性を見出すことにある。特に,知能検査自体には,障害の診断や判定を行う性質がないことに留意する必要がある。知能検査を実施することによって,同年齢集団における対象児の相対的な位置づけ（個人間差）を明らかにすることや,対象児個人の能力の発達の程度やバランス（個人内差）を明らかにすることができる。このような手続きによって,対象児の日常生活におけるつまずきの要因を理解したり,つまずきの程度を低めるための支援方略を立案したりすることが可能になる。その一方で,言語を中心とした指示が多いために,言語理解能力の低い対象児の場合には,知能水準が低く算出されやすいことや,検査者と1対1の場面で,周囲からの刺激の少ない環境下における課題成績をもとに知能が算出されるという特徴を理解し,日常生活の様子と照らし合わせて支援に結びつける必要がある。

1) ウェクスラー式知能検査（WISC-IV）

ウェクスラー式知能検査はウェクスラー（Wechsler, D.）によって開発

された知能検査であり，3歳10ヶ月から7歳1ヶ月を対象とするWPPSI
（Wechsler Preschool and Primary Scale of Intelligence），5歳0ヶ月から16
歳11ヶ月を対象とするWISC（Wechsler Intelligence Scale for Children），16
歳から74歳を対象とするWAIS（Wechsler Adult Intelligence Scale）がある。
WISC-IVは，2010年に公刊された，WISCの第4版である。

　WISC-IVは，全15の下位検査（基本検査：10，補助検査：5）によって
構成されており，10の基本検査を実施することで，全検査IQ（Intelligence
Quotient）と4つの指標得点を算出することができる。全検査IQは，平均を
100，標準偏差を15とし，約3分の2の児童はIQが85から115の範囲に含ま
れるとされ，IQが70未満の場合には，知的障害が疑われる。全検査IQが高
い場合，各指標得点にばらつきがないか注意を払う必要がある。ばらつきがあ
る場合には，得意な能力で苦手な能力をカバーしている可能性があり，現段階
では問題が顕著ではなくても将来つまずきを抱える可能性があることに留意す
る必要がある。一方，全検査IQが低い場合，長期的な目標設定のうえ，継続
的な支援が必要となる。

　指標得点には，「言語理解指標（Verbal Comprehension Index: VCI）」「知
覚推理指標（Perceptual Reasoning Index: PRI）」「ワーキングメモリー指標
（Working Memory Index: WMI）」「処理速度指標（Processing Speed Index:
PSI）」がある。

　言語理解指標は，言語概念形成，言語推理，環境から得た知識を測定するも
のであり，「類似」「理解」「単語」「知識（補助検査）」「語の推理（補助検査）」
といった下位検査によって算出される。言語理解指標が低い場合には，言語技
能に関する左脳の情報処理に問題や脳損傷がある可能性，あるいは言語を育て
る機会が不足していた可能性が考えられる。

　知覚推理指標は，知覚推理・流動性推理，空間処理，視覚−運動の統合を測
定するものであり，「積木模様」「絵の概念」「行列推理」「絵の完成（補助検
査）」といった下位検査によって算出される。知覚推理指標が低い場合には，非
言語性LDなどの臨床的問題の可能性が考えられる一方で，必ずしも発達的・
臨床的問題があるとは限らず，その他の認知スキルの影響を受けており，上記
スキルの発達は正常である場合もある。例えば，言語理解指標と比べて知覚推

理指標が低い場合，機能障害というよりも，環境の影響，すなわち教育熱心な保護者が言語理解指標を高めているような可能性も考えられる。

　ワーキングメモリー指標は，情報を記憶に一時的に留め，その記憶を使って一定の運用や操作を行い，結果を算出する能力を測定するものであり，「数唱」「語音整列」「算数（補助検査）」といった下位検査によって算出される。ワーキングメモリー指標が低い場合，読字障害や言語障害の可能性が考えられる。また，学業遂行上の学習と関連が深く，「板書」「作業等に関する指示理解」「繰り上がりなどの計算」などでつまずきが認められる可能性が高い一方で，「数唱」の「順唱」は，いわゆる「おうむ返し」のようなかたちで高い得点を得られ，ワーキングメモリーの測定になっていない場合があるため，下位検査の分析を行う必要がある。

　処理速度指標は，単純な視覚情報を素早く正確に読み込む，順に処理する，識別する能力に加え，視覚的短期記憶，注意，視覚 - 運動の協応も測定することのできるものであり，「符号」「記号探し」「絵の抹消（補助検査）」といった下位検査によって算出される。処理速度指標が低い場合，ADHD や LD，外傷性脳損傷などが疑われる場合もある。また，見たことと手を動かすことが協応的に処理できるかどうか，という「視覚 - 運動の協応」能力が低い可能性もある。処理速度指標が低いことで，心的回転や知的操作，抽象的推理などの作業が困難な可能性もある。

　検査は概ね，60 分から 120 分程度で実施される。検査者と被検査者が，1 対 1 で実施されることが基本であり，原則として，周囲からの刺激の少ない部屋で実施される。下位検査の実施には，年齢に対応する開始問題から始めるという「開始条件」，子どもが最初の 2 問のどちらかで満点がとれなかった場合は，満点が 2 問連続するまで開始問題以前の問題を逆順で実施するという「リバース条件」，子どもが連続する特定の数の問題で 0 点をとった時に検査を中止する「中止条件」，子どもの回答が不完全，あいまい，不明瞭な場合にさらなる情報を引き出すために行う「クエリー」，子どもの下位検査の課題について教えたり，思い出させたりするのに用いる「促し」，子どもの注意を課題に向けなおし，理解を確実にするために教示を繰り返す「問題の繰り返し」などが設定されている。回答に対しては，正解不正解のフィードバックを行ってはいけないため，

被検査者の課題に対する取り組み自体に励ましを与えつつ，検査を遂行する必要がある。

2）田中ビネー知能検査

田中ビネー知能検査は，ビネー（Binet, A.）によって作成された知能検査をもとに，日本での使用のために改訂された知能検査である。1947 年に最初の田中ビネー知能検査が公刊され（田中，1947），現在は 2003 年に改訂された田中ビネー知能検査 V が用いられている。

2 歳から成人まで，幅広い対象に適用可能であるという点や，比較的実施の手続きが容易であるという点，できた課題，できなかった課題の年齢的な基準である「年齢尺度」が導入されており，同年齢の対象と比較して，どの程度発達しているか，あるいは遅れがあるかを示す指標となっている点などが特徴として挙げられる。また，ビネーの「知能を各因子に分かれた個々の能力の寄せ集めと考えるのではなく，1 つの統一体としてとらえる」という観点から，多角的な検査内容が含まれている。

実施は，対象児の生活年齢と等しい年齢級の課題から検査を始め，1 つでもパスできない課題があった場合には下の年齢級に進み，全課題をパスできる下限の年齢級を特定する。一方，全課題をパスできた場合には上の年齢級に進み，1 つも課題をパスできない上限の年齢級を特定する。このような手続きによって，検査の結果として算出された精神年齢と，対象児の生活年齢との比によって IQ が算出される。ただし，この IQ は知的発達の速度が一定であるという仮説にのっとって算出されている。また，1 回の実施が 30 分程度と，比較的簡便である一方で，臨床的情報に乏しいという指摘もある。

3）KABC-II

K-ABC（Kaufman Assessment Battery for Children）は，カウフマン夫妻（Kaufman & Kaufman, 1983）によって作成された知能検査をもとに，日本での使用のために改訂された知能検査である。松原ら（1993）によって標準化され，現在は日本版 KABC-II（藤田ら，2011）が用いられている。

2 歳 6 ヶ月から 18 歳 11 ヶ月を対象とし，「継次尺度」「同時尺度」「学習尺度」「計画尺度」によって構成される「認知尺度」と，「語彙尺度」「読み尺度」「書き尺度」「算数尺度」によって構成される「習得尺度」から成っている。ま

た，下位検査ごとに，行動観察チェックリストが設けられており，解釈に関わる特徴的な受験態度についての観察結果を記録可能な様式になっている。

4. 認知発達の評価

先述のとおり，ピアジェは認知発達を，「感覚運動期」「前操作期」「具体的操作期」「形式的操作期」の4つの段階に分けている。例えば，心理学の研究において頻繁に指標として用いられる「心理的ストレス」や「幸福感」などは，具体的に目に見えるものではないために，具体的操作期の子どもに対して理解を促すことは難しいかもしれない。その一方で，心理的ストレスのような抽象概念も，具体的な経験や行動として整理することによって，子どもにも理解可能で測定可能な概念として，心理学の研究は発展してきている。

(1) 子どもの心理評価
1) 心理的ストレス反応尺度

我が国において頻繁に使用されている，子どもを対象とした心理的ストレス反応を測定する尺度として，小学生用ストレス反応尺度（嶋田ら，1994）がある。小学生用ストレス反応尺度は，「身体的反応」「抑うつ・不安」「不機嫌・怒り」「無気力」の4因子20項目から構成されている。4件法（「1. ぜんぜんあてはまらない」～「4. よくあてはまる」）で実施され，得点が高いほど心理的ストレスが高いことを示している。

また，岡安ら（1992）は，「不機嫌・怒り感情」「身体的反応」「抑うつ・不安感情」「無力的認知・思考」の4因子46項目から構成されている中学生用ストレス反応尺度を作成している。4件法（「0. 全くあてはまらない」～「3. 非常にあてはまる」）で実施され，得点が高いほど心理的ストレスが高いことを示している。

2) 抑うつ評価尺度

子どもの抑うつを評価する尺度として，我が国ではDSRSとCDIが多く用いられている。DSRS（Depression Self-rating Scale: 子ども用抑うつ自己評価尺度；村田ら，1996）は，1因子18項目によって構成されている。3件法（「0.

いつもそうだ」～「2. そんなことはない」）で実施され，得点が高いほど抑う
つ傾向が高いことを示す。カットオフ値の16点を超えると，うつ病と診断さ
れる可能性が高いとされている。

CDI（Children's Depression Inventory：小児抑うつ尺度；真志田ら，2009）
は，1因子27項目によって構成されている。それぞれの質問項目に対して，3
つの選択肢から1つを選ぶかたちで回答を求め，得点が高いほど抑うつ傾向が
高いことを示している。カットオフ値の22点を超えると，うつ病と診断され
る可能性が高いとされている。

3）その他の心理評価尺度

嶋田（1998）では，先述のストレス反応尺度の他に，心理的ストレッサー，
認知的評価，コーピングなどを測定する尺度の，それぞれ小学生用と中学生
用が作成され，それらの関連について検討が行われている。また，その他の
代表的な尺度には，不安傾向を測定する日本語版 Spence Children's Anxiety
Scale（SCAS; Ishikawa et al., 2012），自動思考を測定する児童用自動思考尺度
（ATIC: Automatic Thought Inventory for Children；佐藤・嶋田，2006），攻
撃行動尺度（高橋ら，2009）などがある。

（2）子どもの学校適応に関連する評価

1）社会的スキル尺度

適応的な側面を測定する尺度の観点の1つに，社会的スキルの測定がある。
「向社会的行動」「引っ込み思案行動」「攻撃行動」の3因子から構成される児
童用社会的スキル尺度（嶋田，1998）は，4件法（「1. ぜんぜんあてはまらな
い」～「4. よくあてはまる」）で実施され，「向社会的行動」は点数が高いほど
社会的に望ましく，「引っ込み思案行動」および「攻撃行動」は点数が低いほど
社会的に望ましいとされている。

同様に，社会的スキルを測定する尺度として，子ども用社会的スキル尺度
（渡邊ら，2002）が用いられることも多い。「仲間強化」「規律性」「社会的働き
かけ」「先生との関係」「葛藤解決」「主張性」の6因子29項目で構成されてい
る。4件法（「1. ぜんぜんあてはまらない」～「4. よくあてはまる」）で実施
され，点数が高いほど社会的スキルが高いことを示す。

2）学校適応感尺度

学校適応感に関しても，さまざまな観点から測定と評価が行われている。Q-U（河村，1998）および Hyper-QU（河村，2011）は，学級集団のアセスメントと支援方略構築のための補助ツールとされている。学級満足度尺度，学校生活意欲尺度，ソーシャルスキル尺度（Hyper-QU のみ）によって構成されており，学級全体のデータから集団の傾向をタイプ別に示すことや，個々人のデータの結果から，不登校や学校不適応などの問題の早期発見を行うことが可能であるとされている。しかしながら，結果に対する理論的根拠に乏しいなどの課題もあるため，結果の活用には留意する必要がある。

また，中学生および高校生を対象として，「こころのエネルギー」3 特性と「社会生活の技術」の 6 特性を測定する尺度として KJQ（菅野，2007）がある。KJQの特徴は，57 の質問項目に回答する心理検査の側面と，回答結果を生徒自身が採点して作成する結果シートをもとに，ワークブックに記入することで結果を理解し，自分を成長させる側面を併せ持つ点である。約 25 分で実施可能であり，不登校経験のある生徒に対する支援などにも活用されている（嶋田ら，2010）。

その他には，学校享受感尺度（古市・玉木，1994）や学校適応感尺度（小泉，1995），青年用適応感尺度（大久保，2005）などが用いられている。

5. 発達障害と障害の鑑別

障害者差別解消法が 2016 年 4 月 1 日に施行され，合理的配慮の不提供の禁止が，国や地方公共団体を対象として法的に義務化された。その一方で，具体的な合理的配慮の手続きについては，十分な確立には至っておらず，今後の課題として挙げられる。特に発達障害児者への支援においては，本章にて紹介したアセスメントの観点と，正しい障害の特徴の理解が必要不可欠である。

（1）発達障害の特徴

DSM-5（American Psychiatric Association, 2013）によると，発達障害は「神経発達症群」に分類され，その下位分類として自閉性スペクトラム症（Autism Spectrum Disorder: ASD），注意欠如・多動症（Attention Deficit

Hyperactivity Disorder: ADHD），学習症（Learning Disabilities: LD），発達性協調運動症，コミュニケーション症群が含まれている。スペクトラムとは，境界が明確ではない連続体であることを示し，従来の，発達障害の特徴は一般とは大きく異なるという考え方から，一般も持つ発達の特異性の重篤な場合が，発達障害であるという考え方に移行している。ASD の特徴としては，「社会的コミュニケーションおよび相互関係における持続的障害」と「限定された反復する様式の行動，興味，活動」の2つが代表的であり，その他に，感覚過敏や鈍感性を示すこともある。ASD の場合は，知的な遅れを伴うことは前提とされていない。

　ADHD の特徴は，注意の欠如，衝動性，多動性の3つが代表的であり，いずれか1つ，あるいは複数の特徴を併せ持つ場合がある。

　LD の特徴は，全般的な知的能力に遅れはないが，聞く・話す・読む・書く・計算する・推論する能力のうち，特定のものの習得と使用に著しい困難を示す。認知機能の障害が想定されており，注意・記憶の独特さが原因となる場合もあることが指摘されている。

(2) 発達障害の見極め

　発達障害の見極めに対しては，いくつかのチェックリストが活用される場合が多い。例えば ASD に対しては，M-CHAT（Modified Checklist for Autism in Toddlers：乳幼児期自閉症チェックリスト修正版；小山ら，2005），PARS（Pervasive Developmental Disorders Autism Society Japan Rating Scale：広汎性発達障害日本自閉症協会評定尺度；神尾ら，2006），CARS（Childhood Autistic Rating Scale：小児自閉症評定尺度；ショプラーら，2008）などがある。また，ADHD に対しては ADHD-RS（ADHD Rating Scale；デュポールら，2008）や Conners3 日本語版（Conners, 2011）が，LD に対しては LDI-R（Learning Disabilities Inventory Revised；上野ら，2005）などがある。また，言語発達の評価に対しては，ITPA（Illinois Test of Psycholinguistic Abilities）言語学習能力診断検査（三木ら，1973）や LC スケール（Language Communication Developmental Scale：言語・コミュニケーション発達スケール；大伴，2005）などがある。

このようなチェックリストと知能検査，および対象児の行動観察や保護者からの聞き取りなどを総合して，発達障害の鑑別が行われるとともに，具体的な支援方略の立案も，これらの評価結果を参考に行われることが原則となっている。

6. まとめ

本章においては，成長発達の測定と評価という観点から，特に乳幼児から小学生，および中学生までの児童生徒の成長発達について紹介した。本章において紹介した測定手続きの他にも，複数の方法が存在するが，測定手続きの選択の際には，高い信頼性や妥当性の担保はもちろんのこと，当該領域において広く活用されているかどうか，諸外国で用いられている評価指標との関連性はどうか，といった観点からも検討を行う余地がある。また，いずれの測度においても，さまざまな剰余変数が存在することを念頭に置きつつ，テストバッテリーを組むことが求められる。くわえて，対象児の言語スキルの水準や，評価を必要とする相談機会の目的に即して，適切な測定尺度および検査を選択することが望まれる。例えば，乳幼児健診の個別相談や幼児相談では新版 K 式の絵カードをはじめとする検査具を簡易的に使用する場合があり，乳幼児期の発達の程度をスクリーニングとして確認した結果をふまえて，療育センターなどの具体的支援機関へとつなげていくこともある。また，知的障害の手帳取得に際しては，知的水準が測定でき，生活年齢との比較がしやすいという観点から，田中ビネー知能検査が用いられることが多い。さらに，対象児の年齢が 5 歳以上となる就学相談や教育相談の場では，認知機能のばらつきの程度までアセスメントが可能なウェクスラー式知能検査が最も頻繁に用いられる。このような観点から，適切な測定法の実施と評価の手続き，および支援へと結びつく結果のフィードバックが，健康心理学の発展に寄与することを期待する。

引用文献

American Psychiatric Association（2013）. *Diagnostic and statistical manual of mental disorders*（5th ed.）. Washington, DC: Author.（米国精神医学会　髙橋三郎・大野裕（監訳）（2014）. DSM-5 精神疾患の診断・統計マニュアル　医学書院）

Conners, C. K. 田中康雄（監訳）（2011）. Conners3 日本語版マニュアル 金子書房

DuPaul, G. J., Power, T. J., Anastopoulos, A. D., & Reid, R. (1998). *ADHD rating scale-IV: Checklists, norms, and clinical interpretation.* New York : Guilford Press.（デュポール, G. J.・パワー, T. J.・アナストポウロス, A. D.・リード, R. 市川宏伸・田中康雄（監修）坂本 律（訳）（2008）. 診断・対応のためのADHD評価スケール ADHD-RS 明石書店）

遠城寺宗徳・合屋長英（1977）. 遠城寺式乳幼児分析的発達検査法 慶応通信

Erikson, E. H. (1950). Growth and crises of the "healthy personality." Senn, M. J. E. (Ed.), *Symposium on the healthy personality* (pp. 91–146). Oxford, England: Josiah Macy, Jr. Foundation.

藤田和弘・石隈利紀・服部 環・熊谷恵子・小野純平（2011）. 日本版KABC-Ⅱの理論的背景と尺度の構成 K-ABC アセスメント研究, *13*, 89–99.

古市裕一・玉木弘之（1994）. 学校生活の楽しさとその規定要因 岡山大学教育学部研究集録, *96*, 105–113.

Gesell, A. (1952). *Infant development.* New York: Harper & Brothers.

生澤雅夫・松下 裕・中瀬 惇（1985）. 新版K式発達検査法 ナカニシヤ出版

生澤雅夫・松下 裕・中瀬 惇（2002）. 新版K式発達検査 2001 実施手引書 京都国際社会福祉センター

Ishikawa, S., Sasagawa, S., & Essau, C. A. (2012). The prevalence and nature of child abuse and violence in Japan. A. Browne-Miller (Ed.), *Violence and abuse in society: Across time and nations* (pp. 307–322). New York: Praeger-Greenwood Publishing Group.

神尾陽子・行廣隆次・安達潤・市川宏伸・井上雅彦・内山登紀夫・栗田 広・杉山登志郎・辻井正次（2006）. 思春期から成人期における広汎性発達障害の行動チェックリスト―日本自閉症協会版広汎性発達障害評定尺度（PARS）の信頼性・妥当性についての検討― 精神医学, *48*, 495–505.

菅野 純（2007）. KJQ 先生用マニュアル 実務教育出版

Kaufman, A. S., & Kaufman, N. L. (1983). *Kaufman assessment battery for children.* Circle Pines, MN: American Guidance Services.

河村茂雄（1998）. たのしい学校生活を送るためのアンケート「Q-U」実施・解釈ハンドブック（小学校編） 図書文化社

河村茂雄（2011）. 専門学校の先生のためのhyper-QU ガイド―退学予防とキャリアサポートに活かす "学生生活アンケート"― 図書文化社

小泉令三（1995）. 小学校高学年から中学校における学校適応感の横断的検討 福岡教育大学紀要, *44*, 295–303.

小山智典・船曳幸紀・長田洋和・武田俊信・志水かおる・栗田 広（2005）. 乳幼児期自閉症チェックリスト日本語版（CHAT-J）の有用性に関する予備的検討 臨床精神医学, *34*, 349–355.

真志田直希・尾形明子・大園秀一・小関俊祐・佐藤 寛・石川信一・戸ヶ崎泰子・佐藤

容子・佐藤正二・佐々木和義・嶋田洋徳・山脇成人・鈴木伸一 (2009). 小児抑うつ尺度 (Children's Depression Inventory) 日本語版作成の試み　行動療法研究, *35*, 219-232.

松原達哉・藤田和弘・前川久男・石隈利紀 (1993). K-ABC 日本版標準化に関する研究 (1) ―継次処理検査項目の検討―　日本教育心理学会総会発表論文集, *35*, 536.

三木安正・田口恒夫・上野一彦・越智啓子 (1973). ITPA 言語学習能力診断検査　日本文化科学社

三宅和夫 (1991). KIDS (キッズ) 乳幼児発達スケール〈手引〉　発達科学研究教育センター

村田豊久・清水亜紀・森陽二郎・大島祥子 (1996). 学校における子どものうつ病―Birleson の小児期うつ病スケールからの検討―　最新精神医学, *1*, 131-138.

岡安孝弘・嶋田洋徳・坂野雄二 (1992). 中学生用ストレス反応尺度作成の試み　早稲田大学人間科学研究, *5*, 23-29.

大久保智生 (2005). 青年の学校への適応感とその規定要因―青年用適応感尺度の作成と学校別の検討―　教育心理学研究, *53*, 307-319.

大谷多加志 (2015). 新版 K 式発達検査をめぐって 11　対人援助学マガジン, *20*, 121-123.

大伴　潔・林　安紀子・橋本創一 (2005). LC スケール―言語・コミュニケーション発達スケール (LC Scale) ―　山海堂

Piaget, J. (1964). Cognitive development in children: Piaget development and learning. *Journal of Research in Science Teaching, 2*, 176-186.

佐藤　寛・嶋田洋徳 (2006). 児童のネガティブな自動思考とポジティブな自動思考が抑うつ症状と不安症状に及ぼす影響　行動療法研究, *32*, 1-13.

嶋田洋徳 (1998). 小中学生の心理的ストレスと学校不適応に関する研究　風間書房

嶋田洋徳・坂井秀敏・菅野　純・山崎茂雄 (2010). 人間関係スキルアップ・ワークシート―ストレスマネジメント教育で不登校生徒も変わった！　学事出版

嶋田洋徳・戸ヶ崎泰子・坂野雄二 (1994). 小学生用ストレス反応尺度の開発　健康心理学研究, *7*, 46-58.

ショプラー, E.・ライクラー, R. J.・ラナー, B. R.　佐々木正美 (監訳) (2008). 新装版CARS―小児自閉症評定尺度　岩崎学術出版社

高橋　史・佐藤　寛・永作　稔・野口美幸・嶋田洋徳 (2009). 小学生用攻撃行動尺度の作成と信頼性・妥当性の検討　認知療法研究, *2*, 75-85.

田中寛一 (1947). 田中びねー式智能検査法　世界社

津守　真・稲毛教子 (1961). 乳幼児精神発達診断法　大日本図書

津守　真・磯部景子 (1965). 乳幼児精神発達検査法 3 才～7 才まで　大日本図書

上野一彦・篁　倫子・海津亜希子 (2005). LDI-R-LD 判断のための調査票　日本文化科学社

渡邊朋子・岡安考弘・佐藤正二 (2002). 子ども用社会的スキル尺度作成の試み (1)　日本カウンセリング学会第 35 回大会発表論文集, 93.

第5章
健康関連のパーソナリティの測定と評価

国里愛彦

1. 健康とパーソナリティ

　現代においては，感染症よりも生活習慣病などの日々の行動傾向の影響が強く出る病が健康上の関心事になってきている。厚生労働省の2014年度の人口動態調査から（厚生労働省，2015），1950年と2014年における死因の上位3つずつを抽出して図5-1にプロットした。1950年においては，結核，老衰，脳血管疾患が上位に挙がっていたが，2014年においては，悪性新生物，心疾患，肺炎が上位に挙がっている。現代においては，悪性新生物，心疾患などの生活習慣病の予防が重要になってきている。そのため，生活習慣病の予防については，厚生労働省も対策を進めている。厚生労働省は，がん，循環器疾患，糖尿病，慢性閉塞性肺疾患などの生活習慣病の予防のための取り組みとして，その原因となる生活習慣の改善を目的とした，21世紀における国民健康づくり運動（健康日本21 http://www.kenkounippon21.gr.jp/index.html）を行っている。

　このように生活習慣病の予防が健康づくりにおいて大きなウェイトを占める

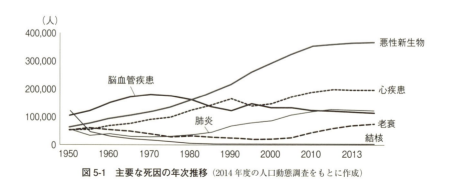

図 5-1　主要な死因の年次推移（2014年度の人口動態調査をもとに作成）

ようになってきている。生活習慣病の一因となりうる生活習慣としては，運動不足，肥満，偏った栄養，飲酒，喫煙などがある。生活習慣とは，行動の集合であり，パーソナリティなどの心理特性からも検討することもできる。生活習慣の関わる健康上の問題についてパーソナリティの観点から検討することで，特定のパーソナリティ傾向の者を対象とした予防的介入であったり，個々のパーソナリティ傾向をもとにした個別化した介入などが可能となる。そのため，健康に関するパーソナリティ研究も多く行われてきている。

2. パーソナリティ

(1) パーソナリティとは

　パーソナリティもしくは性格というのは，多くの者がその存在を疑わないものかと思われる。同じような状況に遭遇しても，我々の行動には個人差があり，その個人差はパーソナリティに由来すると素朴に考えている。オルポート（Allport, G. W.）によると，「パーソナリティは，個人の内部で，環境への彼特有な適応を決定するような，精神物理学的体系の力動的機構である」とされる（Allport, 1937）。つまり，パーソナリティは，行動の背後にあり，環境に適応するうえでの個人差を説明するものである。さらに，そういったパーソナリティによって決まる習慣，態度，感情，傾向などの精神物理学的体系は，ダイナミックなメカニズムを持つものである。本章でも，基本的にオルポートの定義に従う。オルポートの定義に基づくような実証的なパーソナリティ研究が行われるようになったのは 20 世紀以降になる。しかし，パーソナリティ自体は，ギリシア時代から議論されてきており，パーソナリティと健康との関連についても議論されてきている。以下では，ギリシア時代から提案されている類型論から現代的なビッグ・ファイブモデルまで概観する。

(2) パーソナリティ研究の概観

　パーソナリティの実証的研究については，20 世紀以降になるが，パーソナリティの理論や説については，ギリシア時代から存在した。現代医学の父とされるヒポクラテスは，4 体液説を主張し，4 種の体液（血液，黒胆汁，黄胆汁，粘

液）のバランスが健康に関わると考えた。さらに，ガレノスは4種の体液と気質（多血質，粘液質，胆汁質，憂鬱質）を対応づけた。これは，健康と気質を対応づけた初めての試みと考えられる。ガレノスの体液説は，19世紀まで性格学の基礎となったが，実証的根拠はないままであった。類型論は，人を限られたタイプに分けることで直感的な理解を可能にするものであるが，多種多様な人の特徴を4つに分けることの是非や，特定の類型における典型的なパーソナリティの者は多くなく類型間の中間の者が多い，などの批判もある。そのような批判もあり，現在においては，類型論ではなく特性論に基づいたパーソナリティ研究が主流になっている。

　オルポートは，状況や時間を超えて比較的一貫して観察される行動傾向を記述するものとしてパーソナリティ特性を提案した（Allport, 1937）。類型論とは異なり，ある個人がそのパーソナリティを持つ持たないという質的なものではなく，そのパーソナリティ特性がどのくらい高いか低いかという量的なものとして考える。例えば，外向性というパーソナリティ特性があるが，その人が外向的であるかどうかの有無ではなく，どのくらい外向的かどうかの程度を検討するのである。パーソナリティ研究では，外向性のようなパーソナリティ特性を複数用意することで，個人のパーソナリティの全体像を記述することを目指す。そして，パーソナリティ研究においては，どのくらい最小の因子でパーソナリティの記述が可能になるのかについて研究が行われてきた。

　オルポートとオドバート（Allport & Odbert, 1936）は，ウェブスター新国際辞典の4万語から，17,953語を抽出した。これにより，パーソナリティを表す語彙を用いてパーソナリティ特性を測定することが可能になった。オルポートは，支配，外向，自信などの14のパーソナリティ特性によってパーソナリティが記述できると考えた（Allport, 1937）。キャッテル（Cattell, 1947）は，オルポートが辞書から抽出した4,504語について検討を行い，171対の尺度を作成した。その171対の尺度に対して因子分析を行って，12個の因子を発見した。オルポートもキャッテルも12〜14個と比較的多くのパーソナリティ特性を見出している。その一方で，アイゼンク（Eysenck, 1960）は，中枢神経系の個人差から外向性，神経症傾向，精神病質傾向の3因子からなるパーソナリティモデルを構築した。

オルポートやキャッテルのモデルは，10 個以上の特性を含んでいる一方で，アイゼンクのモデルは 3 つの特性のみを含んでいる。当初は，研究者によって，パーソナリティを構成する因子数に違いがあったが，研究が進むにつれて複数の研究において 5 因子が確認されるようになった。これらの 5 因子は，神経症傾向，外向性，開放性，調和性，誠実性からなり，ビッグ・ファイブモデルと呼ばれる。以上のように，パーソナリティ研究は，類型論から始まり，特性論による実証研究が行われるようになり，ビッグ・ファイブモデルに収斂してきている。

3. 健康に関連したパーソナリティ

パーソナリティ研究自体は，ビッグ・ファイブモデルに収斂してきている。そのため，包括的にパーソナリティを測定できるビッグ・ファイブモデルと健康との関連について議論されることも多くなってきている（Stone & McCrae, 2007）。その一方で，特定の健康上の問題を抱える個人の性格傾向を記述した研究もこれまで多く行われてきている。以下では，その代表的なものとして，タイプ A 行動パターン，怒り・敵意・攻撃性，タイプ D パーソナリティ，タイプ C パーソナリティ，アレキシサイミアについて，その概要とアセスメント法について述べる。

(1) タイプ A 行動パターン
1) タイプ A 行動パターンと冠状動脈性心疾患

タイプ A 行動パターンとは，フリードマンとローゼンマン（Friedman & Rosenman, 1959）が，冠状動脈性心疾患を引き起こしやすい人の行動特徴を記述したものである。タイプ A 行動パターンは，攻撃・敵意，時間的切迫・焦燥感，精力的活動・達成努力，競争性などの高さによって特徴づけられる。つまり，時間的に追われながら，何かを達成しようとして精力的に活動し，その結果，他人との競争の中で攻撃性や敵意が高まった状態（島井，1997）とされる。ローゼンマンら（Rosenman et al., 1975）は，39 歳から 59 歳の男性従業員 257 名を 8 〜 9 年間追跡した研究を行った。その研究において，冠状動脈性心疾患のリスクファクターになる要因の 1 つとして，タイプ A 行動パターンを検討

した。その結果，タイプ A 行動パターンが，その後の冠状動脈性心疾患の発症と強い関連を持つことを確認した。タイプ A 行動パターンへの注目により，パーソナリティとも考えられる行動傾向と心疾患などの身体疾患との関連を検討する研究が多くなされるようになった。

タイプ A 行動パターンと冠状動脈性心疾患との関連に関するメカニズムについては，タイプ A 行動パターンによって引き起こされる生理学的変化によると考えられている。つまり，タイプ A 行動パターンの者は，攻撃・敵意，時間的切迫・焦燥感，精力的活動・達成努力，競争性などの特徴から，そうでない者よりも，交感神経系の活動が亢進している。そのため，タイプ A 行動パターンの者は，心拍の増加，血圧の上昇，酸素消費が多くなり，下垂体 - 副腎皮質系の内分泌機能にも影響する。こういった生理的な状態が慢性的に続くことで，タイプ A 行動パターンが冠状動脈性心疾患のリスクを高めると考えられている。

2）タイプ A 行動パターンの測定と評価

タイプ A 行動パターンの測定と評価に関しては，構造化面接を行って，時間的切迫感，浮動性敵意，不安感・不適切な自尊心について評価を行う（Friedman, 1996）。構造化面接を行っている様子を録画し，訓練された評価者によって評価を行うため，Type A Videotaped Clinical Interview（VCI）と呼ばれる。フリードマン（1996）は，ローゼンマンら（1975）以降の研究において，タイプ A 行動パターンと冠状動脈性心疾患との関連を否定する研究が出てきている理由として，測定法の問題点を指摘した。その上で，VCI の使用を推奨している。

VCI などの厳密な構造化面接法は，研究の精度を高めると考えられるが，タイプ A 行動パターンの測定にかかるコストは高くなる。そのため，ボートナー（Bortner, 1969）による Type A Scale のような質問紙によるタイプ A 行動パターンの測定が行われてきている。タイプ A 行動パターンを測定する質問紙は，ボートナー（1969）による Type A Scale 以外にも複数作成されてきているが，研究が進むにつれてタイプ A 行動パターンの文化差が指摘されるようになった。例えば，日本においては仕事中心主義が強く，敵意は低いなどである。そこで，日本の文化に合わせたタイプ A 行動パターンを測定する方法

として，Japanese Coronary-prone Behavior Scale（早野ら，1996）や日本的タイプ A 行動評定尺度（瀬戸ら，1997）が開発されている（坂野ら，1994）。ここでは，日本的タイプ A 行動評定尺度を紹介する。

　日本的タイプ A 行動評定尺度は，Japanese Coronary-prone Behavior Scale をはじめとするタイプ A 行動パターンに関連した質問紙から項目を収集して作成された。日本的タイプ A 行動評定尺度は，合計 30 項目から構成されており，各項目に対して，6 件法で回答する。日本的タイプ A 行動評定尺度を構成する因子は，敵意行動，完璧主義，日本的ワーカホリックの 3 因子になる。敵意行動は，声を荒げることや，怒鳴ること，イライラと人や物にあたるなどを測定する項目によって構成される。完璧主義は，几帳面，完璧にしたがる，責任感が強いなどを測定する項目によって構成される。最後に，日本的ワーカホリックは，仕事への自己犠牲，プライベートも仕事に当てる，断れないなどを測定する項目によって構成される。日本的タイプ A 行動評定尺度の信頼性は高く，心疾患患者と健常者での差異（瀬戸ら，1997）やボートナー（1969）の Type A Scale との関連の強さ（Wang et al., 2012）などの妥当性も確認されている。

(2) 怒り・敵意・攻撃性
1) 怒り・敵意・攻撃性と冠状動脈性心疾患

　タイプ A 行動パターンの研究により，パーソナリティと身体疾患との関連に関して多くの研究が行われるようになった。しかし，1980 年代から，タイプ A 行動パターンと冠状動脈性心疾患との関連について否定的な研究知見も得られるようになってきた。例えば，デンブロスキら（Dembroski et al., 1985）は，アテローム性動脈硬化症患者を対象に，タイプ A 行動パターンとその構成要素が重症度に及ぼす影響について検討を行った。その結果，タイプ A 行動パターンの合計得点は重症度と関連しなかったが，タイプ A 行動パターンの構成要素の怒り・敵意は重症度と関連した。これらのことから，タイプ A 行動パターンのうちで，怒り・敵意が心疾患の重症度の予測において重要な変数であることが示唆された。その後の研究においても，怒り・敵意と冠状動脈性心疾患との関連を示唆する研究が報告されるようになった。怒り・敵意と冠状

動脈性心疾患との関連を検討した研究のメタ分析において，怒り・敵意は，冠状動脈性心疾患に罹患するリスクを高め，冠状動脈性心疾患患者における予後悪化のリスクを高めることが示されてきている（Chida & Steptoe, 2009）。以上より，タイプ A 行動パターンと心疾患との関連を検討する研究は，怒り・敵意・攻撃性に焦点を当てた研究が行われるようになった。

　怒り・敵意・攻撃性は，概念的に区別されている。怒りは苛立ちから激しい爆発的怒りまでの強さがさまざまな不快感情であり，敵意は他者に対する悪意や否定的な見方をとる態度であり，攻撃性は表立った行動になる（島井, 1997）。なお，健康面に関する怒りの影響の検討に関しては，怒りの抑制（Anger-In），怒りの表出（Anger-Out），怒りの制御（Anger-Control）という 3 つの側面に分けて考える（島井, 1997）。この怒りの 3 つの側面の中でも，怒りを表出せずにためこむ怒りの抑制が高い者は，怒りを表出する者よりも血圧が高くなる傾向があることが指摘されている。このように，怒り・敵意・攻撃性も，タイプ A 行動パターンと同様に，生理的なメカニズムについて研究が行われてきている。怒りが高い者は，対人的なストレス状況において心臓血管系の反応性が高いとの報告がなされている。そのため，怒りによって，日常生活における血圧が高い状態が維持される。その結果として，怒り・敵意・攻撃性は，心疾患のリスクを高めている可能性がある。

2）怒り・敵意・攻撃性の測定と評価

　怒り・敵意・攻撃性の測定と評価には，タイプ A 行動パターンと同様に構造化面接と質問紙が用いられている。しかし，一般的に測定のコストから構造化面接よりも質問紙が用いられる傾向がある。例えば，Cook-Medley の敵意尺度は（Cook & Medley, 1954），怒り・敵意・攻撃性と心疾患との関連を検討する研究の初期から使用されてきた。その他に，海外においても用いられており，日本語版が作成されている尺度としては，STAXI（State-Trait Anger Expression Inventory）日本語版がある。

　STAXI 日本語版は，スピルバーガー（Spielberger, 1998）によって開発された STAXI を重久剛が翻訳したものに対して，鈴木・春木（1994）が信頼性と妥当性を検討した質問紙になる。STAXI は，情動状態としての怒りの強さを測定する状態怒り尺度，パーソナリティ特性としての怒りやすさを測定する

特性怒り尺度，怒りの抑制・表出・制御を測定する怒り表出尺度の3つから構成される。状態怒り尺度と特性怒り尺度が，それぞれ10項目からなり，怒り表出尺度は24項目からなる。すべての項目に対して，4件法で回答を求める。STAXI日本語版については，鈴木・春木（1994）によって，因子的妥当性，内的一貫性，各尺度と循環器系疾患との関連について検討が行われており，その信頼性と妥当性が確認されている。

（3）タイプ D パーソナリティ
1）タイプ D パーソナリティと冠状動脈性心疾患

　冠状動脈性心疾患とパーソナリティとの関連については，タイプA行動パターンから始まり，次第にタイプA行動パターンの中でも怒り・敵意・攻撃性に研究の焦点が移ってきている。さらに，近年では，タイプDパーソナリティが提唱されて注目されるようになってきている。タイプDパーソナリティとは，ネガティブ感情と社会的抑制の高さによって特徴づけられる（Denollet et al., 1995）。デノレットら（Denollet et al., 1995）は，心筋梗塞を経験した45～60歳の男性105名を対象に，2～5年後の予後をパーソナリティから予測する研究を行った。その結果，2～5年のうちに，15名の患者が死亡した。その死亡した15名のうちの11名がタイプDパーソナリティの者であり，他のパーソナリティの者よりも有意に死亡率が高いことが示された。また，デノレットら（1996）は，303名の冠状動脈性心疾患患者を対象にして，6～10年の長期に及ぶ予後の調査を行った。その結果，フォローアップの段階で38名の患者が死亡した。タイプDパーソナリティの者は，85名中23名が死亡し（27%），タイプDパーソナリティではない者は，218名中15名が死亡（7%）した。タイプDパーソナリティの者の方が，5年以降の予後において死亡率が高く，この影響はその他の変数を統制しても残った。さらに，デノレットら（2008）は，731名の冠状動脈性心疾患患者を対象に，5～10年後の予後を調べる調査を行った。その結果，タイプDパーソナリティは，予後の悪化を予測していることが明らかとなった。タイプDパーソナリティについては，タイプA行動パターンや怒り・敵意・攻撃性に比べて研究がまだ少ないが，冠状動脈性心疾患の予後に関するリスクファクターとして注目されてきている。

タイプ D パーソナリティは，ネガティブ感情と社会的抑制の高さによって特徴づけられる。タイプ D パーソナリティの者は，生活の中で不安，怒り，緊張などのネガティブな感情を経験しやすい。さらに，タイプ D パーソナリティの者は，他者からの反感を避けるため，対人場面において緊張しやすく，引っ込み思案で，感情表現を抑制する傾向がある。このように，強いネガティブ感情を感じつつもそれを他者に対して表現することができずに溜め込んだ状態になり，Distressed が高い。この Distressed の頭文字をとってタイプ D パーソナリティと呼ばれる。タイプ D パーソナリティに関する生理学的なメカニズムを調べた研究は少ないが，心拍や血圧などへの影響が心疾患につながることが示されてきている。

2) タイプ D パーソナリティの測定と評価

タイプ D パーソナリティの測定と評価に関しては，デノレット（2005）が Type D Scale 14 を作成している。石原ら（2015）は，Type D Scale 14 を邦訳した日本語版 DS14 を作成しており，その信頼性と妥当性を検討している。日本語版 DS14 は，ネガティブ感情の 7 項目と社会的抑制の 7 項目の合計 14 項目からなる。日本語版 DS14 へは，5 件法で回答する。

石原ら（2015）は，冠状動脈性心疾患患者 133 名と心疾患に罹患していない健常者 158 名を対象に，日本語版 DS14 の信頼性と妥当性を検討した。日本語版 DS14 の因子構造について探索的因子分析と確認的因子分析について検討を行い，原版と同様な因子構造を確認しており，十分な内的一貫性を示している。さらに，抑うつ，不安，対人的スキル，感情抑制との関連を検討し，構成概念妥当性も確認している。

(4) タイプ C パーソナリティ
1) タイプ C パーソナリティとがん

疾患に関連したパーソナリティについては，心疾患だけでなく，がんについても調べられてきている。テモショックら（Temoshok et al., 1985）は，Cancer の頭文字をとったタイプ C パーソナリティを提唱した。タイプ C パーソナリティは，怒りなどのネガティブな感情表出が少なく，自己犠牲的で，他人のことを気にして引っ込み思案な傾向である。このようなタイプ C パーソ

ナリティを持ったがん患者は，予後が良くないとされる。

　また，アイゼンク（1988）は，旧ユーゴスラビアのクルベンカやドイツのハイデルベルグで実施した12年にわたる追跡調査から，がんの病前性格について論じている。いくつかの心理変数を測定して，その後のがんの発症を予測したところ，合理性・非情緒性と無気力ががんの発症を予測していることを報告した。理詰めで合理的な思考を持ち感情表出に欠き，無気力な個人は，がんを発症する傾向が高くなる。また，アイゼンク（1988）は，複数の心理変数からパーソナリティを，タイプ1からタイプ4に分けた。そして，そのタイプ別にがんや心疾患の発症率を調べた。その結果，タイプ1のパーソナリティは，がんの発症率が高いと報告した。タイプ1のパーソナリティは，絶望感や無気力が高く，依存性が高い傾向を示す。依存性が高く，生活上や職業上においても他者に頼っているため，そのような大切な他者を失うことによって強いストレスや無気力を経験しやすい者は，がんを発症しやすいとしている。

　テモショックのタイプCパーソナリティもアイゼンクのタイプ1も，タイプA行動パターンとは反対のパーソナリティ傾向になる。これらのパーソナリティが，死亡率の第1位を占めるがんを予測できることから強い注目が集まってきた。しかし，がんに関連するパーソナリティに関しては，支持しない研究も報告されている。

2) タイプCパーソナリティの測定と評価

　タイプCパーソナリティの測定については，がんの病前性格研究を行っていたグロッサルト＝マティチェクとアイゼンク（Grossarth-Maticek & Eysenck, 1990）のSIRI（Short Interpersonal Reactions Inventory）がある。SIRIは，参加者をタイプ1からタイプ6まで分類することができる尺度になる。アイゼンク（1988）では，タイプ1からタイプ4の4類型であったが，タイプ5と6が追加されている。タイプ1が，がん関連パーソナリティであり，タイプ5（欲求不満に対して過度に合理的・非感情的に対処する）もがんに関連する。SIRIは，タイプ1からタイプ6までの6つの類型に対応した項目からなる。タイプ4を除く，5類型については，それぞれに対応した項目が10項目用意されている。タイプ4については，20項目が用意されており，半分の10項目が逆転項目になる。SIRIは，合計70項目からなる。回答は，はい・いいえの2件法で

回答する。

　日本版 SIRI の 70 項目版については，永野ら（2001）が作成し，信頼性と妥当性を検討している。日本語版 SIRI の内的整合性について，タイプ 1 とタイプ 2 以外は低い値を示した。再検査信頼性においても，タイプ 6 は低い値を示した。因子的妥当性や構成概念妥当性においても一部不十分な値を示したが，概ね信頼性と妥当性を確認することができている。なお，日本語版の SIRI については，熊野ら（2000）が短縮版を作成している。熊野ら（2000）は，70 項目の SIRI に探索的因子分析を行って，不要な項目を削除し，最終的に 33 項目で 6 因子を測定する 33 項目版 SIRI を作成している。内的整合性は，タイプ 1 とタイプ 2 以外はクロンバックの α 係数で .70 を下回っていたが，概ね信頼性と妥当性を確認することができている。

(5) アレキシサイミア

1）アレキシサイミアと心身症

　アレキシサイミアとは，シフネオス（Sifneos, 1973）によって提唱された心身症に特徴的なパーソナリティになる。アレキシサイミアの者は，自らの感情の認識と表現に欠けており，空想や想像力が乏しく，自らの置かれている状況や症状については説明できるが，それに伴う感情の表出が少ない。自分の感情を同定することができず，言語化することができないといった傾向が，心身症患者の身体症状の発現に関わるのではないかと考えられている。アレキシサイミア傾向は，ストレスの身体症状への影響を考えるうえで，重要なパーソナリティ変数であると考えられる。

2）アレキシサイミアの測定と評価

　アレキシサイミアの測定と評価については，構造化面接と質問紙がある。臨床家による評定面接用尺度としては，シフネオス（1973）によって作成された BIQ（Beth Israel Hospital Psychosomatic Questionnaire）がある。有村ら（2002）は，改訂版 BIQ をもとに，面接手順，質問内容を明確に規定した構造化面接法の SIBIQ（Structured Interview by the Modified Edition of Beth Israel Hospital Psychosomatic Questionnaire）を開発した。SIBIQ は，最初に主訴や発症のきっかけとなる出来事について質問して感情の言語化を促し，それを 12

項目の改訂版 BIQ を用いて 7 件法で評定する。さらに，患者の親しい人物や患者が見ている夢についても質問し，患者の親しい人物に対する感情反応，空想能力についても評定する。SIBIQ については，評定者間信頼性と構成概念妥当性を確認している（有村ら，2002）。

アレキシサイミアを測定する質問紙としては，20 項目の TAS-20（Toronto Alexithymia Scale）がある（Bagby et al., 1994a; Bagby et al., 1994b）。TAS-20 の日本語版は，小牧ら（2003）によって作成されている。TAS-20 は，感情の同定の困難，感情伝達困難，外的志向の 3 因子から構成されている。小牧ら（2003）によって，TAS-20 は外的志向の内的一貫性が低い以外は，内的一貫性，再検査信頼性，因子的妥当性が確認されている。

4. ビッグ・ファイブモデル

前述したようにパーソナリティ研究は，ビッグ・ファイブモデルに収斂してきている。ビッグ・ファイブモデルとは，神経症傾向，外向性，開放性，調和性，誠実性の 5 因子によってパーソナリティを記述するモデルである。各因子の命名や扱い方については，研究や文化によって異なる部分もあるが，多くの研究において 5 因子が確認されている。ビッグ・ファイブモデルの研究が増えるに従って，ビッグ・ファイブモデルによって包括的に測定したパーソナリティと健康上の問題との関連を検討する研究が行われるようになってきている。そこで，以下では，ビック・ファイブモデルの各因子と健康との関連性について述べる。

(1) ビッグ・ファイブモデルと健康
1) 神経症傾向

精神疾患の分類から神経症はなくなったが，パーソナリティにおいては神経症傾向という言葉が残っている。神経症傾向とは，不安，恐れ，恥，罪悪感のようなネガティブな情動を多く経験する傾向である（Stone & McCrae, 2007）。神経症傾向が高いと，心理的苦痛に対して敏感になっており，ストレッサーに曝された時に，情動を制御することが難しく，ストレスを感じやすい。神経症

傾向の高さは，気分障害，不安障害，身体表現性障害，統合失調症，摂食障害，パーソナリティ障害などの精神疾患と強い関連がある（Lahey, 2009）。また，神経症傾向が高いほど，これらの精神疾患間の併存率も高くなる。このように，神経症傾向の高さは，精神的健康の低さに共通した要因であるかもしれない。

さらに，神経症傾向が高い者は，身体の不調を訴えることが多い（Lahey, 2009）。神経症傾向が高いと，自身の内的状態に過敏になり，結果として生理的な感覚を病気の兆候ととらえる傾向があるのかもしれない（Stone & McCrae, 2007）。

2）外向性

外向性には，温かい，友好的，会話を楽しめるなどの対人的な要素と，興奮，エネルギーが高い，元気かつ活動的な楽観主義などの気質的な要素が含まれる（Stone & McCrae, 2007）。外向性が高いと，対人場面において自己主張的になることができ，リーダシップをとることもでき，ものごとについても楽観的に対処することができるので，問題に回避的になることが少ない。このように，外向性が心身の健康のリスクになることはない。むしろ，外向性が高いことで医療場面でのコミュニケーションが円滑に進むため，結果としてセルフケアやアドヒアランスが高くなることが指摘されてもいる（Stone & McCrae, 2007）。

3）開放性

開放性は，さまざまな領域において，新奇かつ多様で，あいまいなものごとを好む傾向である（Stone & McCrae, 2007）。このような経験への開放性が高い者は，想像力が豊かで，創造的で，自然や芸術に対して造詣が深くなる。そのため，リベラルな傾向があり，ものごとに対して新しい方法で取り組むことが多い。開放性が心身の健康のリスクになることはないが，開放性は治療への選好に関係するとされる（Stone & McCrae, 2007）。開放性が高い者は，権威に対して迎合的ではなく，伝統的な治療よりも新しい治療に関心を持ち，医療従事者とのコミュニケーションも多くなる傾向がある。

4）調和性

調和性は，他者を信頼し，率直なコミュニケーションをとり，他者を手助けしたり，共感的な態度をとる傾向である（Stone & McCrae, 2007）。調和性は，

疾患関連パーソナリティで取り上げたタイプ A 行動パターンとは逆のパーソ
ナリティ特性と言える。調和性と誠実性がともに低い者は，健康上のリスクを
かかえやすい傾向がある。また，調和性が低い状態の敵対的なパーソナリティ
の者は，医療におけるコミュニケーションがスムーズにいかなくなる傾向があ
ると考えられる。

5）誠実性

　誠実性とは，自己抑制と積極的な目標達成によって特徴づけられる（Stone
& McCrae, 2007)。誠実性が高いと，勤勉であり，持続的かつ高い動機づけを
持ち，目標を達成することができる。ビッグ・ファイブモデルの中でも誠実性
は健康と関連し，誠実性が低いほど，死亡率が高くなる（Jokela et al., 2013)。
この効果は，性別，年齢，民族，他のパーソナリティ特性を統制しても認めら
れた。誠実性によって 3 分割した時の下位 3 分の 1 の者は，それ以外の者より
も 1.4 倍死亡のリスクが高くなった。誠実性は，健康にとってリスクとなる行
動（過度な飲酒，薬物使用，不健康な食事，危険な運転，危険な性交，自殺，喫
煙，暴力）とは負の相関を示す（Bogg & Roberts, 2004)。誠実性が低いと，健
康にとってリスクとなる行動をとるようになり，その結果として死亡率が高く
なる。ビッグ・ファイブモデルによる健康状態の予測においては，誠実性が重
要になってくる。

(2) ビッグ・ファイブモデルの測定と評価

　ビック・ファイブモデルを測定する質問紙については，国内外において
多く作成されてきているが，ここでは研究での利用の多さから，NEO-PI-R
(Revised NEO Personality Inventory) について述べる。NEO-PI-R は，コスタ
とマクレーの研究をもとに作成されたビッグ・ファイブモデルに基づいた質問
紙になる（Costa & McCrae, 1992)。NEO-PI-R は，神経症傾向，外向性，開放性，
調和性，誠実性の 5 因子のもとに，6 つの下位次元を備えた尺度であり，合計
240 項目からなる。なお，NEO-PI-R の短縮版として，60 項目からなる NEO-
FFI (NEO-Five Factor Inventory) もある。日本語版の NEO-PI-R については，
下仲（1996）によって翻訳され，信頼性と妥当性が確認されている。

引用文献

Allport, G. W. (1937). *Personality: A psychological interpretation.* New York: Holt, Rinehart, & Winston. (オールポート, G. W. 詫摩武俊・青木孝悦・近藤由紀子・堀正 (訳) (1982). パーソナリティ―心理学的解釈― 新曜社)

Allport, G. W., & Odbert, H. S. (1936). Trait-names: A psycholexical study. *Psychological Monographs, 47* (1, Whole, No. 211).

有村達之・小牧　元・村上修二・玉川恵一・西方宏昭・河合啓介・野崎剛弘・瀧井正人・久保千春 (2002). アレキシサイミア評価のための日本語改訂版 Beth Israel Hospital Psychosomatic Questionnaire 構造化面接法 (SIBIQ) 開発の試み　心身医学, *42* (4), 259-269.

Bagby, R. M., Parker, J. D., & Taylor, G. J. (1994a). The twenty-item Toronto Alexithymia Scale-I. Item selection and cross-validation of the factor structure. *Journal of Psychosomatic Research, 38* (1), 23-32.

Bagby, R. M., Taylor, G. J., & Parker, J. D. (1994b). The twenty-item Toronto Alexithymia Scale-II. Convergent, discriminant, and concurrent validity. *Journal of Psychosomatic Research, 38* (1), 33-40.

Bogg, T., & Roberts, B. W. (2004). Conscientiousness and health-related behaviors: A meta-analysis of the leading behavioral contributors to mortality. *Psychological Bulletin, 130* (6), 887-919.

Bortner, R. W. (1969). A short rating scale as a potential measure of pattern A behavior. *Journal of Chronic Diseases, 22* (2), 87-91.

Cattell, R. B. (1947). Confirmation, and clarification of primary personality factors. *Psychometrika, 12,* 197-220.

Chida, Y., & Steptoe, A. (2009). The association of anger and hostility with future coronary heart disease: A meta-analytic review of prospective evidence. *Journal of the American College of Cardiology, 53* (11), 936-946.

Cook, W. W., & Medley, D. M. (1954). Proposed hostility and Pharisaic-virtue scales for the MMPI. *Journal of Applied Psychology, 38* (6), 414-418.

Costa, P. T., Jr., & McCrae, R. R. (1992). *NEO-PI-R professional manual: Revised NEO Personality Inventory (NEO-PI-R) and NEO Five-Factor Inventory (NEO-FFI).* Odessa, FL: Psychological Assessment Resources.

Dembroski, T. M., Macdougall, J. M., Williams, R. B., Haney, T. L., Blumenthal, J. A. (1985). Components of Type A, hostility, and anger-in: Relationship to angiographic findings. *Psychosomatic Medicine, 47* (3), 219-233.

Denollet, J. (2005). DS14: Standard assessment of negative affectivity, social inhibition, and Type D personality. *Psychosomatic Medicine, 67* (1), 89-97.

Denollet, J., Martens, E. J., Nyklíček, I., Conraads, V. M., & de Gelder, B. (2008). Clinical events in coronary patients who report low distress: Adverse effect of repressive coping. *Health Psychology, American Psychological Association, 27* (3), 302–308.

Denollet, J., Sys, S. U., & Brutsaert, D. L. (1995). Personality and mortality after myocardial infarction. *Psychosomatic Medicine, 57* (6), 582–591.

Denollet, J., Sys, S. U., Stroobant, N., Rombouts, H., Gillebert, T. C., & Brutsaert, D. L. (1996). Personality as independent predictor of long-term mortality in patients with coronary heart disease. *Lancet, 347* (8999), 417–421.

Eysenck, H. J. (1960). *The structure of human personality.* London: Methuen.

Eysenck, H. J. (1988). Personality and stress as causal factor in cancer and coronary heart disease. In M. P. Janisse (Eds.), *Individual difference, stress, and health psychology* (pp.129–145). New York: Springer-Verlag.

Friedman, M. (1996). *Type A behavior: Its diagnosis and treatment.* New York: Plenum Press.

Friedman, M., & Rosenman, R. H. (1959). Association of specific overt behavior pattern with blood and cardiovascular findings; blood cholesterol level, blood clotting time, incidence of arcus senilis, and clinical coronary artery disease. *JAMA, 169* (12), 1286–1296.

Grossarth-Maticek, R., & Eysenck, H. J. (1990). Personality, stress and disease: Description and validation of a new inventory. *Psychological Reports, 66* (2), 355–373.

早野順一郎・木村一博・保坂　隆・柴田仁太郎・福西勇夫・山崎勝之・堀　礼子・前田俊彦・沼田裕一・殿岡幸子・桃生寛和 (1996). Japanese Coronary-prone Behavior Scale (JCBS) による日本的冠動脈疾患親和型行動パターンの検討　行動医学研究, *3* (1), 20–27.

石原俊一・内堀知美・今井有里紗・牧田　茂 (2015). 心疾患患者におけるタイプDパーソナリティ尺度の開発　健康心理学研究, *27*, 177–184.

Jokela, M., Batty, G. D., Nyberg, S. T., Virtanen, M., Nabi, H., Singh-Manoux, A., & Kivimäki, M. (2013). Personality and all-cause mortality: Individual-participant meta-analysis of 3,947 deaths in 76,150 adults. *American Journal of Epidemiology, 178* (5), 667–675.

小牧　元・前田基成・有村達之・中田光紀・篠田晴男・緒方一子・志村　翠・川村則行・久保千春 (2003). 日本語版The 20-item Toronto Alexithymia Scale (TAS-20) の信頼性, 因子的妥当性の検討　心身医学, *43* (12), 839–846.

厚生労働省 (2015). 人口動態調査　Retrieved from http://www.mhlw.go.jp/toukei/saikin/hw/jinkou/kakutei14/index.html (2016年5月22日)

熊野宏昭・織井優貴子・山内祐一・瀬戸正弘・上里一郎・坂野雄二・宗像正徳・吉永馨・佐々木直・久保木富房 (2000). Short Interpersonal Reactions Inventory 日本語

短縮版作成の試み（第2報）—33項目版への改訂— 心身医学, *40* (6), 447-454.

Lahey, B. B. (2009). Public health significance of neuroticism. *The American Psychologist, 64* (4), 241-256.

永野　純・須藤信行・久保千春・古野純典 (2001). 日本語版 Short Interpersonal Reactions Inventory の心理測定的信頼性と妥当性　行動医学研究, *7* (2), 104-116.

Rosenman, R. H., Brand, R. J., Jenkins, D., Friedman, M., Straus, R., & Wurm, M. (1975). Coronary heart disease in Western Collaborative Group Study. Final follow-up experience of 8 1/2 years. *JAMA, 233* (8), 872-877.

坂野雄二・瀬戸正弘・嶋田洋徳・長谷川尚子 (1994). 米国と日本におけるタイプA行動研究—その研究動向と課題—　早稲田大学人間科学研究, *7* (1), 167-185.

瀬戸正弘・長谷川尚子・坂野雄二・上里一郎 (1997). 「日本的タイプA行動評定尺度 (CTS)」開発の試み　カウンセリング研究, *30*, 199-206.

島井哲志 (1997). 健康とパーソナリティ　島井哲志（編）健康心理学 (pp. 87-97)　培風館

下仲順子 (1996). 新しい人格テスト「NEO改訂版」の日本語版作成に関する研究 平成6, 7年度文部科学省科学研究費補助金研究成果報告書　東京都老人総合研究所

Sifneos, P. E. (1973). The prevalence of "alexithymic" characteristics in psychosomatic patients. *Psychotherapy and Psychosomatics, 22* (2), 255-262.

Spielberger, C. D. (1998). *Manual for the State-Trait Anger Expression Inventory (STAXI)*. Odessa, FL: Psychological Assessment Resources.

Stone, S. V., & McCrae, R. R. (2007). Personality and health. In S. Ayers, A. Baum, C. McManus, S. Newman, K. Wallston, J. Weinman, & R. West (Eds.), *Cambridge handbook of psychology, health and medicine* (2nd ed.). Cambridge, UK: Cambridge University Press.

鈴木　平・春木　豊 (1994). 怒りと循環器系疾患の関連性の検討　健康心理学研究, *7* (1), 1-13.

Temoshok, L., Heller, B. W., Sagebiel, R. W., Blois, M. S., Sweet, D. M., DiClemente, R. J., & Gold, M. L. (1985). The relationship of psychosocial factors to prognostic indicators in cutaneous malignant melanoma. *Journal of Psychosomatic Research, 29* (2), 139-153.

Wang, Y., Terao, T., Hoaki, N., Goto, S., Araki, Y., Kohno, K., & Mizokami, Y. (2012). Type A behavior pattern: Bortner scale vs. Japanese-original questionnaires. *Journal of Affective Disorder, 142* (1-3), 351-354.

第6章

ストレスの測定と評価（1）
自己報告による主観反応

伊藤大輔

1. はじめに

　現代はストレス社会であることが指摘され，健康な生活を送るためには，心身の不調を予防したり，改善したりすることの重要性が認識されている。その意味で，ストレス対策が社会のさまざまな領域で求められており，健康を支援する専門的学問としての心理学への期待や役割はきわめて大きいと考えられる。そこで，本章では，健康心理学において，ストレスがどのように理解されてきたのかを解説するとともに，ストレスやそれらに影響を及ぼす要因に関する自己報告に基づいた測定と評価方法について概観する。

2. ストレスの心理学的理解

　ストレス研究は，20世紀前半に始まり，生理学者らは，外部からの負荷（ストレッサー）が加わることによって，人間の生体にどのような変化が生じるかを検証した。その結果，ストレッサーが加わると，内分泌系や自律神経系に通常とは異なる変化が生じたり，免疫機能が低下することが明らかにされた（久保, 1999）。この頃，ストレスは「外界からの刺激によってもたらされる非特異的な反応」と定義されており（Selye, 1985），主に生理学的なストレスのメカニズムに焦点を当てて研究が行われていた。そして，1960年代後半になると，生活環境の変化や生活上の出来事と心身の疾患との関係性について検討した生活ストレス研究を契機として，ストレスに関わる心理的要因を明らかにするための研究が盛んに行われるようになった。このストレスに関する心理学的な研究はホームズら（Holmes & Rahe, 1967）のライフイベント測定による社会的再適

表6-1 本章で紹介する主なストレスおよび関連要因の測定と評価尺度の例

名称	開発者	項目数	特徴
Life Experiences Survey (LES) 日本語版	岩満ら (2008)	47項目	生活に変化をもたらす出来事の種類とその影響の強さを測定する尺度。総合ストレス経験、否定的ストレス経験、肯定的ストレス経験、認知的ストレス経験の4つを測定することができる。
ハッスル尺度 (Hassles Scale) 日本語版	Nakano (1988)	117項目	日常的に何か生活出来事から構成され、はい/いいえの回答方式で尋ねる質問表。
Job Content Questionnaire (JCQ) 日本語版	Kawakami et al. (1995)	22項目	仕事の要求度と裁量の2変数の組み合わせから職場のストレッサーとしての強度を測定する尺度(後に上司や同僚からのサポートの変数が追加)。
小学生用ストレッサー尺度	嶋田ら (1998)	22項目	子どもが学校で日常的に経験するストレッサーを測定する尺度。先生との関係、友だちとの関係、学業、叱責の4側面から評価することができる。
育児ストレッサー尺度	吉永ら (2006)	25項目	乳幼児をもつ母親を対象とした育児に関するストレッサーを測定する尺度。親としての効力感低下、育児による拘束、サポート不足、子どもの特性、育児知識と技術不足の5側面から評価できる。
心理的ストレス反応尺度 (Stress Response Scale; SRS-18)	鈴木ら (1997)	18項目	普段の生活の中で経験するストレス場面における心理的ストレス反応を多面的に測定する尺度。抑うつ・不安、不機嫌・怒り、無気力の3つの下位因子とそれらの合計得点によって心理的ストレス反応の程度を評価することができる。
Public Health Research Foundation ストレスチェックリスト・ショートフォーム (PHRF-SCL)	今津ら (2006)	24項目	健康者の日常生活におけるストレス反応の表出から心理面と身体面を測定する尺度。不安・不機嫌実感、疲労・身体反応、自律神経症状、うつ気分・不全感の4側面から評価することができる。
中学生用ストレス反応尺度	岡安ら (1992)	46項目	中学生の心理的、身体的ストレス反応を測定する尺度。不機嫌・怒り感情、身体的反応、抑うつ・不安感情、無力的認知・思考の4側面から評価することができる。
認知的評価測定尺度 (Cognitive Appraisal Rating Scale; CARS)	鈴木・坂野 (1998)	8項目	さまざまなストレス場面に対する認知的評価を多面的に、定量的に測定する尺度。脅威性の評価、影響性の評価、コミットメント、コントロール可能性の4側面から評価することができる。
対人関係における認知的評価尺度	加藤 (2001)	9項目	主に対人関係場面に対する認知を測定する尺度。脅威、重要性、対処効力感の3側面から評価することができる。
一般性セルフ・エフィカシー尺度 (General Self-Efficacy Scale; GSES)	坂野・東條 (1986)	16項目	個人の一般的なセルフ・エフィカシー認知の高低を評価する尺度。行動の積極性、失敗に対する不安、能力の社会的位置づけの3側面から評価することができる。
3次元モデルにもとづく対処方略尺度 (TAC-24)	神村ら (1995)	24項目	コーピングの下位概念を3次元から理解するとともに、対処行動の下位カテゴリーが3次元の組み合わせから表現される8領域に分類できる尺度。
問題焦点型対処方略尺度	杉浦 (2002)	24項目	ストレス状況における認知的対処方略と行動的対処方略を測定する尺度。情報収集、解決策産出、目標についての思考、情報探索行動、具体的解決行動の5側面から評価できる。
日本語版ソーシャルサポート尺度	岩佐ら (2007)	12項目	知覚されたサポートのアプローチに該当し、サポート源(家族のサポート、大切な人のサポート、友人のサポート)を特定した上で、回答者自らによって知覚されたサポートを測定する尺度。

応評定尺度の研究に始まり，配偶者の死や昇進といったライフイベントの経験とその変化からの回復に必要なエネルギー量がストレスとして定義された。しかしながら，この知見に対しては，ストレスの個人差が適切に説明できないことや，出来事の経験として重要な意味を持つのは経験者の認知に依存する普段の日常生活の場面で経験するような些細な苛立ちごとである（例えば，人間関係や家事，介護）といった批判が生じるようになった。

　そこで，ラザルスとフォルクマン（Lazarus & Folkman, 1984）は，環境からの要求から解決に至る相互作用の過程（トランスアクショナル）をストレスとしてとらえるという「トランスアクショナルモデル」を提唱した。このモデルでは，ストレッサーにさらされると，ストレス状況の認知的評価とストレス対処（コーピング）の過程を経て，ストレス反応の表出に至るとされる。つまり，ストレッサーを知覚した時，まずはその問題の重要性や脅威性の評価がなされる。そして，その問題が個人にとって重要かつ脅威であると評価された場合には，その脅威性をコントロールできるかどうかといった統制可能性の評価がなされ，さらには，その問題に対してどのような対処を行うかが選択される。従来は，ストレッサーがストレス反応に直接影響を及ぼすと考えられてきたが，このモデルでは，個人の一連の認知行動的過程を媒介して，ストレス反応に影響を及ぼすことを示しており，ストレッサーに対する個人の反応の違いを説明できるようになった。

　現在においても，このモデルは，ストレスの生じるメカニズムを心理学的に説明する最も影響力のあるモデルとされている。さらに，このモデルに基づいたストレスの考え方は，従来，ストレッサーがストレス反応を引き起こすという一方向的なモデルに対して，刺激と生体の双方向的なモデルであることが大きなインパクトをもたらし，ストレスのマネジメント方法にも大きな影響を及ぼしている。つまり，認知的評価や対処行動といった個人差要因を変化させることで，たとえストレッサーを経験したとしても，ストレス反応を緩和することができると考えられるようになった。このように，ストレスをいくつかの段階からなるプロセスとして理解することによって，どのプロセスに対してどのようにアプローチすればよいかを具体的に検討することが可能である。我々の生活の中で生じる心身の問題を「ストレス」という視点からとらえ，理解して

いくことのメリットは，気分や感情の変化が生じるプロセスを理解するための枠組みを提供するとともに，具体的な解決策を立案ができる点である。以降では，心理的ストレスモデルに沿って，そのプロセスを評価するための自己報告による測定方法を順に紹介する。

3. ストレッサーの測定

　上述したモデルに従えば，ストレスは，いくつかの段階から構成されるプロセスとして理解することができる。そして，心理学的ストレス研究の立場からは，ストレスの持つ多義的な要素を区別するため，ストレスを生じさせるきっかけとなる出来事や刺激を「ストレッサー」，ストレッサーによって非特異的に引き起こされる心身の変化を「ストレス反応」としている。はじめに，ストレッサーについて具体的に述べると，①気温や騒音といった物理的ストレッサー，②薬物や公害物質といった化学的ストレッサー，③人間関係や仕事，家庭での問題といった心理社会的ストレッサーがある。特に，これまでに，どのような心理社会的ストレッサーがストレス反応を引き起こすかに関する研究も盛んに行われており，下記の3つの領域について紹介する。

(1) ライフイベントの測定

　大きな災害，家族との死別，離婚，犯罪被害といったさまざまな人生上の出来事（ライフイベント；Holmes & Rahe, 1967）を評価する方法であり，配偶者の死が持つインパクトを100とした場合の相対的なインパクトを評価したものである。しかし，これらのライフイベントが持つインパクトは文化圏や個人によって異なることが想定されていることから，ストレッサーを評価するための指標としてあてはまる項目を選び，自覚的なストレスの程度を評価させる方法も開発されている。例えば，サラソンら（Sarason et al., 1978）が開発した生活に変化をもたらす出来事の種類とその影響の強さを測定する LES（Life Experiences Survey）の日本語版（岩満ら，2008）がある。LES は，過去1年に経験したライフイベントの経験の有無と，その経験によって対象者が肯定的影響もしくは否定的影響を受けたかを「非常に否定的（−3）〜非常に肯定

的（＋3）」まで7段階で測定する尺度である。過去1年に経験したライフイベントのうち，肯定的に評価されたストレス（肯定的ストレス経験）と否定的に評価されたストレス（否定的ストレス経験）が算出可能である。また，これらの得点を合算した総合ストレス経験，さらに，否定的ストレス経験から肯定的ストレス経験得点を引いた認知的ストレス経験の4つを測定することができる。概ね信頼性と妥当性は確認されている。なお，本尺度は，日常生活に対するストレス経験を尋ねた一般版と学生生活に対するストレス経験を尋ねた学生版がある。

(2) 日常的苛立ちごとの測定

　仕事，家事，人間関係，騒音といった日常の中で繰り返し経験する出来事である苛立ちごと（Lazarus & Folkman, 1984）を評価する方法である。先に述べたライフイベントは人生の中でごく稀にしか経験することはないが，多くの人に共通して大きなインパクトを生じさせる出来事であるのに対して，苛立ちごとは出来事そのものの影響性はライフイベントと比較すればそれほど大きなものではないと言える。ただし，ライフイベントと健康状態とは必ずしも深い関連がみられないことや日常的苛立ちごとは精神症状との関係が深いこと，適応や健康の予測に優れていることなどが報告されているように，健康を考慮するうえで重要な概念であると考えられている。この場合も文化圏に応じた測定項目が必要であり，我が国の実情に応じた測定尺度が開発されている。例えば，中野（Nakano, 1988）は，ハッスル尺度（Hassles Scale; Kanner et al., 1981）の日本語版を開発している。ハッスル尺度は117の日常の厄介な出来事から構成され，はい／いいえの回答方式で尋ねる質問表であり，再検査法による高い信頼性と精神身体症状との正相関が示されている。

(3) 職業ストレスの測定

　特定の領域のストレッサーを測定する方法であるが，代表的なものに，仕事の要求度と裁量の2変数（後に上司や同僚からのサポート等の変数が追加）の組み合わせから職場のストレッサーとしての強度を評価しようとするモデルがある。つまり最も大きなストレッサーとは，要求度が高く，裁量度が低く，サ

ポートが少ない職場であり，我が国においてはカラセック（Karasek, 1985）によって開発された職業性ストレス調査票（Job Content Questionnaire: JCQ）の日本語版（Kawakami et al., 1995）が測定に用いられている。JCQ では仕事に関するストレッサーとして，仕事の要求度と裁量度を測定する。仕事の要求度とは仕事の量的負担を反映した指標であり，仕事の裁量度とは仕事上の技能の幅と決定権を合わせた指標である。要求度は高得点であるほど高ストレスとされ，裁量度は高得点であるほどストレスを下げるとされている。

　以上のように，大きく3つの領域に関するストレッサーの測定方法について紹介したものの，その他にも数多くのストレッサー尺度が存在する。例えば，対人ストレスイベント尺度（橋本，1997），対人達成領域別ライフイベント尺度（高比良，1998），ストレッサー尺度（尾関，1993），小学生用ストレッサー尺度（嶋田，1998），中学生用学校ストレッサー尺度（岡安ら，1992），職業ストレッサー尺度（島津ら，1997），育児ストレッサー（吉永ら，2006），看護師ストレッサー（三木ら，1998）などが開発されている。このように，ストレッサーにはさまざまな分類方法があり，現在に至るまで，ある特定の状況や場所，対象者に生じるストレッサーを測定するためのツールも開発されているため，ストレッサーを測定する目的に応じて，適切な尺度を使い分ける必要があると言える。

4. ストレス反応の測定

　上述したストレッサーによって非特異的に引き起こされる心身の変化が「ストレス反応」である。ストレス反応は，①不安や抑うつ，イライラといった心理的なストレス反応，②飲酒や喫煙量の増加や集中力の欠如といった認知・行動的なストレス反応，③頭痛や肩こりといった身体的なストレス反応，に分類することができる。このように，心理的ストレス反応は，ストレッサーによって引き起こされる情動的，認知的，行動的変化であり，その表出の程度は心身の健康状態に大きな影響を及ぼす要因にもなっている（野添，1997）。

(1) 心理的ストレス反応の測定

　心理的ストレス反応の測定は，不安や抑うつなどの心理的ストレス反応を中

心に，Stress Response Scale（SRS-18; 鈴木ら，1997）などの質問紙によって評価されてきた。SRS-18 は，抑うつ・不安，不機嫌・怒り，無気力の３つの下位因子とそれらの合計得点によって心理的ストレス反応の程度を測定する尺度であり，高い信頼性と妥当性が確認されている。本尺度は，高校生，大学生，成人を対象に，幅広くデータが収集され，作成された尺度であり，普段の生活の中で経験するストレス場面における心理的ストレス反応を多面的に測定することが可能である。また，計18項目で測定できるため，対象者への負担が少なく，繰り返し測定することが可能であることからも，心理学的実験状況に用いたり，臨床上の治療場面における心理的症状の変化や治療効果を測定するために我が国において幅広く活用されている。

(2) 心理的，身体的ストレス反応を含めた測定

ストレス反応には，心理的側面のみならず，行動面や身体面に表出される場合もあるため，今津ら（2006）は，健常者の日常生活におけるストレス反応の表出を心理面と身体面から多面的測定でき，かつ簡便に査定できるような自己評定式のストレス反応尺度（Public Health Research Foundation ストレスチェックリスト：PHRF-SCL）のショートフォームを開発している。PHRF-SCL ショートフォームは，不安・不確実感，疲労・身体反応，自律神経症状，うつ気分・不全感の４因子について各６項目，計24項目から構成される尺度であり，十分な信頼性と妥当性が確認されている。特に原版である PHRF-SCL には臨床的に詳細に検討すべき項目が多く含まれていたが，統計的観点から項目の選定を行い，多くの健常者が日常的に感じるストレス反応について，比較的項目数も少なく，より網羅した内容となっている点が特徴である。

以上のように，代表的なストレス反応尺度を紹介したが，ストレッサー尺度同様に，現在に至るまで，ある特定の状況や場所，対象者に生じるストレス反応を測定するためツールも開発されている。例えば，小学生用ストレス反応（嶋田・戸ヶ崎・坂野，1994），中学生用ストレス反応（岡安ら，1992）や育児ストレス反応（清水，2001），バーンアウト反応（久保・田尾，1992）などが挙げられ，目的に応じて，使い分ける必要がある。

なお，ストレス反応尺度に限らないが，これまで開発されてきた自己報告式

の尺度は，古典的テスト理論に基づいて開発されたものが多く，尺度運用上の限界があるため（豊田，2002），それに代わる方法論として項目反応理論が適用され始めている。項目反応理論を適用することによって，例えば，どの程度の心理的ストレス反応を示す対象者に対して精度の高い尺度であるかを把握することができることや，測定精度を保ったまま回答すべき項目数を減らすことが可能になるなどのメリットがあることから（鈴木ら，2004），今後の適用範囲の拡大が望まれている。特に，心理的ストレス反応が深化することによって，疾患レベルの反応に至る可能性が指摘されていることから，心理的ストレス反応を的確にとらえ，早期軽減のための方法を探ることが求められている（鈴木ら，1995）。例えば，下光・岩田（2000）は，項目反応理論を用いて，職業性ストレス簡易調査票のストレス反応で測定されるストレス反応の深化過程について検証し，（a）疲労が初期段階で表出され，（b）抑うつが最終経路であり，主要反応であること，（c）身体愁訴などの主観的症状としての身体的反応は他のストレス反応と比較して，別の影響要因で説明される可能性が高いことを示している。このように特定の対象者や領域のストレス反応を測定する新たな尺度の開発のみならず，既存の尺度の有用性を高め，これまでに明らかにされていなかった知見を検討する試みも望まれている。

5. 認知的要因の測定

(1) 認知的評価の測定

　ラザルスとフォルクマン（Lazarus & Folkman, 1984）の心理学ストレスモデルでも，心理的ストレッサーによって表出されるストレス反応の個人差には，ストレッサーをどのようにとらえるかという個人の認知的な過程（認知的評価）が強く関与していることが強調されている。認知的評価は，「個人と環境との相互作用がどの程度ストレスフルであるかを評価する認知的過程」と定義され，個人の対処行動の選択やストレス反応の表出の程度を強く規定することが明らかにされている（Folkman et al., 1986）。

　従来の研究では，認知的評価を定量的に測定するために，ストレス状況に対する脅威度や嫌悪度を1項目によって評価する方法が用いられており，簡便に

測定できるため，実験場面などで多く採用されてきた。しかし，個人差が大きいことやデータの標準化が困難であるため，いくつかのカテゴリーによって構成される尺度を用いて，ストレス状況に対する認知的評価を多面的に評価する方法が現在では活用されている。例えば，鈴木・坂野（1998）は，さまざまなストレス場面に対する認知的評価を多面的，定量的に測定するためには，ストレス場面の違いによっても尺度を構成する因子や各因子に含まれる項目が同じであることが望ましいとして，認知的評価測定尺度（CARS）を作成した。認知的評価測定尺度（CARS）は，①ストレッサーがどの程度脅威的であるか（脅威性の評価），②どの程度自分に害を及ぼすものであるか（影響性の評価），③どの程度積極的に関与しようとするか（コミットメント），④状況をどの程度コントロールできるか（コントロール可能性の評価）の4因子について各2項目，計8項目から構成される尺度である。本尺度は，異なる年齢およびストレス場面においても因子構造が安定しており，高い信頼性と妥当性を備えたていることが示されている。そして，コミットメントや影響性の評価は積極的対処と関連し，脅威性の評価やコントロール可能性は，回避的対処や情動焦点型対処および心理的ストレス反応と関連することが示されており，本尺度を活用したコーピングやストレス反応との関係性の検討が行われている。また，その他にも，類似した尺度として，影響性とコントロール可能性の2因子から構成される小学生用（嶋田，1998）や中学生用認知的評価（三浦，2002），対人関係等の特定のストレッサーに対する認知的評価尺度（加藤，2001a）なども開発されている。

（2）セルフ・エフィカシー

ストレス状況下において，どの程度必要とされる行動をうまく行うことができるかという予期（セルフ・エフィカシー）もストレス反応の現れ方に影響を及ぼすことが知られている（Bandura, 1977）。坂野・東條（1986）は，個人の一般的なセルフ・エフィカシーを測定するための質問紙として，成人を対象とした一般性セルフ・エフィカシー尺度（General Self-Efficacy Scale: GSES）を開発している。GSES は，行動の積極性，失敗に対する不安，能力の社会的位置づけの3因子構造であり，高い信頼性と妥当性が示されている。本尺度は，臨床領域のみならず，教育，産業，予防医学領域で利用されており，その有用性

が示されている（坂野・前田，2002）。さらに，成田ら（1995）は，GSES が特定の年齢群のみに注目して作成されたことを指摘し，性別や年齢群を問わず，使用可能な尺度を開発している。これらは，より長期的に，より一般化した日常場面における行動に影響する自己効力感である一般性の次元を測定する尺度であるが，ある課題や場面に特異的に影響を及ぼすセルフ・エフィカシーという課題固有の次元の測定にも活用されている。

6. 行動的要因の評価

ラザルスとフォルクマン（1984）の心理学ストレスモデルにおいて，上述した認知的評価とともに，心理的ストレッサーによって表出されるストレス反応の個人差を説明する大きな要因として挙げられるのは，「対処行動（コーピング）」である。ストレッサーに直面した際に，ストレッサーを取り除こうとしたり，認知を変化させたり，問題を解決したりすることで，ストレス反応を緩和しようと試みるが，コーピングとは，「ストレッサーの除去やストレス反応の緩和を目的としてなされる認知的・行動的努力」として定義されている。コーピングは，古くから否認や合理化など，防衛機制の理論の中で概念化されてきたが，1960 年代から，脅威事態に対応するために行われる「意識化された行動反応」としてとらえられるようになり，現在では，特に日常生活におけるストレス場面で行われるストレス対処については顕在化した行動とともに，諦めや肯定的解釈といった認知的反応を含むものとしてとらえられている。

(1) コーピングの測定

ストレッサーに対するコーピングについては，その分類方法や分類基準は研究者によって多岐にわたっており，これまでにさまざまな測定尺度が開発されてきた（鈴木・神村，2001）。神村ら（1995）は，従来のコーピング尺度は，一般的に内容のバリエーションが大きく，特定の因子やカテゴリーに偏った尺度構成になりやすいことを指摘し，コーピングの下位概念を 3 次元から理解するとともに，対処行動の下位カテゴリーが 3 次元の組み合わせから表現される 8 領域に分類できるとして，3 次元モデルに基づく対処方略尺度（TAC-24）を開

発している。つまり，3次元とは，①直面する問題に接近しようとするストレス対処であるか，あるいは回避しようとするストレス対処であるかといった方向性に関する次元（接近－回避次元），②問題を解決することに焦点を当てたストレス対処であるか，あるいは情動的な混乱の沈静に焦点を当てた対処行動かといった行動の焦点をどこに当てるかに関する次元（問題－情動次元），③行動的なストレス対処であるか，あるいは認知的なストレス対処であるかといったストレス対処の表出系に関する次元（行動－認知次元）である。さらに，この3次元の組み合わせから表現される8下位尺度として，情報収集（接近，問題焦点，行動），放棄・諦め（回避，問題焦点，認知），肯定的解釈（接近，情動焦点，認知），計画立案（接近，問題焦点，認知），回避的思考（回避，情動焦点，認知），気晴らし（回避，情動焦点，行動），カタルシス（接近，情動焦点，行動），責任転嫁（回避，問題焦点，行動）から構成され，各3項目ずつ合計24項目で測定が可能である。本尺度の信頼性と妥当性は確認されており，これまで提唱されてきたコーピングの分類に関する次元を包括的に理解できる点や，ストレス対処の下位概念の特徴を次元の組み合わせによって明確化できる点において有用である（鈴木，2004）。また，中学生や高校生を対象としても適用可能であることが示されており（増田ら，2010），幅広く活用されている。その他にも，勤労者のためのコーピング尺度（影山ら，2004），育児ストレスコーピング尺度（岡田ら，2000）のように特定のストレッサーを想定したコーピング尺度，コーピングの一側面を測定する問題焦点型尺度（杉浦，2002）など数多くのコーピング尺度が開発されている。

(2) コーピングの柔軟性の測定

　これまでに上述したようなコーピング尺度を用いて，コーピングとストレスの関係性に関する検討が行われ，問題焦点型のストレス対処は，ストレス反応を緩和する作用を持ち，情動焦点型のストレス対処はストレス反応を増悪すると考えられてきた。しかし，問題焦点型のストレス対処がストレス反応に有効なのは，ストレッサーの統制可能性が高い場合であり，統制可能性が低い場合には情動焦点型ストレス対処の方が有効であるとの指摘もある。このことに関して，あるストレス対処が有効か否かは，そのストレス対処方略の持つ性

質や効果のみならず，環境によっても影響を受けると指摘され，適合性仮説（goodness of fit hypothesis）が提案されている（Conway & Terry, 1992）。このような観点から，現在の研究の方向性も，従来行われてきた個々のストレス対処の性質や効果についての研究から，状況に応じたストレス対処を運用する能力の研究が活発になされるようになり，コーピングの柔軟性という概念が導入されるようになった。

　加藤（2001b）は，コーピングの柔軟性を「あるストレスフルな状況下で用いたコーピングがうまく機能しなかった場合，効果的でなかったコーピングの使用を断念し，新たなコーピングを用いる能力」と定義し，抑うつ傾向との関連を検討している。具体的には，対人ストレスコーピング尺度を用いて，コーピング失敗状況で，「失敗したコーピングの使用を断念すること」「新たなコーピングを使用すること」の2つの側面から個人のコーピングの柔軟性を測定し，コーピングの柔軟性に富むものはストレス反応である抑うつ傾向が低く，精神的に健康であることを示している。このようにコーピングの柔軟性そのものを測定する尺度ではないが，調査手続きを工夫することによってコーピングの柔軟性を測定することが試みられている（齋藤・神村, 2011）。しかし，コーピングの柔軟性の操作的定義は必ずしも明確ではないこと，ただ単に状況の変化に対してストレス対処の変動が見られることが，個人の健康状態に必ずしも適応的に作用するとは限らないと指摘されており，今後もコーピングの柔軟性の測定方法の検討が必要である。

7. サポートの測定

　何かストレッサーを経験したとしても，周囲に頼れる人がいる場合は，話を聞いてもらうことで気持ちが落ち着いたり，具体的なアドバイスを得ることで問題解決できることも少なくない。このように，ソーシャルサポートは，ストレスについても重要な緩和要因となる。バレラ（Barrera, 1986）は，ソーシャルサポートは，①社会的関係の存在をとらえる社会的ネットワーク，②必要に応じて援助が得られるという認知を扱う知覚されたサポート，③実際の援助のやりとりを扱う実行されたサポートの内容（実際的な援助，情緒的な援助）の

3側面から理解することができると指摘している。特に，心理学研究では，ソーシャルサポートがストレスフルな状況に対する適応的な認知的評価と対処行動を促すことで，ストレス低減につながることが示唆されており，ここでは②のサポートの利用可能性として知覚されたサポートに関する尺度を紹介する。

　代表性のあるサンプルを用いて作成され，どの対象者にも比較的使用しやすい尺度として，岩佐ら（2007）の日本語版ソーシャルサポート尺度がある。知覚されたサポートのアプローチに該当し，サポート源（家族のサポート，大切な人のサポート，友人のサポート）を特定したうえで，回答者自らによって知覚されたサポートを測定することが可能である。信頼性と妥当性は確認されており，短縮版も使用できるなど汎用性も高い。また，堤ら（2000）は，一般地域住民を対象として，日本の実情に合わせた項目内容になるように配慮した地域住民用ソーシャルサポート尺度を開発している。配偶者，配偶者以外の家族，友人という3種類のサポート源について基本的に同じ項目でサポートの入手可能性を尋ねる1因子性の尺度である。信頼性と妥当性が確認されており，公衆衛生学的調査を念頭に作成されているものの，一般成人を対象とした心理学的研究にも適していると考えられている。また，久田ら（1989）は，特に，学生用ソーシャルサポート尺度を開発している。想定されているサポート源として，父親，母親，兄弟，先生，友達の5種類があり，それぞれについて合計点を算出する1因子性の尺度である。信頼性と妥当性が確認されており，比較的少ない項目数から測定可能であるため，汎用性も優れている。このようにソーシャルサポートについては一般的に広く使用できる尺度の開発とともに，サポートを提供してくれる相手の違いも重要な要素であり，年齢や所属集団，ストレッサーの質などによって有効なサポート源は異なるという観点から，高齢者用（野口，1991）や職場用（小牧・田中，1993）などの特定の集団におけるソーシャルサポートの測定のための尺度が開発されている。ソーシャルサポートの内容およびサポート源の分類はさまざまな方法があるため，それに応じたソーシャルサポートの測定方法が検討されている。

8. まとめ

　本章においては，ストレスやそれらに関わる個人差変数の測定と評価方法について主に自己報告によるものを紹介した。心理社会的ストレッサーやストレス反応の測定にはさまざまな方法があり，自己報告には一定の限界はあるものの，特別な測定機器がなくても，簡便に測定することが可能で，コストも比較的安価であり，大量の対象者に対する一斉調査が可能であるというメリットも存在する。近年では，ストレスが心と身体，生活に及ぼす影響が理解されるようになり，健康な人々を含めた健康心理学的応用へと拡大する方向にある。そのような中で，疾病予防を念頭においたストレス反応の予防や改善のための介入方法の発展のためにも，ストレス関連要因の自己報告による測定および評価方法はこれからも重要な役割を担っていくものと考えられる。

引用文献

Bandura, A. (1977). Self-efficacy: Toward a unifying theory of behavioral change. *Psychological Review, 84,* 191–215.

Barrera, M., Jr. (1986). Distinction between social support concepts, measure, and models. *American Journal of Community Psychology, 14,* 413–445.

Conway, V. J., & Terry, D. J. (1992). Appraisal controllability as moderator of the effectiveness of different coping strategies: A test of the goodness of fit. *Australian Journal of Psychology, 44,* 1–7.

Folkman, S., Lazarus, R. S., Gruen, R. J., & DeLongis, A. (1986). Appraisal, coping, health status, and psychological symptoms. *Journal of Personality and Social Psychology, 50,* 571–579.

橋本　剛 (1997). 大学生における対人ストレスイベント分類の試み　社会心理学研究, *13* (1), 64–75.

久田　満・千田茂博・箕口雅博 (1989). 学生用ソーシャル・サポート尺度作成の試み (1) 日本社会心理学会第 30 回大会論文集, 143–144.

Holmes, T. H., & Rahe, R. H. (1967). The Social Readjustment Rating Scale. *Journal of Psychosomatic Research, 11,* 213.

今津芳恵・村上正人・小林　恵・松野俊夫・椎原康史・石原慶子・城　佳子・児玉昌久 (2006). Public Health Research Foundation ストレスチェックリスト・ショートフォームの作成―信頼性・妥当性の検討―　心身医学, *46* (4), 301–308.

岩満優美・安田裕恵・神谷美智子 (2008). 日本語版Life Experiences Survey 作成と妥当性・信頼性の検討　ストレス科学, *23* (3), 239-249.

岩佐　一・権藤恭之・増井幸恵・稲垣宏樹・河合千恵子・大塚理加・小川まどか・髙山緑・藺牟田洋美・鈴木隆雄 (2007). 日本語版ソーシャル・サポート尺度の信頼性ならびに妥当性―中高年を対象とした検討―　厚生の指標, *56* (6), 26-33.

影山隆之・小林敏生・河島美枝子・金丸由希子 (2004). 勤労者のためのコーピング特性簡易尺度 (BSCP) の開発―信頼性・妥当性についての基礎的検討―　産業衛生学雑誌, *46* (4), 103-114.

神村栄一・海老原由香・佐藤健二・戸ヶ崎泰子・坂野雄二 (1995). コーピング方略の3次元モデルの検討と新しい尺度 (TAC-24) の作成　教育相談研究, *33*, 41-47.

Kanner, A. D., Coyne, J. C., Schaefer, C., & Lazarus, R. S. (1981). Comparison of two modes of stress measurement: Daily hassles and uplifts versus major life events. *Journal of Behavioral Medicine, 4,* 1-39.

Karasek, R. (1985). *Job Content Instrument Questionnaire and user's guide, version 1.1.* Los Angeles, CA: Department of Industrial and Systems Engineering, University of Southern California.

加藤　司 (2001a). 対人ストレス過程の検証　教育心理学研究, *49*, 295-304.

加藤　司 (2001b). コーピングの柔軟性と抑うつ傾向との関係　心理学研究, *72* (1), 57-63.

Kawakami, N., Kobayashi, F., Araki, S., Haratani, T., & Furui, H. (1995). Assessment of job stress dimensions based on the Job Demands-Control model of employees of telecommunication and electric power companies in Japan: Reliability and validity of the Japanese version of Job Content Questionnaire. *The International Journal of Behavioral Medicine, 2,* 358-375.

久保千春 (1999). ストレスと免疫　河野友信・石川俊男 (編)　ストレス研究の基礎と臨床 (pp. 106-113)　至文堂

久保真人・田尾雅夫 (1992). バーンアウトの測定　心理学評論, *35*, 361-376.

小牧一裕・田中國夫 (1993). 職場におけるソーシャルサポートの効果　関西学院大学社会学部紀要, *67*, 57-67.

Lazarus, R. S., & Folkman, S. (1984). *Stress, appraisal, and coping.* New York: Springer Publishing Company. (ラザラス, R. S.・フォルクマン, S.　本明　寛・春木　豊・織田正美 (監訳) (1991). ストレスの心理学―認知的評価と対処の研究―　実務教育出版)

増田由依・樋町美華・坂野雄二 (2010). TAC-24 中学生・高校生版の作成と信頼性・妥当性の検討―中学生・高校生における3次元コーピングモデルの妥当性の検討―　ストレス科学, *25* (1), 53-63.

三木明子・原谷隆史・杉下知子・吉留厚子・大神ヨシ子・前島恵美子・岡本典子・加納

佳代子・正田雅美（1998）．看護婦のストレッサーと業務上の事故および病気欠勤の検討　日本看護学会論文集, *29*, 156–158.

三浦正江（2002）．中学生の学校生活における心理的ストレスに関する研究　風間書房

Nakano, K. (1988). Hassles as a measure of stress in a Japanese sample: Preliminary research. *Psychological Reports, 63*, 252–254.

成田健一・下仲順子・中里克治・河合千恵子・佐藤眞一・長田由紀子（1995）．特性的自己効力感尺度の検討―生涯発達利用の可能性を探る―　教育心理学研究, *43*, 306–251.

野口裕二（1991）．高齢者のソーシャルサポート―その概念と測定　社会老年学, *34*, 37–48.

野添新一（1997）．ストレス社会を生きる―心身症の原因と治療　旺史社

岡田節子・林　千萬・林　仁美・間三千夫・中嶋和夫（2000）．育児ストレス・コーピングの尺度化に関する研究　静岡県立大学短期大学部研究紀要, *14* (2), 255–263.

岡安孝弘・嶋田洋徳・丹羽洋子・森　俊夫・矢冨直美（1992）．中学生の学校ストレッサー評価とストレス反応との関連　心理学研究, *63*, 310–318.

岡安孝弘・嶋田洋徳・坂野雄二（1992）．中学生用ストレス反応尺度の作成の試み　早稲田大学人間科学研究, *5* (1), 23–29.

尾関友佳子（1993）．大学生用ストレス自己評価尺度の改訂―トランスアクショナルな分析に向けて―　久留米大学大学院比較文化研究科年報, *1*, 95–114.

齋藤恵美・神村栄一（2011）．コーピングの柔軟性が教育実習生のストレス反応に及ぼす影響　健康心理学研究, *24* (1), 34–44.

坂野雄二・前田基成（編）（2002）．セルフ・エフィカシーの臨床心理学　北大路書房

坂野雄二・東條光彦（1986）．一般性セルフ・エフィカシー尺度作成の試み　行動療法研究, *12*, 73–82.

Sarason, I. G., Johnson, J. H., & Siegel, J. M. (1978). Assessing the impact of life changes: Development of the Life Experiences Survey. *Journal of Consulting and Clinical Psychology, 46*, 932–946.

Selye, H. (1985). History and present status of the stress concept. In A. Monat, & R. S. Lazarus (Eds.), *Stress and coping* (2nd ed.). New York: Columbia University Press.

嶋田洋徳（1998）．小中学生の心理的ストレスと学校不適応に関する研究　風間書房

嶋田洋徳・戸ヶ崎泰子・坂野雄二（1994）．小学生用ストレス反応尺度の開発　健康心理学研究, *7*, 46–58.

島津明人・布施美和子・種市康太郎・大橋靖史・小杉正太郎（1997）．従業員を対象としたストレス調査票作成の試み―（1）ストレッサー尺度・ストレス尺度の作成　産業ストレス研究, *4*, 41–52.

清水嘉子（2001）．育児環境の認知に焦点をあてた育児ストレス尺度の妥当性に関する研究　ストレス科学, *16* (3), 176–186.

下光輝一・岩田　昇（2000）．職業性ストレス簡易調査票における職業性ストレッサーおよびストレス反応測定項目の反応特性の検討―項目反応理論によるアプローチ―　加

藤正明（編）　労働省平成11年度作業関連疾患の予防に関する研究　労働の場にお
けるストレス及びその健康影響に関する研究報告書（pp. 146–152）　東京医科大学

杉浦義典 (2002). 問題焦点型対処方略と思考の制御困難性の関連―問題解決過程を評価・
制御する認知に着目して―　教育心理学研究, *50* (3), 271–282.

鈴木伸一 (2004). 3次元（接近－回避，問題－情動，行動－認知）モデルによるコーピン
グ分類の妥当性検討　心理学研究, *74*, 504–511.

鈴木伸一・神村栄一 (2001). コーピングとその測定に関する最近の研究動向　ストレス科
学, *16*, 51–64.

鈴木伸一・坂野雄二 (1998).　認知的評価測定尺度（CARS）作成の試み　ヒューマンサ
イエンス・リサーチ, *7*, 113–124.

鈴木伸一・嶋田洋徳・三浦正江・片柳弘司・右馬埜力也・坂野雄二 (1997). 新しい心理
的ストレス反応尺度（SRS-18）の開発と信頼性・妥当性の検討　行動医学研究, *4*,
22–29.

鈴木伸一・嶋田洋徳・坂野雄二 (1995). 項目反応理論による心理的ストレス反応の表出水
準に関する検討　ストレス科学研究, *11*, 1–10.

高比良美詠子 (1998). 対人・達成領域別ライフイベント尺度（大学生用）の作成と妥当性
の検討　社会心理学研究, *14* (1), 12–24.

豊田秀樹 (2002). 項目反応理論（入門編）―テストと測定の科学　朝倉書店

堤　明純・萱場一則・石川鎮清・苅尾七臣・松尾仁司・詫摩衆三 (2000). Jichi Medical
school ソーシャルサポートスケール（JMS-SSS）―改訂と妥当性・信頼性の検討　日
本公衆衛生雑誌, *47* (10), 866–878.

吉永茂美・眞鍋えみ子・瀬戸正弘・上里一郎 (2006). 育児ストレッサー尺度作成の試み
母性衛生, *47* (2), 386–396.

第7章

ストレスの測定と評価（2）
生体反応

井澤修平

　ストレスは歴史的には生理学的な概念である。本章では，ストレスの歴史的な話からはじめ，続いて，交感神経系と内分泌系について，指標の概要，測定方法，研究例を説明する。最後に生理指標を利用する際の留意点についても触れる。

1. ストレスに対する生理学的反応

　ストレスに関する研究の歴史は長いが，はじめにこの現象を記述したのはキャノン（Cannon, W. B.）である。キャノンは，イヌをネコの近くで吠えさせると，ネコは興奮した状態になるが，その際にさまざまな生理学的な反応が見られることを報告した。呼吸は早くなり，心臓は早く打ち，血圧は上昇する。脳や筋肉へ血液を供給する血管は拡張し，一方で皮膚や内臓への血管は収縮する。足の裏には汗をかき，瞳孔は拡大する。また，血中にはアドレナリンが大量に分泌される。キャノンはこれらの反応は，その生体がこの緊急事態を乗り越えるために必要な反応であると解釈した。循環機能があがるのは脳や筋肉に優先的に酸素や栄養を供給して運動できるようにするためであり，瞳孔が拡大するのは目前の敵をよく観察するためであり，汗をかくのはいざという時に足がすべらないようにするためであると考えた。つまり，これらの反応は，この緊急事態において，戦う，あるいは逃げるために必要な反応であり，彼はこの反応を闘争 - 逃走反応と呼んだ。これらの反応はストレスに対する交感神経系の反応である。

　また，セリエ（Selye, H.）もこの分野の研究に大きく影響を与えた。彼は，ラットに対して熱，飢え，電気ショックなどさまざまなストレスを与え，どのよ

うなストレスに対しても共通して見られる生理学的な反応（副腎の肥大，胸腺の委縮，胃腸の潰瘍の出血）を発見した。彼は，これらの症状を汎適応症候群と命名し，ストレスが時間の経過とともにどのように健康にネガティブな影響を与えるかを記述した。ストレスが与えられて，比較的初期の段階では，キャノンが示した闘争-逃走反応のようにストレスに対して適応しようと体ではエネルギーが活性化されるが，それが長期的に続くと，生体は疲憊し，やがて病気や死に至ることを示した。ここでセリエが注目した副腎は，ストレスのホルモンとして知られているアドレナリンやコルチゾールが分泌される器官であり，特にコルチゾールは内分泌系のストレスの指標として多くの研究で利用されている。

キャノンやセリエらにより明らかにされたストレスの反応をまとめると図7-1のようになる。生体にストレスが負荷されると，大きく2つの系が賦活される。1つは交感神経系であり，神経伝達によって循環器系や筋骨格系などさ

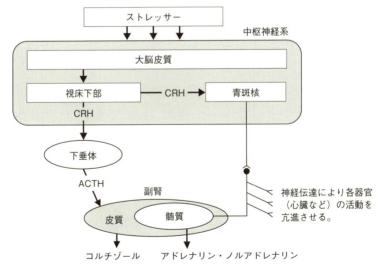

CRH：コルチコトロピン放出ホルモン
ACTH：副腎皮質刺激ホルモン

図 7-1　ストレスに対する生理学的反応（井澤，2017 を改変）
ストレッサーにさらされると，中枢神経系で処理された情報は視床下部を起点に，青斑核からの交感神経系（図の右部分）と視床下部-下垂体-副腎系（図の左部分）を賦活させる。

まざまな器官が活性化され，同時に副腎髄質からはアドレナリンやノルアドレナリンがホルモンとして血中に分泌される。もう１つは視床下部 - 下垂体 - 副腎系（hypothalamic-pituitary-adrenal axis: HPA 系）と呼ばれる内分泌系であり，最終的に副腎皮質からコルチゾールが血中に分泌される。本章ではこれらの系の指標について順番に触れていく。

2. 交感神経系の反応

ストレスによって交感神経系が賦活されるとさまざまな反応が生じる。交感神経系の指標としては，伝統的に表 7-1 のようなものが挙げられる。ここでは比較的利用される頻度が高い心臓血管系の指標（心拍，血圧など）と皮膚電気活動について説明する。なお，交感神経系は基本的にさまざまな器官を活性化させるのに対して，副交感神経系（迷走神経系）は沈静化させる働きを持ち，例えば，リラクセーションの効果を評価する際などに利用されることもある。副交感神経系の活動は心拍などを利用して評価されることが多いが，これについては他の専門書を参考にされたい。

表 7-1　代表的な交感神経系の指標

筋電図	心拍数	血圧	皮膚電気活動	容積脈波	血流量
呼吸	皮膚温	眼球運動	アドレナリン，ノルアドレナリン		

（1）心臓血管系の指標

心臓からは１分間に約５リットルの血液が拍出される。拍出された血液は，血管を通路とし，全身の器官を循環し，栄養や呼吸ガスを運搬し，また心臓へと戻ってくる。これらの心臓血管系の現象のうち，心拍数（Heart Rate: HR）は古典的に多くの研究で扱われてきた指標である。心拍数とはすなわち一定時間内（多くの場合１分間）に心臓が拍動した回数である。ヒトでは安静時では１分あたり 70 拍前後であり，姿勢によっても変動し，食事の影響や日内変動も存在する。変動に幅はあるものの，運動や精神的な興奮によって心拍数は上昇する。

血圧（Blood Pressure: BP）も心臓血管系では重要な指標である。血圧は動脈管内を流れる血液が管壁を内側から外側へ押し広げようとする圧である。心

臓が収縮して血液が拍出された時が最も高い血圧（収縮期血圧（Systolic BP: SBP）あるいは最高血圧）となり，拡張した時が最も低い血圧（拡張期血圧（Diastolic BP: DBP）あるいは最低血圧）となる。世界保健機関などの分類によれば，安静時血圧では収縮期血圧が 140mmHg，あるいは拡張期血圧が 90mmHg を超えると高血圧と診断される。心理的ストレスによる血圧の上昇は比較的頑健な現象である。

それに加えて，心臓血管系の現象を考えるにあたっては，血管系の働きも重要である。ストレスが負荷されると，交感神経系の働きによって末梢の血管が収縮する。例えば，指尖では血流量が減り，またそれに伴い皮膚温も低下する。心拍数などの心臓側の血液の拍出量が増えると血圧は上昇するが，血管が収縮し，血管の抵抗性（血液の通りにくさ）が上がることによっても血圧は上昇する。オームの法則（電圧＝電流×抵抗）と同様な考え方である。

これからのことから，ストレスによって血圧が上昇する機序には２つのパターンがあると考えられている（図7-2）。１つは，心拍数が上昇するなど心臓側の血液の拍出量が増えて，血圧が上昇するパターンである。これはいわゆる緊張してドキドキしている状況である。もう１つは，血管の抵抗性があがって血圧が上昇するパターンである。イメージとしては我慢をしている時や注意深く作業をしている時などが該当する。古典的には，能動的に努力をするような状

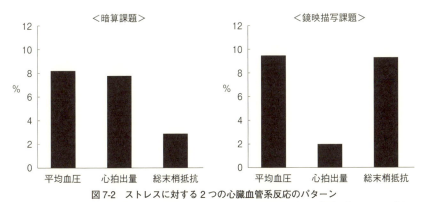

図7-2　ストレスに対する２つの心臓血管系反応のパターン
左図は暗算課題，右図は鏡映描写課題を実施する時などに典型的に見られる心臓血管系反応パターンである。左図では，心拍出量の増大（心拍数や一回拍出量の増加など）が平均血圧を上昇させており，右図では総末梢抵抗の増大（末梢の細動脈の収縮など）が平均血圧を上昇させている。

況では前者のパターン，受動的にストレスに耐えるような状況では後者のパターンが現れやすいと言われている（Obrist et al., 1978）。比較的最近では，挑戦的な認知的評価は前者と，脅威的な認知的評価は後者のパターンと関連があるとも言われている（Blascovich et al., 2003）。また，孤独感が高い人は急性のストレスに対して血管優位型のストレス反応を示しやすく，低い人は逆に心臓優位型のストレス反応を示しやすいという報告もある（Cacioppo et al., 2002）。

これらの指標の測定にあたってはさまざまな機器が用いられる。心拍数は，心電図を測定し，1分間あたりのR波の数，あるいはR波の間隔（R-R間隔）を算出することによって評価することが可能である。また，簡便な方法としては，指尖などから脈波を測定することによっても間接的に評価できる。血圧の測定では，伝統的には水銀血圧計が用いられるが，実験室場面では手指にカフを装着して連続的に血圧を測定することが多い（例えば，Portapress®）。ただし，市販されている家庭用自動血圧計（上腕式電子血圧計やそれに準じたもの）でも実験中の血圧の評価はある程度可能である（図7-3）。実験室の外で評価するには，携帯型血圧計やホルター心電図を利用するのも選択肢の1つである。実験室の外では，実験室の中と比べて，さまざまな統制できない要因（例

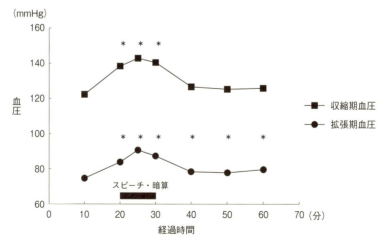

図7-3　心理社会的ストレスに対する血圧の変化（Izawa et al., 2008 のデータより図を作成）
スピーチ課題（5分）と暗算課題（5分）を実施し，課題前後に自動血圧計（Omron HEM-7011）により血圧を複数回測定した。収縮期血圧は課題中に，拡張期血圧は課題中・後に，安静時より有意に高い値を示している。*$p<.05$　各指標の安静時の値との比較。

えば，身体活動，人との会話など）も含まれるが，例えば，ホルター心電図で夜間の睡眠中の自律神経系を評価するなど，利用方法によっては日常生活上のリアルな生体反応を評価することが可能である。

(2) 皮膚電気活動

　精神的に興奮すると手掌や足底に汗がにじみ出る。このような精神性発汗は古くから定位反応やストレスなどの指標として注目されてきた。手掌や足底の汗腺は交感神経支配を受けており，これが精神性発汗の機序と考えられている。

　皮膚電気活動の測定にはいくつかの方法がある。手掌や手指に装着した一対の電極間に微弱な電流を流し，抵抗変化を調べる方法（通電法）や，一対の電極間の電位差を直接測定する方法（電位法）がある。前者では通電法の国際基準に準じた測定装置が必要であり，後者ではポリグラフ装置などで評価することが可能である（図7-4）。また，いずれの方法でも一過性の反応を評価する場合と，緩徐な変動を評価する場合がある。一過性の反応を評価する場合は，波の振幅や数を評価することが多い。皮膚電気活動は外部の物音や外気の温度な

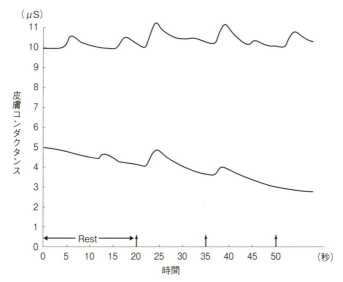

図7-4　皮膚電気活動（皮膚コンダクタンス水準）の測定の例

矢印の部分で刺激（音など）を与えており，それに対しての反応が見られる（Dawson & Nuechterlein, 1984より）。下の反応は刺激に対して馴化を示している。

どに影響を受けやすい。そのため，この指標は実験室での利用が主になるであろう。

3. 内分泌系の反応

ストレスによる内分泌系の反応としてはHPA系が長年にわたって研究されてきた。ストレスが負荷されると，視床下部からCRH（コルチコトロピン放出ホルモン）が分泌され，これが下垂体に作用し，下垂体からACTH（副腎皮質刺激ホルモン）が分泌され，それが副腎皮質に作用し，コルチゾールが分泌される（図7-1）。コルチゾールは唾液からも測定が可能であり，血中と唾液中のコルチゾールの相関は高いことが報告されている（図7-5）。また，コルチゾールが急性ストレスに対して増加することはよく知られており，ストレスの負荷から数十分後にピークを示すことが分かっている（図7-6）。特に，コントロール可能性の低い状況や他者に評価されるような状況など，強度の高いストレスに対して反応することが報告されている（Dickerson & Kemeny, 2004）。

コルチゾールは日常的なストレスや慢性的なストレスなどとの関連も報告されている。特に，コルチゾールは図7-7のように起床後30分から45分にかけて50%から60%の増加が見られることが分かっている（Pruessner et al., 1997）。この現象はCortisol Awakening Response（CAR）と呼ばれており（日

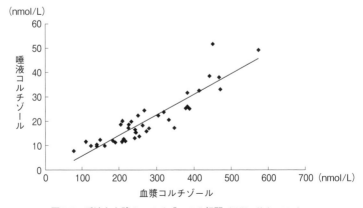

図7-5　唾液と血漿のコルチゾールの相関（井澤・鈴木, 2007）

3. 内分泌系の反応　107

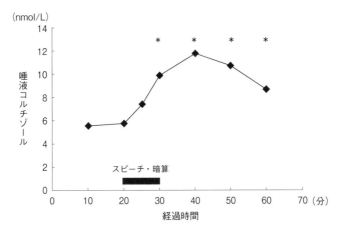

図 7-6　心理社会的ストレスに対するコルチゾール反応(Izawa et al., 2008 のデータより図を作成)
人前でスピーチや暗算をするようなストレスを負荷すると，コルチゾールは課題終了後に反応を示す。
*p<.05　各指標の安静時の値との比較。

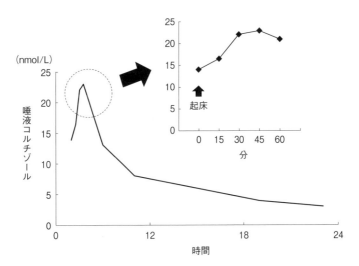

図 7-7　コルチゾールの日内リズム
コルチゾールは朝高く，夜低いという日内リズムがあり，特に，起床後 1 時間にコルチゾールの増加が
観察される。慢性的なストレスにさらされている人では，この反応が大きいことも報告されている。

本では，起床時コルチゾール反応とも呼ばれることもある），これをコルチゾールの指標として利用する研究が多い。職業性ストレスなどの生活上のストレスの高い人では CAR が高いこと，一方で，疲労症状が高い人や心的外傷後ストレス障害の人においてはこの反応が鈍いことが報告されている（Chida & Steptoe, 2009）。冒頭のハンス・セリエの話でも触れたが，一般的に HPA 系は初期のストレス状況では活動を増し，ストレス状況が長期にわたると活動が逆に低下すると考えられており，CAR はこのような HPA 系の特徴を表している可能性が考えられる。また，コルチゾールと日常的なストレスを扱った研究では，CAR 以外にも，一日分泌量（daily output）や傾き（slope）が指標として利用されることも多い。前者は朝から夜までの間に 4 〜 8 回の唾液採取を行い，一日を通したコルチゾールの分泌量を評価する方法であり，後者はコルチゾールの朝から夜にかけての日内リズムを評価する方法である。CAR も含めて，いずれの方法にも一長一短があるので，研究目的や利用可能な手続きなどを考慮して，方法を選択するのが望ましい（各指標の詳細は，井澤ら（2010）を参照）。

　唾液を採取する際には，サリベット（salivette）と呼ばれる採取器具を用いることが多い。サリベットは唾液採取用のスワブとチューブがセットになったものである。スワブを口の中で数十秒咀嚼し，唾液をスワブに含ませることによって採取する。日常生活の中で唾液を採取するような場合では，対象者に事前に必要な数のサリベットを渡し，日常生活の中で唾液を対象者自身で採取するように求める。飲食，激しい運動，喫煙，はみがきなどは唾液採取前の 1 時間は避けさせるべきである。また，図にも示したようにコルチゾールには日内変動があるため，唾液を採取する時刻には十分な注意が必要である。対象者自身に唾液を採取させる場合には，対象者が手順を確実に理解し，遵守するように伝えることが重要である。得られた検体はなるべく早いタイミングで回収し，遠心分離を行い，冷凍状態で保存するのが一般的である（唾液検体の扱いの詳細は，井澤ら（2007）や井澤ら（2010）も参照）。

　コルチゾールの測定にあたっては質量分析や酵素免疫測定法を利用することが多い。酵素免疫測定法については比較的簡便に測定できるキットも販売されているので，測定装置などが利用できる環境であれば，自身で測定することも

4. 生理指標を利用する際の留意点　**109**

可能である。測定装置などが利用できない場合は検査会社に委託する方法もあるが，これは高価であることが多い。あるいは，生化学系の研究者と共同研究体制を敷くことも選択肢の１つである。健康心理学の分野で研究をする人にとっては，測定装置などが利用できないケースも多いと思われるので，最後の選択肢を勧めたい。

4. 生理指標を利用する際の留意点

　ここまで，交感神経系や内分泌系のストレス指標について述べてきた。これらの指標はストレス関連の分野の研究で多く利用されてきた。しかしながら，その利用にあたっては，留意すべきことが多い。１つ目に，生理指標の利用にあたっては，物理的な制約が多いことである。例えば，交感神経系の指標であれば測定するデバイスを準備する必要があり，フィールド場面での測定であれば，そのデバイスを長時間，対象者に装着しなければいけない。コルチゾールであれば，測定装置などについて準備が必要であり，また，唾液の採取にあたっては，食事などの制限や採取時間の設定が必要である。心理指標と比べてさまざまな制約が生じるため，利用する際には周到な準備や配慮が必要である。

　２つ目に，測定しようとするストレスの時間軸に関する点である。比較的短いスパンのストレス反応を見るのか，あるいは，より長期的・慢性的なものを見るのかによって，選択する指標や研究デザインは変わってくる。冒頭のキャノンの実験でも述べたように，急性のストレス反応はむしろ適応的な意味合いもあり，これが長期的に継続すると，健康に悪影響を及ぼすと考えられている。したがって，心理的変数の健康への悪影響を強調するような研究であれば，より長期的・慢性的な反応を拾うような研究デザインが必要であり，逆に，何かしらの介入中の生理的反応を評価するような研究では比較的短い期間を反映する指標を利用するのが望ましい。

　３つ目は，本章で取り上げたような生理指標はストレスの１つの側面を評価する指標であり，"客観的な"ストレスを測る指標ではないという点である。ストレス反応（いわゆるストレッサーに対する情動反応）は，言語報告，顕在的な行動，生理反応に表出されるものであり（Lang, 1968），生理指標はそのうち

の１つを評価するものである。例えば，ストレス反応が心理面（言語報告）に出やすい人もいれば，生理反応に出やすい人もいる。後者のケースでは，いわゆる心身症のようなケースであるが，心理指標のみを使った場合ではストレス反応が低いと判定されてしまう。間違った結論を導かないためにも，多面的なストレスの評価が必要であり，生理指標はそのうちの１つを担っていると考えることができる。

引用文献

Blascovich, J., Mendes, W. B., Tomaka, J., Salomon, K., & Seery, M. (2003). The robust nature of the biopsychosocial model challenge and threat: A reply to Wright and Kirby. *Personality and Social Psychology Review, 7*, 234-243.

Cacioppo, J. T., Hawkley, L. C., Crawford, L. E., Ernst, J. M., Burleson, M. H., Kowalewski, R. B., Malarkey, W. B., Van Cauter, E., & Berntson, G. G. (2002). Loneliness and health: Potential mechanisms. *Psychosomatic Medicine, 64*, 407-417.

Chida, Y., & Steptoe, A. (2009). Cortisol awakening response and psychosocial factors: A systematic review and meta-analysis. *Biological Psychology, 80*, 265-278.

Dawson, M. E., & Nuechterlein, K. H. (1984). Psychophysiological dysfunctions in the developmental course of schizophrenic disorders. *Schzophrenia Bulletin, 10*, 204-232.

Dickerson, S. S., & Kemeny, M. E. (2004). Acute stressors and cortisol responses: A theoretical integration and synthesis of laboratory research. *Psychological Bulletin, 130*, 355-391.

井澤修平 (2017). 生化学的指標（1節 概論）堀 忠雄・尾崎久記（監修）坂田省吾・山田冨美雄（編）生理心理学と精神生理学 第Ⅰ巻 基礎 (pp. 255-257) 北大路書房

井澤修平・小川奈美子・原谷隆史 (2010). 唾液中コルチゾールによるストレス評価と唾液採取手順 労働安全衛生研究, *3*, 119-124.

井澤修平・城月健太郎・菅谷 渚・小川奈美子・鈴木克彦・野村 忍 (2007). 唾液を用いたストレス評価—採取及び測定手順と各唾液中物質の特徴— 日本補完代替医療学会誌, *4*, 91-101.

Izawa, S., Sugaya, N., Shirotsuki, K., Yamada, K. C., Ogawa, N., Ouchi, Y., ...Nomura, S. (2008). Salivary dehydroepiandrosterone secretion in response to acute psychosocial stress and its correlations with biological and psychological changes. *Biological Psychology, 79*, 294-298.

井澤修平・鈴木克彦 (2007). 唾液中コルチゾールの測定キットの比較—唾液中・血漿中コルチゾールの相関ならびに測定法間の比較— 日本補完代替医療学会誌, *4*, 113-118.

Lang, P. J. (1968). Fear reduction and fear behavior: Problems in treating a construct. In

J. M. Schlien (Ed.), *Research in psychotherapy* (Vol. 3., pp. 90–102). Washington, DC: American Psychological Association.

Obrist, P. A., Gaebelein, C. J., Teller, E. S., Langer, A. W., Gringnolo, A., Light, K. C., & McCubbin, J. A. (1978). The relationship among heart rate, carotid dP/dt, and blood pressure in humans as a function of the type of stress. *Psychophysiology, 15*, 102–115.

Pruessner, J. C., Wolf, O. T., Hellhammer, D. H., Buske-Kirschbaum, A., von Auer, K., Jobst, S., Kaspers, F., & Kirschbaum, C. (1997). Free cortisol after awakening: A reliable biological marker for the assessment of adrenocortical activity. *Life Science, 61*, 2539–2549.

第8章

メンタルヘルスおよび精神症状の測定と評価

竹林　唯・鈴木伸一

1. はじめに

　メンタルヘルスおよび精神症状の測定は，一般的に医療機関での精神疾患の診断の補助や治療の効果測定を目的として行われる。しかし，それ以外の場であっても，精神症状の測定により，必要なスクリーニングを適宜行うことで早期発見・早期介入へつなげることができる。

　精神症状の測定は，全般的・横断的な側面と，特定の精神疾患の特徴に焦点を当てる側面がある。また主として面接法と自己記入式評価尺度を用いる方法とに大別され，いずれにおいても代表的な測定方法・評価尺度が開発されている。本章ではメンタルヘルスおよび精神症状の全般的な症状の測定と，疾患特異的な精神症状の測定に分けて，主要な方法を概観することを目的とする。

2. 全般的な精神症状の測定と評価

（1）診断面接法

1）精神科診断面接マニュアル（SCID）

　SCID（Structured Clinical Interview for DSM; First et al., 2016）は，精神疾患の診断と統計マニュアル（Diagnostic and Statistical Manual of Mental Disorders: DSM; American Psychiatric Association, 2013 高橋ら訳 2014）に基づき疾患の診断・アセスメントを行うための構造化面接である。DSM の第5版（DSM-5）に対応したものも出版されているが，日本語訳はまだ出版されていない。SCID-5 には，研究版，臨床版，パーソナリティ障害版とがある。研究版，臨床版では，パーソナリティ障害を除いたほとんどの精神疾患を診断・ア

セスメントできるようになっている。具体的には，①気分障害，②精神病性の症状，③精神病性障害の鑑別診断，④気分障害の鑑別診断，⑤物質関連障害，⑥不安症（分離不安症は研究版のみ），⑦強迫症および関連症（強迫症以外は研究版のみ），⑧睡眠障害（研究版のみ），⑨食行動障害および摂食障害（回避・制限性食物摂取症は研究版のみ），⑩身体症状症および関連症（研究版のみ），⑪外在化障害（externalizing disorder）（注意欠陥多動性障害以外は研究版のみ），⑫心的外傷およびストレス因関連障害のモジュールが用意されている。パーソナリティ障害版では，回避性パーソナリティ障害，依存性パーソナリティ障害，強迫性パーソナリティ障害，猜疑性パーソナリティ障害，統合失調型パーソナリティ障害，シゾイドパーソナリティ障害，演技性パーソナリティ障害，自己愛性パーソナリティ障害，反社会性パーソナリティ障害，境界性パーソナリティ障害の診断とアセスメントが可能となる。DSM-Ⅳ-TR に対応したものは，研究版，臨床版が SCID-Ⅰ，パーソナリティ障害版が SCID-Ⅱ として出版されている（First et al., 1996 高橋ら訳 2010）。

　実施の際には，まず主訴，現病歴，家族歴などを確認して現在のエピソードの概要を把握したうえで，個々のモジュールを確認し，各診断カテゴリー群の病名診断を決定する。実施には，45 〜 180 分の時間がかかり，面接者はトレーニングを要する。

2）精神疾患簡易構造化面接法（M.I.N.I.）

　M.I.N.I.（Mini-International Neuropsychiatric Interview）を代表とする簡易構造化面接法は，SCID などの構造化面接法より簡便で，自己記入式評価尺度より客観的で信頼性の高いデータを測定するために開発された。M.I.N.I. は，シーハンら（Sheehan et al., 1997）により作成され，16 種類の I 軸疾患（大うつ病エピソード，気分変調症（6.0.0 版では除外），躁病エピソード，パニック障害，広場恐怖，社交不安障害，強迫性障害，外傷後ストレス障害，アルコール依存と乱用，薬物依存と乱用，精神病性障害，神経性無食欲症，神経性大食症，全般性不安障害）と自殺の危険性，反社会性パーソナリティ障害の診断が可能である。SCID は実施に 45 〜 180 分かかるが，M.I.N.I. の場合は 15 分前後で実施できる。ただし，鑑別診断が厳密でないこと，過剰診断傾向があることなど，限界点を考慮する必要がある（大坪ら，2003）。

（2）自己記入式評価尺度

　全般的なメンタルヘルスの評価は，疫学調査などでよく用いられる。代表的なものに，GHQ（General Health Questionnaire）や K6 / K10 質問票がある。

　GHQ は，ゴールドバーグ（Goldberg, 1978）により作成された 60 項目の尺度で，一般的疾患傾向，身体的症状，睡眠障害，社会的活動障害，不安と気分変調，希死念慮とうつ傾向の 6 下位尺度で構成されている。30 項目（6 下位尺度），28 項目（4 下位尺度：身体的症状，不安と不眠，社会的活動，うつ傾向），12 項目版の短縮版も用意されている。1 項目は 4 段階（1 ～ 4 点）で評価される。12 項目版はイングランド健康調査（Health Survey of England），ベルギー健康面接調査（Belgian Health Interview Survey）でも利用されている。

　K6 / K10 質問票は，気分・不安障害のスクリーニングを目的として開発された尺度である。K6 は 6 項目，K10 は K6 の項目を含んだ 10 項目で，5 件法（0 ～ 4 点）で構成されている。K6，K10 はオーストラリア全国健康調査（Australian National Health Survey），米国健康面接調査（US National Health Interview Survey），カナダ健康調査（Community Health Survey）でも利用されている。

（3）DSM-5 横断的症状尺度

　DSM-5 では，各疾患の診断基準に該当しない場合でも，包括的に精神症状を評価することを重視し，横断的に症状を測定することが推奨されており，具体的な尺度も紹介されている。

　横断的症状尺度（APA, 2013）には 2 つのレベルが用意されており，レベル 1 の質問では，13 症状領域に関する質問（児童・青年期患者用は 12 症状領域）で構成されている。レベル 2 の質問では，特定の領域に関して，より深い評価が行われる。以下の URL からダウンロードすることができる。

https://www.psychiatry.org/psychiatrists/practice/dsm/dsm-5/online-assessment-measures

1）レベル 1　横断的症状尺度

　さまざまな精神医学診断において重要な領域を，患者または情報提供者が評価するための評価尺度である。成人用の自己記入版は，抑うつ，怒り，躁状

態，不安，身体症状，自殺念慮，精神病症状，睡眠の問題，記憶，反復思考と行動，解離，パーソナリティ機能，物質使用を含む 13 の精神医学領域を評価する 23 の質問で構成されている。各領域における各項目が軽度以上の評定があれば，該当領域のレベル 2 横断症状尺度などの詳細な評価が必要か検討するために，追加情報の聴取などを行う必要が生じる（APA, 2013）。

2）レベル 2 横断的症状尺度

診断，治療計画，および追跡を検討するうえで潜在的に重要な症状についてより深い情報を入手する方法として用いられる。抑うつ，怒り，不安，睡眠障害，躁状態，身体化症状，反復的な思考と行動，物質使用について，個別の尺度が紹介されている。

抑うつ，怒り，不安，睡眠障害の症状尺度は，PROMIS（Patient-Reported Outcomes Measurement Information System）があり，PHO（Health Organization）により開発された尺度である。PROMIS は，国立衛生研究所の助成のもとで開始されたプロジェクトであり，幅広い疾患に使える精度の高い尺度を開発・運用している。抑うつは 5 件法（1 〜 5 点）8 項目で構成されており，軽症 17 〜 22 点，中等症 23 〜 32 点，重症 33 点以上とされている。怒りは，5 件法 5 項目で構成されており，軽症 14 〜 15 点，中等症 16 〜 20 点，重症 21 点以上とされている。不安は，5 件法 7 項目で構成されており，軽症 16 〜 19 点，中等症 20 〜 27 点，重症 28 点以上とされている。睡眠障害は，5 件法 8 項目で構成されており，軽症 25 〜 29 点，中等症 30 〜 37 点，重症 38 点以上とされている。

躁状態については，ASRM（Altman Self-Rating Mania Scale）が推奨されている。これは，アルトマンら（Altman et al., 1994）によって開発された自己記入式評価尺度である。爽快気分，自信過剰，睡眠障害，多弁，過活動の 5 項目から構成され，1 項目は 5 段階（0 〜 4 点）で評価される。6 点以上の場合，躁状態，軽躁状態の可能性が高いとされている。日本語版は稲田（2012）により公表されている。

身体化症状では，PHQ-15（Patient Health Questionnaire 15 Somatic Symptom Severity Scale）が推奨されている。PHQ は，プライマリケア医が短時間で精神疾患を診断・評価するシステムとして開発された PRIME-MD（Primary Care Evaluation of Mental Disorders）をもとに，さらに実施時間の

短縮化のために自己記入式評価尺度として開発されたものである。その中から，身体症状に関わる身体表現性モジュール13個とうつ病性障害モジュールの身体症状項目から2個の質問項目を抽出した自己記入式評価尺度がPHQ-15である。ほかに，大うつ病性障害モジュールから抽出したPHQ-9もあるが，それについては後述する。PHQ-15は15項目で構成されており，1項目は3段階（0〜2点）で評価される。5〜9点は軽度，10〜14点は中等度，15点以上は重度と評価する。日本語版の妥当性についても検討されている（村松，2014）。

反復的な思考と行動については，FOCI（Florida Obsessive-Compulsive Inventory）から適用された尺度が用いられている。FOCIは20項目の症状チェックリストと，5件法（0〜4点）5項目の症状重症度尺度から構成されているが，症状重症度尺度の部分が推奨されている。8点以上の場合，強迫症のためのより詳細なアセスメントを要する。

物質使用については，米国国立薬物乱用研究所から公開されている尺度が推奨されている。鎮静薬，睡眠薬，マリファナ，コカイン等の代表的な薬物について，それぞれ利用頻度を5件法（0〜4点）で評定する。0点でなければ，より詳細なアセスメントが必要となる。

3. 疾患特異的な精神症状の重症度評定

特定の診断を受けた人，または臨床的に顕著な兆候を有する人に対しては，疾患特異的な精神症状の評価を実施することで，より詳細な症状を確認することができ，治療反応の測定も行いやすくなる。この節では，DSM-5のカテゴリーに沿って，各疾患の主要な測定方法，DSM-5で推奨されている測定方法を紹介する。

(1) 統合失調症スペクトラム障害および他の精神病性障害群

この障害群には，統合失調症，他の精神病性障害，統合失調型パーソナリティ障害が含まれる。これらの障害は，妄想，幻覚，まとまりのない思考や発語，まとまりのない運動行動，陰性症状の領域のうち，1つ以上の異常として定義される（APA，2013）。このような特徴から，症状評価は面接が中心となる。ま

3. 疾患特異的な精神症状の重症度評定　　117

表8-1　統合失調症スペクトラム障害および他の精神病性障害群の評価尺度

評価尺度名	面接法	自記式	特徴	評価方法・基準	引用元
陽性・陰性症状評価尺度（Positive and Negative Syndrome Scale: PANSS）	○		包括的な重症度測定を目的とする。30項目3下位尺度（陽性，陰性，総合精神病理）。	1項目7段階評価（1～7点）。軽度58～74点，中等度75～94点，重度95～115点，きわめて重度116点以上。	Kay et al., 1987 山田ら訳, 1991
簡易精神症状評価尺度（Brief Psychiatric Rating Scale: BPRS）	○		包括的な重症度測定を目的とする。16および18項目。複数の改変版も出版されている。	1項目7段階（1～7点）。得点が高いほど重症度が高い。	Overall & Gorham, 1988 北村ら, 1985 住山・北村, 1995
陰性症状評価尺度（Scale for the Assessment of Negative Symptoms: SANS）	○		陰性症状の重症度測定ができる。30項目5下位尺度（情動の平板化・情動鈍麻，思考の貧困，意欲・発動性欠如，快感消失・非社交性，注意の障害）。	1項目6段階（0～5点）。中等度55～69点，重度70～84点，きわめて重度85点以上。	Andreasen, 1983 岡崎ら, 1984
陽性症状評価尺度（Scale for the Assessment of Positive Symptoms: SAPS）	○		陽性症状の重症度測定ができる。35項目5下位尺度（幻覚，妄想，奇異な行動，陽性の思考形式障害，場にそぐわない感情）。	1項目6段階（0～5点）。得点が高いほど重症度が高い。	Andreasen, 1984 岡崎ら, 1992
Comprehensive Assessment of At-Risk Mental States（CAARMS）	○		前駆症状の評価を目的とする。6項目（思考内容の障害，知覚の障害，解体した発話，運動上の変化，主観的な活動性の低下，ストレス耐性の低下）。	1項目7段階（0～6点）。得点が高いほど重症度が高い。	Yung et al., 2005 Miyakoshi et al., 2009
Structured Interview for Psychosis-Risk Syndromes（SIPS）	○		前駆症状の評価を目的とする。4症状（陽性症状，陰性症状，解体症状，一般症状）から構成されている。	1項目7段階（0～6点）。得点が高いほど重症度が高い。	Miller et al., 1999 小林ら, 2007

た，面接のみならず，評価者自身や看護師らによる直接観察，家族との面接など多数の情報源に基づいて評価する必要があり，トレーニングを要するものが多い。

　包括的な評価尺度として，代表的なものには，まず陽性・陰性症状評価尺度（Positive and Negative Syndrome Scale: PANSS; Kay et al., 1987）がある。臨床研究において現在最も使用されている尺度で，半構造化面接で用いられる。陽性尺度7項目，陰性尺度7項目，総合精神病理尺度16項目の合計30項目から構成されている。1項目は7段階（1～7点）で評価される。使用する際には，精神病性障害の臨床経験や精神科面接のトレーニングが必要である。日本語版についてはMulti-Health Systems社から申し込みができる。

　また，簡易精神症状評価尺度（Brief Psychiatric Rating Scale: BPRS; Overall & Gorham, 1988）も，統合失調症の包括的評価尺度で，非構造化面接として用いられる。16および18項目から構成されていて，1項目7段階（1～7点）で評価される。日本語版も作成され，抗精神病薬の臨床試験などにも用いられている（北村ら，1985；住山・北村，1995）。

　個別に症状を測定する評価尺度としては，陰性症状評価尺度（Scale for the Assessment of Negative Symptoms: SANS; Andreasen, 1983）と陽性症状評価尺度（Scale for the Assessment of Positive Symptoms: SAPS; Andreasen, 1984）がある。SANSは，統合失調症の陰性症状を測定する尺度で，情動の平板化・情動鈍麻，思考の貧困，意欲・発動性欠如，快感消失・非社交性，注意の障害の5つの大項目，合計30の小項目で構成されている。SAPSは，陽性症状を測定する尺度で，幻覚，妄想，奇異な行動，陽性の思考形式障害，場にそぐわない感情の5つの大項目，合計35の小項目で構成されている。ともに6段階（0～5点）で評定する。日本語版も作成されている（岡崎ら，1984；岡崎ら，1992）。

　また，近年では，明確な精神病症状が生じる前の前駆症状を早期に発見し，早期のケアやサポートを行う必要性が指摘されている。このような発症リスクを評価する半構造化面接として，CAARMS（Comprehensive Assessment of At-Risk Mental States; Yung et al., 2005），SIPS（Structured Interview for Psychosis-Risk Syndromes; Miller et al., 1999）が開発されている。こうした尺

度では，短期間の間歇的な精神病状態，微弱な陽性症状，遺伝的なリスクと機能低下を評価できる。

（2）双極性障害および関連障害群

　この障害群は，躁病エピソード，軽躁病エピソードの経験を特徴とし，双極性障害，気分循環性障害等が含まれる。

　躁病エピソードの臨床評価には，YMRS（Young Mania Rating Scale; Young et al., 1978）が，広く用いられている。気分高揚，活動の量的・質的増加，性的関心，睡眠，易怒性，会話の速度と量，言語・思考障害，思考内容，破壊的・

表 8-2　双極性障害および関連障害群の評価尺度

評価尺度名	面接法	自記式	特徴	評価方法・基準	引用元
Young Mania Rating Scale（YMRS）	○		11 項目（気分高揚，活動の量的・質的増加，性的関心，睡眠，易怒性，会話の速度と量，言語・思考障害，思考内容，破壊的・攻撃的行為，身なり，病識）	1 項目 5 段階（0 〜 4 点もしくは 0 〜 8 点）。得点が高いほど重症度が高い。	Young et al., 1978 稲田ら, 2012
Clinician-Administered Rating Scale for Mania（CARS-M）	○		15 項目。躁病症状の他，幻覚，妄想など精神病症状を測定する項目もある。面接以外での看護者の行動観察も含めて評定される。	1 項目 6 段階（0 〜 5 点），ただし病識の項目は 5 段階（0 〜 4 点）。得点が高いほど重症度が高い。	Altman et al., 1994 稲田ら, 2012
Blackburn Mania Scale	○		28 項目。面接での評価だけでなく，面接以外での看護者の行動観察も含めて評定される。	1 項目 6 段階（0 〜 5 点）。得点が高いほど重症度が高い。	Blackburn et al., 1977 稲田ら, 2014
Altman Self-Rating Mania Scale（ASRM）		○	5 項目（爽快気分，自信過剰，睡眠障害，多弁，過活動）。	1 項目 5 段階（0 〜 4 点）。6 点以上の場合，躁状態，軽躁状態の可能性が高い。	Altman et al., 1997 稲田ら, 2012
Hypomanic Checklist		○	32, 33 項目の軽躁症状から構成されている。16 項目版もある。	1 項目 2 段階（0, 1 点）。32 項目版では，14 点以上の場合，軽躁状態の可能性が高い。	Angst et al., 2005 阿部・Angst, 2014

攻撃的行為，身なり，病識の11項目について測定できる。易怒性，会話，思考内容，破壊的・攻撃的行為の4項目については，0，2，4，6，8点の5段階で評定され，それ以外の項目は0〜4点の5段階で評定される。十分なトレーニングを積んだ精神科医の間では高い評価者間信頼性が示されている。

その他にも，面接を想定した評価尺度ではCARS-M（Clinician-Administered Rating Scale for Mania; Altman et al., 1994），Blackburn Mania Scale（Blackburn et al., 1977），自己記入式評価尺度では前述のASRM，Hypomanic Checklist（Angst et al., 2005）などが開発されている。評価尺度の比較や使用する尺度の選択には稲田（2012），岩本・稲田（2015）を参照されたい。

(3) 抑うつ障害群

この障害群は，悲しく，虚ろな，あるいは易怒的な気分が存在し，身体的および認知的な変化を伴い，個人が機能するうえでの資質に重大な影響を及ぼすという特徴を持つ（APA, 2013）。うつ病，持続性抑うつ障害（気分変調症），月経前不快気分障害等が含まれる。面接で用いる評価尺度についても，自己記入式評価尺度についても複数開発されており，必要に応じて尺度を選択する必要がある。

1）面接で用いる評価尺度

HAM-D（Hamilton Rating Scale for Depression; Hamilton, 1960）は，現在最も広く使われているうつ病の評価尺度である。抑うつ気分などうつ病の重症度を測定する17項目と，日内変動，離人症，妄想症状，強迫症状などうつ病のサブタイプを測定する項目から構成されており，各項目の重症度評価は3段階（0〜2点）もしくは5段階（0〜4点）である。現在では，さまざまな要約版，改変版，拡張版が発表されている（中根，2015）。そのオリジナル版については，構造化面接が作成されており，日本語版も開発されている（中根・ウィリアムズ，2004）。17項目版の評価について軽症8〜13点，中等症14〜18点，重症19〜22点，最重症23点以上とする場合と，軽症8〜16点，中等症17〜23点，重症24点以上とする場合がある（中根，2015）。

一方，Montgomery-Asbergうつ病評価尺度（Montgomery-Asberg Depression Rating Scale: MADRS; Montgomery & Asberg, 1979）は，抗うつ

3. 疾患特異的な精神症状の重症度評定　　**121**

薬治療に鋭敏なうつ病評価尺度として開発された。MADRS は包括的精神病
理学評価尺度 65 項目（Asberg et al., 1978）の中でうつ状態を評価する 17 項目
のうち，70%以上の患者で報告され，治療の前後での変化が大きく，全体の重
症度との関連が大きい 10 項目が選択された尺度で，悲しみ，内的緊張，悲観

表 8-3　抑うつ障害群の評価尺度

評価尺度名	面接法	自記式	特徴	評価方法・基準	引用元
Hamilton Rating Scale for Depression （HAM-D）	○		17 項目版は抑うつ気分などうつ病重症度の評価。21 項目版では日内変動，離人症などうつ病のサブタイプも測定。	1 項 目 3（0 ～ 2 点）または 5 段階（0 ～ 4 点）。軽 症 8 ～ 13 点，中等症 14 ～ 18 点， 重 症 19 ～ 22 点， 最 重症 23 点以上。（他の評価基準もある）	Hamilton, 1960 中根・ウィリアムズ，2004
Montgomery-Asberg うつ病評価尺度 （MADRS）	○	○	中核精神症状のみを測定する。10 項目。	1 項目 7 段階（0 ～ 6 点）。 中 等 症 11 ～ 34 点， 重 症 35 点以上。	Montgomery & Asberg,1979 上島ら，2003
Center for Epidemiological Studies Depression Scale （CES-D）		○	一般人口におけるうつ病を発見することを目的とする。20 項目。米国国立精神保健研究所が作成。	1 項目 4 段階（0 ～ 3 点）。カットオフ値 16 点。	Radloff et al., 1977 島ら，1985
Beck's Depression Inventory-Ⅱ（BDI-Ⅱ）		○	Beck et al.（1996）の臨床経験に基づいて作成されている。21 項目。	1 項目 4 段階（0 ～ 3 点）。軽 症 14 ～ 19 点， 中 等 症 20 ～ 28 点， 重 症 29 点以上。	Beck et al., 1996 小嶋・古川，2003
Zung Self-rating Depression Scale （SDS）		○	Zung（1967）により開発された。20 項目。逆転項目が 10 項目を占める。	1 項目 4 段階（1 ～ 4 点）。カットオフ値 40 点。	Zung, 1967 島ら，1985
Patient Health Questionnaire-9 （PHQ-9）		○	プライマリケアにて短時間で精神疾患を評価することを目的とする。9 項目。NICE ガイドラインや DSM-5 で推奨されている。	1 項目 4 段階（0 ～ 3 点）。軽 症 5 ～ 9 点， 中 等 症 10 ～ 14 点， 中等症から重症 15 ～ 19 点，重症 20 ～ 27 点。	Kroenke et al., 2001 村松，2014

的思考などうつ病の中核精神症状のみを一次元的に評価する尺度となっている（高橋・稲田，2015）。各項目の重症度は 7 段階（0 〜 6 点）で評価され，11 〜 34 点を中等症，35 点以上を重症とすることが多い。MADRS 構造化面接ガイド（Structured Interview Guide for MADRS），自己記入式評価尺度（9 項目）も開発されており，面接で用いる尺度・自己記入式尺度ともに日本語版も開発されている（上島ら，2003）。

2）自己記入評価尺度

主な評価尺度としては，CES-D（Center for Epidemiological Studies Depression Scale），BDI（Beck's Depression Inventory），SDS（Zung Self-rating Depression Scale）などがある。また，近年よく使われるようになった評価尺度として，PHQ-9（Patient Health Questionnaire-9）がある。

CES-D は，一般人口におけるうつ病を発見する目的で，米国国立精神保健研究所により開発された尺度で，疫学調査で標準的に用いられている。4 件法（0 〜 3 点），20 項目から構成されており，カットオフ値は 16 点と設定されている（Radloff et al., 1977）。BDI は，Beck らの臨床経験に基づいて作成されたもので（Beck et al., 1961），その後 DSM-Ⅳ の診断基準を反映した項目に修正して BDI- Ⅱ が作成された（Beck et al., 1996）。BDI-Ⅱ は，4 件法（0 〜 3 点），21 項目から構成されている。軽症 14 〜 19 点，中等症 20 〜 28 点，重症 29 点以上とされている（小嶋・古川，2003）。SDS は，ツァング（Zung, 1967）により開発された尺度で，4 件法（1 〜 4 点），20 項目から構成されている。いずれもこれまで数多くの研究で用いられている。

PHQ-9 は，先述したように，PRIME-MD の自己記入式評価尺度として開発された PHQ の中から，大うつ病性障害モジュールの 9 個の質問項目を抽出したものである。4 段階（0 〜 3 点），9 項目から構成されており，項目数が少なく簡便に実施でき，感度および特異度も高い。軽症 5 〜 9 点，中等症 10 〜 14 点，中等症から重症 15 〜 19 点，重症 20 〜 27 点と評価する。NICE ガイドラインや DSM-5 の症状特異の評価でも推奨されている他，米国心臓協会で身体疾患患者への利用も推奨されている（村松，2014）。

（4）不安症群

　不安症群は，過剰な恐怖および不安，関連する行動の障害特徴を持つ疾患である（APA, 2013）。パニック症，広場恐怖症，社交不安症，分離不安症，全般性不安症，特定の恐怖症が含まれ，これらの区別は，恐怖，不安，回避行動を引き起こす対象または状況の種類，および関連する認知的観念によって行われる。

　全般的な不安を測定する尺度に関して，面接で用いられるものと自己記入式のものとが多数開発されている他，パニック症，社交不安症など下位の疾患についても個別の尺度が開発されている。

1）全般的な不安の評価

　不安症の診断を行うための面接基準としては ADIS-5（Anxiety and Related Disorders Interview Schedule for DSM-5），不安の重症度を測定する面接用の尺度としてはハミルトン不安尺度（Hamilton Anxiety Scale: HAS）がある。自己記入式評価尺度は古くから STAI（State-Trait Anxiety Inventory）や顕在性不安尺度（Manifest Anxiety Scale: MAS）が利用されてきた一方，DSM-5 に向けて Dimensional anxiety scales for DSM-5 が開発されている。

　ADIS-5（Brown & Barlow, 2014）は，DSM-5 の診断基準に基づいた，不安症の半構造化面接基準である。不安症や，関連する疾患（強迫症，トラウマ，気分障害，物質使用障害，身体症状症）を診断することができ，またこれらの疾患の鑑別診断を行うことができる。横断的な症状のアセスメントもできるが，さまざまな疾患の機能分析ができるようにも配慮されている。成人版と生涯版があり，生涯版では過去の疾患の既往についても確認することができる。

　HAS は，ハミルトン（Hamilton, 1959）によって作成され，不安症状と重症度を量的に評価する尺度として，世界中で広く使用されている。項目内容は，不安の精神的経験，筋肉や内臓の症状，抑うつ気分，不眠，面接時の認知的障害と多岐にわたる。半構造化面接法の日本語版も開発されている（大坪ら，2005）。軽症 14 ～ 17 点，中等症 18 ～ 24 点，重症 25 点以上と評価する。

　Dimensional Anxiety Scales for DSM-5 は，DSM-5 用に，横断的な不安の重症度評価尺度として開発された尺度である（LeBeau et al., 2012）。5 段階評価（0 ～ 4 点），10 項目から構成されており，恐怖感，不安感，動悸などの自律神経

症状，緊張，回避，逃避，不安への回避・逃避的な対処（準備に時間を費やす，先延ばし，気そらし，アルコールや服薬，他者などの援助を求める）を測定す

表 8-4　不安症・

DSM-5 カテゴリ	測定対象	評価尺度名	面接法	自記式	特徴
不安症	不安全般	Anxiety and Related Disorders Interview Schedule for DSM-5 (ADIS-5)	○		不安症や，関連する疾患（強迫症，トラウマ，気分障害，物質使用障害，身体症状症）の診断を目的とする。
		ハミルトン不安尺度 (Hamilton Anxiety Scale: HAS)	○		全般的な不安症状（精神症状，筋肉や内臓の症状）を測定することを目的とする。14 項目。
		Dimensional anxiety scales for DSM-5		○	DSM-5 の基準に沿った不安症症状を測定することを目的とする。10 項目。不安への回避・逃避的な対処なども測定できる。
		State-Trait Anxiety Inventory (STAI)		○	状態不安と特性不安を測定することが目的。それぞれ 20 項目。
		顕在性不安尺度 (Manifest Anxiety Scale: MAS)		○	MMPI から顕在性の不安を測定する 50 項目が抽出されている。
	パニック症	Panic Disorder Severity Scale (PDSS)	○	○	7 項目（パニック発作の頻度，発作による不快感と苦痛，予期不安，広場恐怖，パニック発作に関連した感覚への恐怖と回避，職業上，社会機能の障害）
		Panic and Agoraphobia Scale (PAS)	○	○	13 項目 5 下位尺度（パニック発作，広場恐怖，予期不安，病気による障害，健康に関する危惧）
	社交不安症	Liebowitz Social Anxiety Scale（LSAS）	○	○	48 項目 4 下位尺度（対人交流場面，パフォーマンス場面×恐怖感，回避）。
		社交不安障害検査（SADS）	○	○	29 項目 4 下位尺度（恐怖感，回避頻度，身体症状，日常生活支障度）
		Social Phobia Scale（SPS）/Social Interaction Anxiety Scale（SIAS）		○	他者から見られることに対する不安，対人交流に対する不安を測定する。それぞれ 20 項目。
	全般性不安症	Generalized Anxiety Disorder-7（GAD-7）		○	不安症の測定を目的とする。7 項目。NICE ガイドラインにおいて，全般性不安症のアセスメントとして推奨されている。
強迫症および関連症群		Yale-Brown Obsessive Compulsive Scale（Y-BOCS）	○	○	症状評価リストのチェック，標的症状リストの作成をした上で，強迫観念と強迫行為について，それに占められる時間，社会的障害，苦痛，抵抗，制御の程度を測定。
		Obsessive-Compulsive Inventory（OCI）		○	42 項目 7 次元（洗浄強迫，確認強迫，疑念，順序強迫，強迫観念，溜め込み，中和）。

3. 疾患特異的な精神症状の重症度評定　　**125**

　ることができる。横断的な不安の重症度を測定できる Cross-D（Cross-cutting Dimensional Scale）の他，パニック症，広場恐怖，全般性不安症，特定の恐怖

強迫症の評価尺度

評価方法・基準	引用元
重症度得点の算出は行わない。基準に従い，診断，質的なアセスメントを行っていく。	Brown & Barlow, 2014
1 項目 5 段階（0 〜 4 点）。軽症 14 〜 17 点，中等症 18 〜 24 点，重症 25 点以上。	Hamilton, 1959 大坪ら，2005
1 項目 5 段階（0 〜 4 点）。得点が高いほど重症度が高い。	LeBeau et al., 2012
1 項目 4 段階（1 〜 4 点）。性別に重症度の評価の目安が異なる。	Spielberger et al., 1983 肥田野ら，2000
1 項目 3 段階（はい，いいえ，どちらでもない）。	Taylor, 1951 日本語版は三京房より出版されている
1 項目 5 段階（0 〜 4 点）。広場恐怖を併発している場合，軽症 8 〜 10 点，中等症 11 〜 15 点，重症 16 点以上。	Shear et al., 1997 古川・神庭，2003 片上，2007
1 項目 5 段階（0 〜 4 点）。広場恐怖を併発している場合，軽症 15 〜 20 点，中等症 21 〜 30 点，顕著な症状 31 〜 36 点，重症 37 〜 46 点，きわめて重症 47 〜 56 点。	Bandelow, 1999 貝谷ら，2008
1 項目 4 段階（0 〜 3 点）。治療者評価版のカットオフ値は 42 点，自己記入版は 44 点。	Liebowitz, 1987 朝倉ら，2002
1 項目 5 段階（0 〜 4 点），支障度は 4 段階（0，10，20，30 点）。カットオフ値は 35 点。	貝谷ら，2004
1 項目 5 段階（0 〜 4 点）。	Mattick & Clarke, 1998 金井ら，2004
1 項目 4 段階（0 〜 3 点）。5 〜 9 点は軽度，10 〜 14 点は中等度，15 〜 21 点は重度。	Spitzer et al., 2006 村松，2014
1 項目 5 段階（0 〜 4 点）。軽症 8 〜 15 点，中等度 16 〜 23 点，重症 24 〜 31 点，最重症 32 〜 40 点。	Goodman et al., 1989 Nakajima et al., 1995; 浜垣ら，1999
1 項目 5 段階（0 〜 4 点）。42 点以上の場合，強迫症の可能性が高い。	Foa et al., 1998 Ishikawa et al., 2014

症，社交不安症，分離不安症に適応するために項目内容を一部改変した尺度も
それぞれ開発されている。

その他，古くから利用されている尺度である STAI は，状態不安を測定す
る尺度と特性不安を測定する尺度から構成されている（肥田野ら，2000）。そ
れぞれ 20 項目から構成され，1 項目は 4 件法（1〜4 点）である。MAS は不
安を測定する項目 50 項目と妥当性を測定する項目 15 項目から構成されている
（Taylor, 1951）。

2）パニック症，広場恐怖症の評価

パニック症を評価する尺度としては，PDSS（Panic Disorder Severity Scale）
と PAS（Panic and Agoraphobia Scale）が代表的な尺度である。

PDSS は，パニック症とすでに診断された患者に対して，パニック症の全般
的重症度を評定するための尺度である（Shear et al., 1997）。薬物療法の経過
観察や効果測定において各国で広く用いられている。パニック発作の頻度，発
作による不快感と苦痛，予期不安，広場恐怖，パニック発作に関連した感覚へ
の恐怖と回避，職業上の機能障害，社会機能の障害の合計 7 項目から構成され
ている。各項目は 5 段階（0〜4 点）で評定される。自己記入式評価尺度も開
発されており，ともに日本語版が開発されている（古川・神庭，2003；片上，
2007）。

PAS は，バンデロー（Bandelow, 1999）により開発された医師用の評価尺
度である。パニック発作，広場恐怖，予期不安，病気による障害，健康に関す
る危惧の 5 下位尺度合計 13 項目から構成されている。各項目は 5 段階（0〜4
点）で評定する。自己記入式評価尺度も開発されており，ともに日本語版が開
発されている（貝谷ら，2008）。

3）社交不安症の評価

社交不安症を評価する尺度は多数開発されているが，代表的なものは LSAS
（Liebowitz Social Anxiety Scale; Liebowitz, 1987）である。

LSAS は，対人交流場面とパフォーマンス場面の計 24 の場面に対して，恐怖
の程度と回避の頻度をそれぞれ 4 段階（0〜3 点）で評価する。対人交流場面
に対する恐怖感，パフォーマンス場面に対する恐怖感，恐怖感の合計得点，対
人交流場面からの回避頻度，パフォーマンス場面からの回避頻度，回避頻度の

合計得点の6種類の下位尺度得点を算出することができる。治療者評価版のカットオフ値は42点，自己記入版は44点である。治療反応性が高く，薬物療法・心理療法問わず，治療の効果を測定する尺度として使用されることが多い。

その他の尺度としては，社交不安障害検査（SADS），SPS（Social Phobia Scale）／SIAS（Social Interaction Anxiety Scale）などがある。SADS は，恐怖感，回避頻度，身体症状，日常生活支障度の4下位尺度合計29項目から構成されている（貝谷ら，2004）。身体症状と日常生活支障度を測定する際には LSAS より適していると言える。恐怖感，回避頻度，身体症状は5段階（0〜4点），日常生活支障度は4段階（0，10，20，30点）で評価される。カットオフ値は35点である。

SPS は他者から見られることに対する不安，SIAS は対人交流に対する不安を測定する尺度である（Mattick & Clarke, 1998）。SPS と SIAS ともに20項目から構成され，5段階（0〜4点）で評定する。日本語版も開発されている（金井ら，2004）。

4）全般性不安症の評価

全般性不安症の評価には，GAD-7（Generalized Anxiety Disorder-7; Spitzer et al., 2006）が，NICE ガイドラインにおいて，全般性不安症のアセスメントとして推奨されている。GAD-7 は，前述の PHQ の不安に関わる質問項目を抽出し，全般性不安症を簡易にアセスメントするツールとして別途の自己記入式評価尺度として開発したものである。4段階（0〜3点），7項目で構成され，5〜9点は軽度，10〜14点は中等度，15〜21点は重度と評価する（村松，2014）。

（5）強迫症および関連症群

強迫症および関連症群は，DSM-5 で新たに作られたカテゴリーであり，強迫症，醜形恐怖症，溜め込み症などを含む群である。強迫症は，強迫観念と強迫行為を特徴とし，他の関連症は，あることへの没頭や没頭に伴う繰り返し行為，その行為を減らそうとする反復的な試みによって特徴づけられる（APA，2013）。

強迫症の評価で現在最も広く使用されているのは，Y-BOCS（Yale-Brown Obsessive Compulsive Scale）である。薬物療法の効果判定のために考案され

た尺度であり（Goodman et al., 1989），強迫観念や強迫行為のタイプや症状数に影響されずに評価できる。自己記入式評価尺度も開発されており，ともに日本語版が開発されている（Nakajima et al., 1995; 浜垣ら，1999）。

Y-BOCSは，症状評価リストのチェック，標的症状リストの作成，あらかじめ定められた10項目という手順で行われる。症状評価リストは，強迫観念（攻撃的な観念，汚染に関する観念，性的な観念，保存と節約に関する観念，宗教的な観念，対称性や正確さを求める観念，その他の観念，身体に関する観念）と強迫行為（掃除と洗浄に関する強迫行為，確認に関する行為，繰り返される儀式的行為，ものを数えるという行為，整理整頓に関する行為，物を溜めたり集めたりする行為，その他の行為）に関する項目から構成されていて，現時点でのこれらの症状の有無を確認する。その結果を標的症状リストとして作成し，強迫観念と強迫行為それぞれについて，それに占められる時間，社会的障害，苦痛，抵抗，制御の程度について，5段階（0〜4点）で評定する。軽症8〜15点，中等度16〜23点，重症24〜31点，最重症32〜40点とされている。

しかし，洗浄，確認など症状次元に基づいた重症度評価や，強迫的な信念についても重要視されるようになり，新たな尺度も多く作成されている。これまでに開発されている主な強迫症に関する評価方法については，中前・多賀（2015）を参照されたい。

(6) 心的外傷およびストレス因関連障害群

この障害群は，心的外傷となるような，またはストレスの強い出来事への曝露が1つの診断基準項目となる障害群であり，心的外傷後ストレス障害，急性ストレス障害，適応障害などを含む（APA, 2013）。PTSDの面接法ではCAPS-5（Clinician-Administered PTSD Scale for DSM-5），PSS-I（PTSD Symptom Scale-Interview）が代表的に用いられる方法である。自己記入式評価尺度では，改訂出来事インパクト尺度（IES-R）がよく用いられてきたが（飛鳥井，2015），DSM-5ではNational Stressful Events Survey PTSD Short Scaleが推奨されている。

CAPS-5は，米国のNational Center for PTSDで開発された構造化面接法である（Weathers et al., 2013）。外傷的出来事のチェックリストを確認し，1つの

3. 疾患特異的な精神症状の重症度評定 **129**

出来事について症状を 30 項目で評価する。評価はそれぞれ 5 段階で行われる。DSM-Ⅳに基づく版は日本語版が開発されている（飛鳥井ら，2003）。PSS-I は，5 段階（0 ～ 4 点），24 項目で評価する（Foa et al., 2015）。DSM-Ⅳに基づく版は日本語版が開発されている（藤澤ら，2008）。ともに DSM-5 の診断基準に沿って診断できるように配慮されている。

IES-R は，ホロヴィッツ（Horowitz, 1979）により開発された外傷後ストレス症状に関する自己記入式評価尺度に，過覚醒症状に関する 7 項目が追加され，

表 8-5　心的外傷およびストレス因関連障害群・解離症群の評価尺度

DSM-5 カテゴリ	評価尺度名	面接法	自記式	特徴	評価方法・基準	引用元
心的外傷およびストレス因関連障害群	Clinician-Administered PTSD Scale for DSM-5 (CAPS-5)	○		30 項目。DSM-5 の診断基準（B ～ E）に沿った下位尺度。PTSD の臨床研究で最も利用されている。	1 項目 5 段階（0 ～ 4 点）。DSM-5 の基準に沿って診断できるようになっている。	Weathers et al., 2013 飛鳥井ら，2003（DSM-Ⅳに基づく CAPS）
	PTSD Symptom Scale-Interview (PSS-I)	○		24 項目。DSM-5 の診断基準（B ～ E）に沿った下位尺度。	1 項目 5 段階（0 ～ 4 点）。DSM-5 の基準に沿って診断できるようになっている。	Foa et al., 2015 藤澤ら，2008（DSM-Ⅳに基づく PSS-I）
	改訂出来事インパクト尺度 (IES-R)		○	22 項目 3 下位尺度（再体験，回避，過覚醒）。	1 項目 5 段階（0 ～ 4 点）。カットオフ値は 24/25 点。	Weiss, 2004 Asukai et al., 2002
	National Stressful Events Survey PTSD Short Scale		○	DSM-5 の診断基準に沿った PTSD の症状を測定することを目的とする。9 項目。急性ストレス障害用も開発されている。	1 項目 5 段階（0 ～ 4 点）。得点が高いほど重症度が高い。	LeBeau et al., 2014
解離症群	Dissociative Experiences Scale (DES)		○	28 項目，8 項目版がある。内容は，想起の変動，記憶の空白，離人，没入・想像活動への関与，フラッシュバックなど。8 項目版が DSM-5 で推奨されている。	1 項目 11 段階（0 ～ 100%）。全項目の平均得点を算出する。カットオフ値は 30 点。項目別に臨床群か否かを推定する方法も別にある。	Bernstein & Putnam, 1986 田辺，2015

開発された（Weiss, 2004）。再体験，回避，過覚醒の3下位尺度，22項目で構成されている。5段階評価（0〜4点）で評価する。日本語版では24/25点をカットオフ値とできることになっているが，外傷出来事後中長期間になると偽陽性が多くなる（Asukai et al., 2002）。

National Stressful Events Survey PTSD Short Scale は，National Stressful Events Survey で開発された尺度で，5段階（0〜4点），9項目で評定されている。急性ストレス障害は，3項目削られ，新たに1項目追加されたものが公開されている。

(7) 解離症群

解離症群は，意識，記憶，同一性，情動，知覚，身体表象，運動制御，行動の正常な統合における破綻および不連続を特徴とする疾患であり，解離性同一症，解離性健忘，離人感・現実感消失症などが含まれる（APA, 2013）。

解離症の評価は，DES（Dissociative Experiences Scale; Bernstein & Putnam, 1986）がよく用いられており，DSM-5 でも DES の8項目の短縮版を DSM-5 用に改変したものが推奨されている。DES は，28項目で構成されており，想起の変動，記憶の空白，離人，没入・想像活動への関与，フラッシュバック，などの項目が含まれる。11段階（0〜100%）で評価する。28項目の平均得点を算出し，病的な解離性の可能性の判断として，30点のカットオフ値が用いられる。一方，解離症については健常群と臨床群は非連続であるという立場もあり，臨床群か否かを推定する方法も提案されている（田辺, 2015）。

(8) 食行動障害および摂食障害群

この障害群は，摂食または摂食に関連した行動の持続的な障害によって特徴づけられ，神経性やせ症，神経性過食症，過食性障害などが含まれる（APA, 2013）。この障害群の症状を評価する際には，患者が症状や感情を否認したり，治療に拒否的であったりすることで，患者から得られる情報が，正確さを欠くことがある。患者から正確な情報を得るためには，ラポールが形成されている必要がある（水田・小笠原, 2015）。

摂食障害で最もよく用いられる構造化面接は，EDE（Eating Disorder

3. 疾患特異的な精神症状の重症度評定 **131**

表 8-6 食行動障害および摂食障害群の評価尺度

評価尺度名	面接法	自記式	特徴	評価方法・基準	引用元
Eating Disorder Examination (EDE)	○		23 項目 4 下位尺度（摂食制限，食関心，体型関心，体重関心）。	1 項目 7 段階（0 ～ 6 点）。摂食障害の各病型の診断も可能。	Fairburn et al., 2014 切池，2010 (DSM-Ⅳに基づく EDE)
摂食態度検査 (Eating Attitudes Test)		○	摂食に関する態度の測定を目的とする。40 項目，26 項目版がある。26 項目版は 3 下位尺度（摂食制限，大食と食事支配，肥満恐怖）	1 項目 6 段階（1 ～ 6 点）。中等度 10 ～ 19 点，重度 20 点以上。	Garner et al., 1979 水田・小笠原，2015
Bulimic Investigatory Test, Edinburgh (BITE)		○	神経性大食症の測定を目的とする。33 項目。症状の有無を確認する 30 項目と重症度を測定する 3 項目から構成される。	1 項目 2 段階（0,1 点）。重症度項目は 5 ～ 8 段階。重症度得点では，5 点以上が臨床的に意味があり，10 点以上が重症。合計点では 25 点以上が重症。	Henderson & Freeman, 1987 水田・小笠原，2015
Body Attitude Test		○	ボディイメージ障害を測定することを目的とする。20 項目。3 下位尺度（体型に関する心配，自分の体型への違和感，全般的不満足）。	1 項目 6 段階（0 ～ 5 点）。得点が高いほど重症度が高い。	Probst et al., 1995 Kashima et al., 2003
Body Shape Questionnaire		○	ボディイメージ障害を測定することを目的とする。34 項目。	1 項目 6 段階（1 ～ 6 点）。得点が高いほど重症度が高い。	Rosen et al., 1996 小林ら，2001

Examination）である（Fairburn et al., 2014）。摂食制限，食関心，体型関心，体重関心の 4 下位尺度，計 23 項目から構成されている。1 項目は 7 段階（0 ～ 6 点）で評価される。日本語版も DSM-Ⅳに基づくものまでは翻訳されている（切池，2010）。

　自己記入式評価尺度では，摂食に関連した態度を評価するものとして，摂食態度検査（Eating Attitudes Test）と，その短縮版がある（Garner et al., 1979）。オリジナル版は 40 項目，短縮版は 26 項目であり，痩せ願望，肥満恐怖，摂食制限などの重症度の指標となる。

132　第8章　メンタルヘルスおよび精神症状の測定と評価

　また，神経性過食症のスクリーニングや症状評価を目的とした尺度には，BITE（Bulimic Investigatory Test, Edinburgh; Henderson & Freeman, 1987），ボディイメージ障害を測定する尺度としては，Body Attitude Test（Kashima et al., 2003），Body Shape Questionnaire（小林ら，2001）などがある。切池（2009），水田・小笠原（2015）を参照されたい。

4. まとめ

　本章ではメンタルヘルスおよび精神症状の全般的な症状の測定と，疾患特異的な精神症状の測定に分けて，主要な方法を概観した。面接法においては，より信頼性・妥当性の高い測定・評価を行うことができる一方で，測定時間や面接者の技術が必要となるという問題がある。反対に，自己記入式評価尺度は，より簡便だが，面接法と比較すると精度が下がるという問題がある。測定できる概念や，用いる測定方法のメリット・デメリットを考慮しながら，必要な測定方法・評価尺度を利用することが重要であろう。

引用文献

阿部又一郎・Angst, J.（2014）. 軽躁自記式評価尺度（HCL-33）日本語版試案を作成する　精神科, *24*, 271–276.

Altman, E. G., Hedeker, D. R., Janicak, P. G., Peterson, J. L., & Davis, J. M.（1994）. The Clinician-Administered Rating Scale for Mania（CARS-M）: Development, reliability, and validity. *Biological Psychiatry, 36*（2）, 124–134.

Altman, E. G., Hedeker, D., Peterson, J. L., & Davis, J. M.（1997）. The Altman Self-Rating Mania Scale. *Biological Psychiatry, 42*（10）, 948–955.

American Psychiatric Association（2013）. *Diagnostic and statistical manual for mental disorders*（5th ed.）. Washington, DC: Author.（米国精神医学会　髙橋三郎・大野　裕（監訳）（2014）. DSM-5 精神疾患の診断・統計マニュアル　医学書院）

Andreasen, N. C.（1983）. *The Scale for the Assessment of Negative Symptoms*（*SANS*）. Iowa City, IA: University of Iowa.

Andreasen, N. C.（1984）. *The Scale for the Assessment of Positive Symptoms*（*SAPS*）. Iowa City, IA: University of Iowa.

Angst, J., Adolfsson, R., Benazzi, F., Gamma, A., Hantouche, E., Meyer, T. D., Skeppar, P., Vieta, E., & Scott, J.（2005）. The HCL-32: Towards a self-assessment tool for hypomanic symptoms in outpatients. *Journal of Affective Disorders, 88* (2), 217–233.

朝倉　聡・井上誠士郎・佐々木史・佐々木幸哉・北川信樹・井上　猛・専田健三・伊藤ますみ・松原良次・小山　司 (2002). Liebowitz Social Anxiety Scale (LSAS) 日本語版の信頼性および妥当性の検討　精神医学, *44*, 1077–1084.

Åsberg, M., Montgomery, S. A., Perris, C., Schalling, D., & Sedvall, G. (1978). A Comprehensive Psychopathological Rating Scale. *Acta Psychiatrica Scandinavica, 57* (S271), 5–27.

飛鳥井　望 (2015). F4：不安障害　4) 心的外傷後ストレス障害 (PTSD)　臨床精神医学 (精神科臨床評価マニュアル), *44*, 428–435.

飛鳥井　望・廣幡小百合・加藤　寛・小西聖子 (2003). CAPS (PTSD 臨床診断面接尺度) 日本語版の尺度特性　トラウマティック・ストレス, *1*, 47–53.

Asukai, N., Kato, H., Kawamura, N., Kim, Y., Yamamoto, K., Kishimoto, J., Miyake, Y., & Nishizono-Maher, A. (2002). Reliability and validity of the Japanese-language version of the Impact of Event Scale-Revised (IES-R-J): Four studies on different traumatic events. *Journal of Nervous and Mental Disease, 190*, 175–182.

Bandelow, B. (1999). *Panic and Agoraphobia Scale (PAS)*. Göttingen, Germany: Hogrefe & Huber Publishers.

Beck, A. T., Steer, R. A., & Brown, G. K. (1996). *Manual for the Beck Depression Inventory-II*. San Antonio, TX: Psychological Corporation.

Bernstein, E. M., & Putnam, F. W. (1986). Development, reliability, and validity of a dissociation scale. *Journal of Nervous and Mental Disease, 174*, 727–735.

Blackburn, I. M., Ashworth, C. M., & Loudon, J. B. (1977). A new scale for measuring mania. *Psychological Medicine, 7* (03), 453–458.

Brown, T. A., & Barlow, D. H. (2014). *Anxiety and Related Disorders Interview Schedule for DSM-5 (ADIS-5)*. New York: Oxford University Press.

Fairburn, C. G., Cooper, Z., & O'Connor, M. (2014). *Eating disorder examination.* Edition 17. 0D Retrieved from http://www. credo-oxford. com/pdfs/EDE_17. 0D. pdf (2018 年 5 月 30 日)

First, M. B., Williams, J. B. W., Gibbon, M., & Spitzer, R. L. (1996). *Structured Clinical Interview for Axis I DSM-IV Disorders—Non-Patient Edition (SCID-I/NP, Version 2.0)*. New York: New York State Psychiatric Institute. (ファースト, M. B.・ウィリアムズ, J. B. W.・ギブソン, M.・スピッツァー, R. L.　高橋三郎 (監修)　北村俊則・岡野禎治 (訳) (2010). 精神科診断面接マニュアル SCID 第 2 版使用の手引き・テスト用紙　日本評論社)

First, M. B., Williams, J. B. W., Karg, R. S., & Spitzer, R. L. (2016). *Structured Clinical Interview for DSM-5® Disorders—Clinician Version (SCID-5-CV)*. Washington, DC: American Psychiatric Association Publishing.

Foa, E. B., Kozak, M. J., Salkovskis, P. M., Coles, M. E., & Amir, N. (1998). The validation of a new obsessive-compulsive disorder scale: The Obsessive-Compulsive Inventory. *Psychological Assessment, 10*, 206–214.

Foa, E. B., McLean, C. P., Zang, Y., Zhong, J., Rauch, S., Porter, K., ...Kauffman, B. Y. (2015). Psychometric properties of the Posttraumatic Stress Disorder Symptom Scale Interview for DSM-5 (PSSI-5). *Psychological Assessment, 28* (10), 1159–1165.

藤澤大介・石井朝子・岸本淳司・Foa, E. B. (2008). 日本語版 PTSD 症状評価尺度 (PSSI-J) の信頼性と妥当性の検証　臨床精神医学, *37*, 75–83.

古川壽亮・神庭重信（編著）(2003). 精神科診察診断学—エビデンスからナラティブへ—医学書院

Garner, D. M., & Garfinkel, P. E. (1979). The Eating Attitudes Test: An index of the symptoms of anorexia nervosa. *Psychological Medicine, 9*, 273–279.

Goldberg, D. (1978). *Manual of the General Health Questionnaire.* Windsor, Berkshire, UK: National Foundation for Educational Research.

Goodman, W. K., Price, L. H., Rasmussen, S. A., Mazure, C., Fleischmann, R. L., Hill, C. L., Heninger, G. R., & Charney, D. S. (1989). The yale-brown obsessive compulsive scale: I. development, use, and reliability. *Archives of General Psychiatry, 46* (11), 1006–1011.

浜垣誠司・高木俊介・漆原良和・石坂好樹・松本雅彦 (1999). 自己記入式Yale-Brown 強迫観念・強迫行為尺度（Y-BOCS）日本語版の作成とその検討　精神神經學雜誌, *101* (2), 152–168.

Hamilton, M. (1960). A rating scale for depression. *Journal of Neurology, Neurosurgery, and Psychiatry, 23*, 56–62.

Hamilton, M. (1959). The assessment of anxiety states rating. *British Journal of Medical Psychology, 32*, 50–55.

Henderson, M., & Freeman, C. P. L. (1987). A self-rating scale for bulimia: The "BITE." *British Journal of Psychiatry, 150*, 18–24.

肥田野　直・福原眞知子・岩脇三良・曽我祥子・Spielberger, C. D. (2000). 新版 STAI マニュアル　実務教育出版

Horowitz, M., Wilner, N., & Alvarez, W. (1979). Impact of Event Scale: A measure of subjective stresss. *Psychosomatic Medicine, 41*, 209–218.

稲田俊也（編著）(2012). YMRS を使いこなす　じほう

稲田俊也・岩本邦弘・山本暢朋 (2014). 観察者による精神科領域の症状評価尺度ガイド改訂第3版　じほう

Ishikawa, R., Kobori, O., & Shimizu, E. (2014). Development and validation of the Japanese version of the obsessive-compulsive inventory. BMC Research Notes, *7* (1), 1–10. http://doi. org/10. 1186/1756-0500-7-306

岩本邦弘・稲田俊也 (2015). F3：躁病　臨床精神医学 (精神科臨床評価マニュアル), *44*, 375–384.

貝谷久宣・金井嘉宏・熊野宏昭・坂野雄二・久保木富房 (2004). 東大式社会不安尺度の開発と信頼性・妥当性の検討　心身医学, *44*, 280–287.

貝谷久宣・吉田栄治・熊野宏昭 (2008). Panic and Agoraphobia Scale 日本語版 (PAS-J) の信頼性および妥当性　臨床精神医学, *37*, 1053–1064.

金井嘉宏・笹川智子・陳　峻雯・鈴木伸一・嶋田洋徳・坂野雄二 (2004). Social Phobia Scale と Social Interaction Anxiety Scale 日本語版の開発　心身医学, *44*, 842–851.

Kashima, A., Yamashita, T., Okamoto, A., Nagoshi, Y., Wada, Y., Tadai, T., & Fukui, K. (2003). Japanese version of the Body Attitude Test: Its reliability and validity. *Psychiatry and Clinical Neurosciences, 57* (5), 511–516.

片上素久 (2007). 自己記入式パニック障害重症度評価スケール：-The Self-report Version of the Panic Disorder Severity Scale 日本語版- その信頼性および妥当性の検討　心身医学, *47*, 331–338.

Kay, S. R., Fiszbein, A., & Opler, L. A. (1987). The Positive and Negative Syndrome Scale (PANSS) for schizophrenia. *Schizophrenia Bulletin, 13*, 261–276.

Kay, S. R., Opler, L. A., & Fiszbein, A. (1991). *The Positive and Negative Syndrome Scale (PANSS) Rating Manual*. Toronto, Ontario, Canada: Multi-Health Systems. (ケイ, S. R.・オプラー, L. A.・フィッツバイン, A.　山田　寛・増井寛治・菊本弘次 (訳) (1991). 陽性・陰性症状評価尺度 (PANSS) マニュアル　星和書店)

切池信夫 (2009). 摂食障害―食べない，食べられない，食べたら止まらない　第2版　医学書院

切池信夫 (2010). 摂食障害の認知行動療法　医学書院

北村俊則・町澤静夫・丸山　晋・中川泰彬・森田昌宏・佐藤哲哉・須賀良一・南海昌博・内山　真・藤原茂樹・杠　岳文・伊藤順一郎・児玉和宏・古関啓二郎・高沢　昇・森平淳子 (1985). オックスフォード大学版 Brief Psychiatric Rating Scale (BPRS) の再試験信頼度―国立精神衛生研究所主催多施設共同研究の予備調査―　精神衛生研究, *32*, 1–15.

小林啓之・野崎昭子・水野雅文 (2007). 統合失調症前駆症状の構造化面接 (Structured Interview for Prodromal Syndromes; SIPS) 日本語版の信頼性の検討　日本社会精神医学界雑誌, *15*, 168–174.

小林要二・舘　哲朗・室津恵三・福地由美 (2001). 摂食障害患者に対する Body Shape Questionnaire (BSQ) の試み―BSQ 日本語版の信頼性および妥当性の研究―　臨床精神医学, *30*, 1501–1508.

小嶋雅代・古川壽亮 (2003). 日本版 BDI-Ⅱベック抑うつ質問票手引き　日本文化科学社

Kroenke, K., Spitzer, R. L., & Williams, J. B. W. (2001). The PHQ-9: Validity of a brief depression severity measure. *Journal of General Internal Medicine, 16*, 606–613.

LeBeau, R. T., Glenn, D. R., Hanover, L. N., Beesdo-Baum, K., Wittchen, H. U., & Craske, M. G. (2012). A dimensional approach to measuring anxiety for DSM-5. *International Journal of Methods in Psychiatric Research, 21* (4), 258–272.

LeBeau, R., Mischel, E., Resnick, H., Kilpatrick, D., Friedman, M., & Craske, M. (2014). Dimensional assessment of posttraumatic stress disorder in DSM-5. *Psychiatry Research, 218*, 143–147.

Liebowitz, M. R. (1987). Social phobia. *Modern Problems of Pharmacopsychiatry, 22*, 141–173.

Mattick, R. P., & Clarke, J. C. (1998). Development and validation of measures of social phobia scrutiny fear and social interaction anxiety. *Behaviour Research Therapy, 36*, 455–470.

Miller, T. J., McGlashan, T. H., Woods, S. W., Stein, K., Driesen, N., Corcoran, C. M., Hoffman, R., & Davidson L. (1999). Symptom assessment in schizophrenic prodromal states. *Psychiatric Quartery, 70*, 273–287.

Miyakoshi, T., Matsumoto, K., Ito, F., Ohmuro, N., & Matsuoka, H. (2009). Application of the Comprehensive Assessment of At-Risk Mental States (CAARMS) to the Japanese population: Reliability and validity of the Japanese version of the CAARMS. *Early Intervention in Psychiatry, 3* (2), 123–130.

水田一郎・小笠原将之 (2015). F5：摂食障害　臨床精神医学（精神科臨床評価マニュアル）, *44*, 468–492.

Montgomery, S. A., & Asberg, M. (1979). A new depression scale designed to be sensitive to change. *British Journal of Psychiatry, 134*, 382–389.

村松公美子 (2014). Patient Health Questionnaire (PHQ-9, PHQ-15) 日本語版および Generalized Anxiety Disorder-7 日本語版―up to date―　新潟青陵大学大学院臨床心理学研究, *7*, 35–39.

Nakajima, T., Nakamura, M., Taga, C., Yamagami, S., Kiriike, N., Nagata, T., …Yamaguchi, K. (1995). Reliability and validity of the Japanese version of the Yale-Brown Obsessive-Compulsive Scale. *Psychiatry and Clinical Neurosciences, 49* (2), 121–126.

中前　貴・多賀千明 (2015). F4：不安障害　3) 強迫性障害　臨床精神医学（精神科臨床評価マニュアル）, *44*, 409–427.

中根秀之 (2015). F3：うつ病　1) 評価尺度（ハミルトン評価尺度など）　臨床精神医学（精神科臨床評価マニュアル）, *44*, 347–353.

中根允文・Williams, J. B. W. (2004). HAM-D 構造化面接SIGH-D　星和書店

岡崎祐士・安西信雄・太田敏男・島　悟・北村俊則 (1984). 陰性症状評価尺度（SANS）臨床精神医学, *13*, 999–1010.

岡崎祐士・北村俊則・安西信雄・太田敏男・島　悟・McDonald, P. (1992) 陽性症状評価尺度（SAPS）　精神科診断学, *3*, 365–377.

大坪天平・幸田るみ子・高塩　理・田中克俊・衛藤理砂・尾鷲登志美・太田晴久・池澤　聰・鄭　英徹・山縣　文・上島国利（2005）. 日本語版 Hamilton Anxiety Rating Scale-Interview Guide（HARS-IG）の信頼性・妥当性検討　臨床精神薬理, *8*, 1579–1593.

大坪天平・宮岡　等・上島国利（2003）. M.I.N.I. 精神疾患簡易構造化面接法日本語版　星和書店

Overall, J. E., & Gorham, D. R.（1988）. The Brief Psychiatric Rating Scale: Recent developments in ascertainent and scaling. *Psychopharmacology Bulletin, 24*, 97–99.

Probst, M., Vandereycken, W., Van Coppenolle, H., & Vanderlinden, J.（1995）. The Body Attitude Test for patients with an eating disorder: Psychometric characteristics of a new questionnaire. *Eating Disorders, 3*, 133–145.

Radloff, L. S.（1977）. The CES-D Scale: A Self-Report Depression Scale for Research in the General Population. *Applied Psychological Measurement, 1*（3）, 385–401.

Rosen, J. C., Jones, A., Ramirez, E., & Waxman, S.（1996）. Body Shape Questionnaire: Studies of validity and reliability. *International Journal of Eating Disorders, 20*, 315–319.

Shear, M. K., Brown, T. A., Barlow, D. H., Money, R., Sholomskas, D. E., Woods, S. W., Gorman, J. M., & Papp, L. A.（1997）. Multicenter collaborative Panic Disorder Severity Scale. *American Journal of Psychiatry, 54*, 1571–1575.

Sheehan, D. V., Lecrubier, Y., Harnett-Sheehan, K., Janavs, J., Weiller, E., Bonara, L. I., ...Dunbar, G. C.（1997）. Reliability and validity of the M.I.N.I. International Neuropsychiatric Interview（M.I.N.I.）: According to the SCID-P. *European Psychiatry, 12*, 232–241.

島　悟・鹿野達男・北村俊則・浅井昌弘（1985）. 新しい抑うつ性自己評価尺度について　精神医学, *27*, 717–723.

Spielberger, C. D., Gorsuch, R. L., Lushene, R., Vagg, P. R., & Jacobs, G. A.（1983）. *Manual for the State-Trait Anxiety Inventory*. Palo Alto, CA: Consulting Psychologists Press.

Spitzer, R. L., Kroenke, K., Williams, J. W., & Löwe, B.（2006）. A brief measure for assessing generalized anxiety disorder: The gad-7. *Archives of Internal Medicine, 166*（10）, 1092–1097.

住山孝寛・北村俊則（1995）. BPRS 改訂版，下位尺度，信頼性と妥当性　精神科診断学, *6*, 203–218.

高橋長秀・稲田俊也（2015）. F3：うつ病　2）評価尺度（MADRS など）　臨床精神医学（精神科臨床評価マニュアル）, *44*, 354–358.

田辺　肇（2015）. F4：解離症状評価尺度（DES など）　臨床精神医学（精神科臨床評価マニュアル）, *44*, 445–467.

Taylor, J. A.（1951）Taylor scale of manifest anxiety. *Journal of Experimental Psychology*,

42, 183–188.

上島国利・樋口輝彦・田村かおる（2003）. Montgomery Asberg Depression Rating Scale（MADRS）の日本語訳の作成経緯　臨床精神薬理, *6*, 341–363.

Weathers, F. W., Blake, D. D., Schnurr, P. P., Kaloupek, D. G., Marx, B. P., & Keane, T. M. (2013). The Clinician-Administered PTSD Scale for DSM-5 (CAPS-5). Interview available from the National Center for PTSD at www.ptsd.va.gov.

Weiss, D. S. (2004). The impact of event scale-revised. In J. P. Wilson, & T. M. Keane (Eds.), *Assessing psychological trauma and PTSD* (2nd ed., pp. 168–189). New York: The Guilford Press.

Young, R. C., Biggs, J. T., Ziegler, V. E., & Meyer, D. A. (1978). A rating scale for mania: Reliability, validity and sensitivity. *The British Journal of Psychiatry, 133* (5), 429–435.

Yung, A. R., Yuen, H. P., McGorry, P. D., Phillips, L. J., Kelly, D., Dell'Olio, M., …Buckby, J. (2005). Mapping the onset of psychosis: The Comprehensive Assessment of At-Risk Mental States. *Australian & New Zealand Journal of Psychiatry, 39*, 964–971.

Zung, W. W. K. (1967). A Self-Rating Depression Scale. *Archives of General Psychiatry, 12*, 63–70.

第9章

対人関係の測定と評価

加藤　司

　健康心理学や行動医学において最も重要な測定は，疾患の診断・スクリーニング，患者が抱える心理・身体的症状や状態の把握，さらには自殺未遂などの不適切な行動などの評価を目的としたものである。対人関係の測定は，これらの指標に影響を及ぼす要因の1つとして，あるいは疾患や心理・身体的症状を呈する人々の望ましくない行動の指標の1つとして用いられている。すなわち，対人関係の測定や評価は健康心理学や行動医学において主たる目的ではなく，副次的目的である。

　このことは，健康心理学や行動医学関連の学術雑誌（国際誌）を手に取ることで容易に知ることができる。そして，そのような傾向は科学全般にも言えることである。2014年10月，*Nature*誌は被引用回数（1990年から2014年10月まで）の多いトップ100論文を報告している（van Noorden et al., 2014）。このトップ100論文のリストには，抑うつ症状を測定する尺度（The Center for Epidemiologic Studies Depression Scale（Radloff, 1977），Hamilton Rating Scale for Depression（Hamilton, 1960），and Beck Depression Inventory（Beck et al., 1961））の開発に関する3つの論文が含まれていた。ちなみに，精神医学・心理学（psychiatry/psychology）領域（Essential Science Indicators[SM]による分類）の論文は6篇含まれており，上記の3篇を除くと，この6篇には2篇の尺度開発（利き手に関する尺度と認知機能に関する尺度）に関する論文，1篇の統計に関する論文が含まれている。一方，対人関係の測定に関する論文はリストに1篇も含まれていなかった。性格に関する論文もまた同様であった。対人関係や性格の測定や評価より疾患の診断あるいはスクリーニングに関する測定や評価が科学全般においても重要であることを，*Nature*誌の記事は示唆している。

140　第 9 章　対人関係の測定と評価

　健康心理学や行動医学において対人関係スタイルは直接的な影響を及ぼす変数ではないため，本書の目的から少し逸れるが，まずは健康心理学や行動医学における対人関係スタイルの測定意義について簡単に触れる。次に，健康心理学や行動医学において重要とされる構成概念を取り上げ，それらの測定と評価について概説する。すべての対人関係の測定・評価について言及できないが，他にも重要な対人関係スタイルが存在することを付け加えておきたい。最後に，対人関係スタイルを測定したり，評価したりする際，留意しなければならない点について簡単に言及する。

1.　健康心理学・行動医学における対人関係

　対人関係が情動，認知，行動，身体的生理的活動に影響を及ぼすことは，健康心理学や行動医学においてもよく知られている。あるいは逆に，特定の疾患や心理・身体的症状を呈する人々が，対人関係上の問題を抱えていることも知られている。両者の因果関係を明確にすることは困難であるが，対人関係が疾患や心理・身体的症状と関係していることは明らかである。紙面の都合上，個々の疾患や症状と対人関係との関連性について言及することは困難であるため，ここでは対人関係とうつ病，慢性疾患との関連性についてきわめて簡単に説明する。

　健康心理学や行動医学の分野で最も注目を集めているトピックは「うつ病」であろう。2014 年 11 月の *Nature* 誌のうつ病特集（nature.com/depression）では，「多くの人々がうつ病で苦しんでいるにもかかわらず，うつ病の研究は依然として進んでいない。もしうつ病を癌と同様に深刻な病だと認識していたとするならば，うつ病の研究はより進展していたはずだ」という内容の記事（Ledford, 2014）が掲載されており，うつ病に対する研究の重要性が指摘されている。このように科学全般において注目を集めているうつ病であるが，うつ病と人間関係との間に深い関係があることが知られている（Santini et al., 2015; Schwarzbach et al., 2014）。うつ病（depression）と抑うつ症状（depressive symptoms）との連続性に関する議論（Flett et al., 1997）は他紙に譲るとして，例えば「対人関係が抑うつ症状発症のリスクファクターの 1 つである」，逆に

「抑うつ症状が対人関係を悪化させる」というエビデンスが数多く報告されている（Gadassi & Rafaeli, 2015; Hames et al., 2013; Hammen & Shih, 2014）。

　健康心理学や行動医学の領域において，対人関係を最も重視している分野は慢性疾患に関する研究であろう。慢性疾患の研究では，患者とそのケアーギバー（主に配偶者）との関係が患者の症状や心理・身体的状態に大きな影響を及ぼすことが知られているからである（Badr & Krebs, 2013; Berg & Upchurch, 2007; Hagedoorn et al., 2008; Traa et al., 2015）。特に，疼痛（pain）に苦しんでいる慢性疾患患者を対象とした研究が注目を集めている。

　対人関係を測定する方法はいくつか存在するが，本章では質問紙法と行動観察法に焦点を当て，質問紙法の例として対人ストレスコーピング，行動観察法の例として親密な男女間における行動について以下に説明する。

2. 対人ストレスコーピング：質問紙法の例として

　対人ストレスコーピング（interpersonal stress coping）とは，人間関係に起因して生じたストレスフルな状況あるいは出来事に対する対処行動（coping behavior）を意味する（加藤，2008）。対人ストレスや対人ストレスコーピングに関係する研究は古くから行われてきたが，人間関係に起因して生じるストレスフルな状況や出来事を対人ストレスとして，対人ストレスに対する対処行動を対人ストレスコーピングとしてとらえた研究は始まったばかりである（加藤，2008）。ここでは加藤（Kato, T.）の対人ストレスコーピング尺度（Interpersonal Stress Coping Scale）について説明する。

(1) 対人ストレスコーピング尺度

　我が国においては，加藤（2000）が対人ストレスコーピングを測定するための尺度を開発し，その信頼性と妥当性を検証した論文が数多く発表されてきた（加藤，2008）。このような一連の対人ストレスコーピング研究に基づき，加藤（Kato, 2013）は，国際的に用いることのできる対人ストレスコーピング尺度を開発した。

　対人ストレスコーピング尺度（Kato, 2013）は3つの下位尺度を有し，それ

ぞれの下位尺度は5つの項目から構成されている（Kato, 2013）。ディスタン
シング・コーピング（distancing coping）はストレスフルな人間関係を積極的
に崩壊させようとする方略群であり，加藤（2000）の対人ストレスコーピング
尺度のネガティブ関係コーピングに対応している。リアセシング・コーピン
グ（reassessing coping）はストレスフルな状況が改善したり，変化したりする
ことによって，より望ましいコーピング方略を選択することができるまで，積
極的に待つような方略群である。加藤（2000）の解決先送りコーピングに相当
する。コンストラクティブ・コーピング（constructive coping）はストレスフ
ルな人間関係を維持したり，関係の改善に努めたりするような方略群から構成
されている。加藤（2000）のポジティブ関係コーピングに類似した概念である。
この3つの構成概念は経験的アプローチによって項目が収集され，パラレル分
析（parallel analysis）および MAP（minimum average partial）によって抽出
したものである（3因子が最適解であることが見出された）。

　それぞれの下位尺度得点の信頼性と妥当性は，日本の大学生（Kato, 2013,
2015b），労働者（Kato, 2015a），看護職者（Kato, 2014b），セールスマン（Kato,
2014b）に加え，アメリカ合衆国（Kato, 2014a），オーストラリア（Kato, 2014a），
中国（Kato, 2014a）在住の一般市民を対象に検証されている。さらに，インタ
ーネットを利用した調査（Web-based survey）における信頼性と妥当性も検
証されており（Kato, 2014a），対人ストレスコーピング尺度の適用範囲は幅広
い。6週間の間隔を開けた再検査法による信頼性係数は上記に説明した下位尺
度の順に 0.81, 0.72, 0.76 であった（Kato, 2013）。大学生を対象にした加藤の研
究（Kato, 2013）におけるアルファ係数（α）は，順に 0.805（95% CIs ［0.780,
0.828］），0.839（95% CIs ［0.823, 0.854］），0.733（95% CIs ［0.699, 0.762］）と報
告されている（N=3,686; Kato, 2014a）。また，看護職者（Kato, 2014b）にお
ける下位尺度得点のアルファ係数はそれぞれ 0.795, 0.842, 0.770，セールスマ
ン（Kato, 2014b）におけるアルファ係数は 0.734, 0.780, 0.738，労働者（Kato,
2015a）におけるアルファ係数は 0.84, 0.82, 0.71 であった。アメリカ人（α
=0.83-0.88, 0.66-0.73, 0.79-0.83），オーストラリア人（α=0.85-0.86, 0.70-0.75,
0.77-0.78），中国人（α=0.71-0.75, 0.65-0.70, 0.76-0.79）に対するアルファ係
数もまた，十分な値が報告されている（Kato, 2014a）。対人ストレスコーピン

2. 対人ストレスコーピング：質問紙法の例として　143

表 9-1　対人ストレスコーピング尺度の下位尺度のアルファ係数

アルファ係数			N	参加者	出典	
DC	RC	CC				
0.81	0.79	0.73	427	大学生	Kato（2013）	研究 2
0.84	0.76	0.68	1,707	大学生	Kato（2013）	研究 3 標本 1
0.85	0.83	0.70	184	大学生	Kato（2013）	研究 3 標本 3
0.88	0.85	0.80	286	大学生	Kato（2013）	研究 3 標本 4
0.82	0.79	0.71	233	大学生	Kato（2013）	研究 3 標本 5
0.82	0.80	0.74	326	大学生	Kato（2013）	研究 3 標本 6
0.86	0.79	0.73	306	大学生	Kato（2013）	研究 4 標本 1
0.82	0.84	0.77	217	大学生	Kato（2013）	研究 4 標本 2
0.83	0.66	0.79	246	米国男性	Kato（2014a）	
0.88	0.73	0.83	254	米国女性	Kato（2014a）	
0.85	0.75	0.78	239	豪州女性	Kato（2014a）	
0.86	0.70	0.77	261	豪州男性	Kato（2014a）	
0.75	0.65	0.76	263	中国男性	Kato（2014a）	
0.71	0.70	0.79	237	中国女性	Kato（2014a）	
0.80	0.84	0.77	204	看護職者	Kato（2014b）	
0.73	0.78	0.74	142	販売員	Kato（2014b）	
0.84	0.82	0.71	324	労働者	Kato（2015a）	
0.75	0.81	0.65	1,912	大学生	Kato（2015b）	

注　DC = Distancing Coping（ディスタンシング・コーピング），RC = Reassessing Coping（リアセスシング・コーピング），CC = Constructive Coping（コンストラクティブ・コーピング）。国名がない参加者は日本人。

グ尺度の 3 因子構造は，大学生（Kato, 2013），アメリカ人（Kato, 2014a），オーストラリア人（Kato, 2014a），中国人（Kato, 2014a）を対象にした確証的因子分析（confirmatory factor analysis）によって確認されている。くわえて，アメリカ人，オーストラリア人，中国人のデータを用いた平均構造分析（mean and covariance structure analysis）によって，この 3 因子構造は文化普遍的であることも確認されている（Kato, 2014a）。

　対人ストレスコーピング尺度の 3 つの下位尺度得点は，理論的に関連があることが想定される構成概念の尺度得点と有意な相関が確認され，そうではないと考えられる構成概念の尺度得点との間に有意な相関は確認されていない（Kato, 2013）。例えば，ディスタンシング・コーピングは反社会

的コーピング方略（antisocial coping; Strategic Approach to Coping Scale; Hobfoll et al., 1994）と有意な正の相関が，調和性（agreeableness）や誠実性（conscientiousness）と有意な負の相関が確認されている。リアセスシング・コーピングは抑制方略（restraint coping; COPE; Carver et al., 1989），距離を置く方略（detached coping; Coping Styles Questionnaire; Roger et al., 1993）と有意な正の相関が確認され，逃避・回避方略（escape-avoidance; Ways of Coping Questionnaire; Folkman & Lazarus, 1988）と有意ではないが負の相関が確認されている。また，コンストラクティブ・コーピングは向社会的コーピング（pro-social coping; Strategic Approach to Coping Scale; Hobfoll et al., 1994），関係焦点型コーピング（relationship-focused coping; Empathic Responding Scale; O'Brien & DeLongis, 1996），外向性（extraversion），調和性（agreeableness）と有意な正の相関が確認されている。

(2) 健康心理学・行動医学における対人ストレスコーピング

対人ストレスコーピング研究において，健康心理学や行動医学に携わる研究者たちの関心はストレス反応との関係にある。ディスタンシング・コーピングは日本人大学生（Kato, 2013, 2015b），日本人労働者（Kato, 2015a），日本人看護婦（Kato, 2014b），日本人販売員（Kato, 2014b），アメリカ人（Kato, 2014a），オーストラリア人（Kato, 2014a），中国人（Kato, 2014a）など，さまざまなサンプルにおいて，抑うつ（Kato, 2013, 2014a, 2015b），不安（Kato, 2013），バーンアウト（Kato, 2015a），睡眠障害（Kato, 2015a），全般的ストレス反応（Kato, 2013, 2015a, 2014b）などを含めた不健康な心理・身体的反応と正の相関が確認されている。一方，リアセスシング・コーピングは日本人大学生（Kato, 2013, 2015b），日本人労働者（Kato, 2015a），日本人看護婦（Kato, 2014b），アメリカ人（Kato, 2014a），オーストラリア人（Kato, 2014a），中国人（Kato, 2014a）など，さまざまなサンプルにおいて，抑うつ（Kato, 2013, 2014a, 2015a, 2015b），不安（Kato, 2013），バーンアウト（Kato, 2015a），睡眠障害（Kato, 2015a），全般的ストレス反応（Kato, 2013, 2015a, 2014b）などを含めた不健康な心理・身体的反応と負の相関が確認されている。コンストラクティブ・コーピングはアメリカ人（Kato, 2014a），オーストラリア人（Kato, 2014a）などのサンプルにお

いて，抑うつ（Kato, 2014a, 2015b）と正の相関が確認されている。さらに，加藤（Kato, 2013）の研究では，代表的なコーピング方略（coping strategies）および対人葛藤方略（conflict resolutions）が抑うつ症状に及ぼす影響を統制した後も，対人ストレスコーピングが有意にその後の抑うつ症状と関連していたことを報告している。

3. 親密な男女関係における行動：観察法の例として

　家族心理学の領域では，親密な男女関係（特に夫婦関係）における2者間のやりとり（行動）を観察し数量化する方法が，古くから用いられてきた（Heyman, 2001; 加藤，2008, 2009）。ここでは，親密な男女間における議論や会話中の行動について言及する。数多くの研究によって，親密な男女間における議論・会話中の行動が，心理的・身体的健康状態に影響を及ぼすことが知られているからである（加藤，2008, 2009）。親密な男女間における議論や会話中の行動の測定・評価方法として，ウァイス（Weiss, R. L.）の夫婦相互作用記号化システム（Marital Interaction Coding System），マークマン（Markman, H. J.）の相互作用次元コード化システム（Interaction Dimensions Coding System）などが知られているが，ここでは最も頻繁に使用されてきたゴットマン（Gottman, J. M.）らの高速カップル相互作用得点化システム（Rapid Couple Interaction Scoring System）と特定感情得点化システム（Specific Affect Coding System）を取り上げて説明する。

(1) ゴットマンの観察コード化システム

　ゴットマンは，意見の対立や議論が生じるような話題を設定し，その話題について通常15分間男女で話し合いをさせた。そして，そこで観察される男女の言動を観察することで，男女間の会話を客観的にとらえようとした。言動を記録する際の詳細なマニュアルとして，まずカップル相互作用得点化システム（Couple Interaction Scoring System）が開発された（Gottman, 1979）。この観察コード化システムは36のバーバルコード（Cohen's Kappa coefficient＝0.91）と3つのノンバーバルコート（Cohen's Kappa coefficient＝0.72）から構成され

ている。このカップル相互作用得点化システムをもとに，先に述べた高速カップル相互作用得点化システムが開発された（Krokoff et al., 1989）。高速カップル相互作用得点化システムには合計22項目のチェック項目があり，話し手に対するチェック13項目，聞き手に対するチェック9項目から構成されている（表9-2）。それぞれ，観察対象者の否定的行動指標と肯定的行動指標を数量化することができる。これらの信頼性と妥当性は多くの研究によって実証されている（Heyman, 2001; King, 2001）。

ゴットマンらはさらに研究を進め，カップルの感情（affect）に焦点を当てた特定感情得点化システム（Gottman & Krokoff, 1989）を開発した。原版の特定感情得点化システムは「中立」「ユーモア」「愛情・思いやり」「関心・詮索」「喜び」「怒り」「反感・嘲笑・軽蔑」「泣き言」「悲しみ」「恐怖」の10の行動リストを観察するシステムであったが（表9-3），後に「ケンカ腰」「話し合いの妨害」「防衛」「支配的態度」の行動リストを加え，「軽蔑」と「反感」を1つのリストから分離し，合計16リストまで拡大された（Coan & Gottman, 2007; Gottman et al., 1995）。具体的な得点化のシステムは複雑であるため，紙面の都合上その説明については割愛するが，コーン（Coan, J.）のResearchGateか

表9-2　高速カップル相互作用得点化システム（加藤，2009）

否定的指標	肯定的指標
話し手の言動	
不平 批判 否定的関係に焦点をあてた話をする 賛成だけれども…… 自己防衛 パートナーをへこませる 否定的感情を増幅させる それ以外の否定的言動	問題を肯定的（中性的）に説明する 課題志向的関係情報 同意 ユーモア・笑い それ以外の肯定的言動
聞き手の言動	
相づちを打たない 表情を変えない 否定的な表情 視線をそらす，視線を落とす	相づちを打つ 表情を変える 肯定的な表情をする 話し手に注目する 敏感に表情を変える

3. 親密な男女関係における行動：観察法の例として **147**

表 9-3　特定感情得点化システム（Ver. 1.0）のコード（加藤，2009）

コード	内容
中性	感情が入らない質問と返答，情報の交換
ユーモア	親しみの表れ。冗談を言ったり，笑ったり，ほほ笑んだり，おどけたり，ふざけたり，ふたりだけしか知らないことで笑ったりする。
愛情・思いやり	愛情を直接伝えたり，ほめたり，心配して聞いたりする。
関心・せんさく	パートナーの言動に肯定的で積極的な関心を示す。
喜び	興奮したり，強調したりして喜びを表現する。子どものように期待し，大げさな質問をしたり，叫んだりする。予期していない出来事に対して驚く。
怒り	直接怒りを表す，批判する，積み重ねられた緊張を突然開放し，攻撃的な話が増える。
反感・嘲笑・軽蔑	うんざり，嫌気，あざけり，軽蔑，腹立たしさ，敵対的なユーモア。
泣き言	かん高く，声をふるわせ，文末を強めるような話し方。幼稚な方法で自分の要求や不平を伝えようとする。自分が犠牲者であるかのようにふるまったり，自分を守ろうとしたりする。
悲しみ	あきらめ，無抵抗，痛烈な悲しみの表現。
恐怖	話が乱れたり（話の途中で，つまずき，同じ言葉を繰り返す，どもる，はぶく），緊迫すると，声がふるえたりすることで，その様子を知ることができる。

ら最近の得点化のシステム（Coan & Gottman, 2007）をダウンロードできる（https://www.researchgate.net/profile/James_Coan）。得点化のシステムはそれ以降も改訂を重ねてきた。特定感情得点化システムの信頼性と妥当性は多くの研究によって実証されており（Heyman, 2001; King, 2001），親密な男女間の行動を観察するシステムとして最も広く用いられている。原版のカッパ係数は全体で 0.71 から 0.74 であったと報告されている。最近では，男女間だけではなく，親子間，友人間への適用が試みられている。

（2）健康心理学・行動医学における観察コード化システム

　ゴットマンらの観察コード化システムの主たる目的は介入効果を測定することであるが，さらに親密な男女が将来別れるかどうか（離婚するかどうか）を予測できる（加藤，2009）。健康心理学や行動医学における関心から言えば，観察コード化システムは，その後の親密な男女間の関係満足感のみならず，情

動・認知・行動レベルにおける健康状態を予測することができ（加藤，2009），意義のある測定・評価法である。観察コード化システムのようにコストと時間がかかり測定方法が複雑である観察法は，健康心理学や行動医学の領域ではあまり用いられてこなかった。しかし，慢性疾患患者における夫婦関係の重要性に鑑みると，観察コード化システムは重要な測定・評価方法であるかもしれない（慢性疾患研究においても，観察コード化システムはあまり用いられていないのが現状であるが）。

4. 対人関係の測定・評価における留意点

　測定や評価に関する一般的問題は他紙に譲るが，対人関係の測定・評価において特に留意すべき点について，我が国の対人関係研究の現状を踏まえつつ概説する。質問紙法は対人関係を測定する方法として十分に知られた方法であり，多くの研究で用いられてきた傾向がある。しかし，質問紙法の性質について熟知していなければ，測定・評定者，研究者，臨床実践者として致命的な過ちを犯しかねない。それゆえ，特に質問紙法によって得られたデータの解釈に関しては十分に留意しなければならない。特に，我が国の社会心理学や性格心理学といった領域では，質問紙法のさまざまな限界に関する認識に乏しい研究者が多い。

(1) 因果関係に対する誤った認識
　対人関係というテーマは，社会心理学や性格心理学といった分野で扱われることが多いが，我が国のこのような領域では，質問紙調査法で測定した変数間に因果関係を仮定し，それを実証することがさも可能であるかのような誤った知識に基づく研究が散見される。質問紙調査法によって得た結果について「○○が○○に影響を及ぼすことが実証された」「○○が増加するにつれ○○が低下することが示された」「○○が○○を予測することが明らかになった」などという表現が，我が国の学術学会誌の多くの論文で散見される。しかし，こうした記述は明らかに誤りである。たとえ縦断的研究であっても，質問紙調査法では因果関係を実証することはできず，変数間の関連性を検証したに過ぎないこ

とを忘れてはならない。

(2) 自己報告の問題

　質問紙法の多くが自己報告（self-report）によるものであるが，我が国の学術論文の限界（limitation section）において，自己報告による問題点についての議論がほとんどなされていない。例えば，CMV（common method variance）あるいはCMバイアス（common method bias）は質問紙法の問題として社会科学の領域では十分知られている自己報告の問題である。CMVは同じ方法によって測定された変数間の相関と真の相関とのズレを意味し，通常真の相関より強い相関が観察されることが古くから指摘されている（Podsakoff et al., 2003; Richardson et al., 2009; Spector, 2006）。こうした傾向は自己報告による質問紙法において顕著に見られる現象であり，そのためCMVを防ぐための研究デザインも考案されている（Podsakoff et al., 2003; Richardson et al., 2009; Spector, 2006）。しかし，我が国の学術論文には，そのような問題に対する記述（限界におけるCMVについての言及）や対策（CMVを回避するためのデザインの使用）がほとんどなされていない。CMVは自己報告による調査法が有する問題点の1つにすぎず，自己報告による調査法は他にも多くの問題を抱えており，そのような問題に対してどのように対応すべきか知る必要がある。質問紙法を用いて対人関係を測定している我が国の研究者たちはこのような問題に対して無防備であるとも言える。

(3) 命名による説明：尺度名による説明

　健康心理学や行動医学と比較すると，対人関係を扱う社会心理学や性格心理学の領域では，命名による説明（explanation by naming）によって構成概念を誤用している論文が多い。命名による説明は，例えば，母親が子どもを可愛がるさまを母性本能によって説明し，母性本能を母親が子どもを可愛がるさまによって実証しようとするようなものである（今田・澤, 2014）。測定や評価の視点から言えば，尺度が測定している構成概念を尺度名によって説明しようとする現象は「命名による説明」に酷似している。

　特に社会・性格心理学領域では「○○尺度で測定した尺度得点が○○という

構成概念を示している」という認識に疑問を抱かない者が多いかもしれない。例えば「レジリエンス（resilience）尺度で測定した尺度得点」と「レジリエンス」は同一である，というようにである。もし，レジリエンスをストレスか何かからの精神的回復力のようなものだととらえているならば，「レジリエンス尺度の尺度得点が高いから，ストレスに対する回復力が高い（抵抗力が強い）」という説明は，研究結果の説明や解釈にはならない。ましてや「レジリエンス尺度の尺度得点とストレス反応得点との間に負の相関関係が観察されていることをもって，レジリエンス尺度はレジリエンスを測定している」という説明は明らかに循環論に陥っている。ストレス課題によって喚起された身体的活動の回復が早い個人特性，あるいは心理・身体的ストレス反応と負の関係にある個人特性などについて展望する際に，そのような個人特性の総称する記述概念として便宜上レジリエンスを用いるならば，レジリエンスの使い方として理解できる（例えば，"The science of resilience: Implications for the prevention and treatment of depression"; Southwick & Charney, 2012）。つまり，レジリエンスはストレスに対する回復力を意味する個人特性の総称としての記述概念に過ぎない。このような構成概念の説明には，別の概念を必要としている点に留意すべきだ。例えば，実際に自尊心を測定しているならば，それはレジリエンスではなく自尊心という概念を用いるべきであり，レジリエンス尺度ではなく自尊心尺度と記載すべきである。仮にレジリエンスを複数の構成概念の集合体であるととらえているならば，レジリエンス尺度によってレジリエンスを測定した気になるのではなく，それぞれの構成概念を測定していることを認識すべきである。レジリエンスを測定する尺度なるものを想定したり，あるいはレジリエンス能力なるものを仮定したりすることで，記述概念が説明概念に化けてしまうようなマジックを使用してはならない。

引用文献

Badr, H., & Krebs, P. (2013). A systematic review and meta-analysis of psychosocial interventions for couples coping with cancer. *Psycho-Oncology, 22,* 1688–1704.

Beck, A. T., Ward, C. H., Mendelson, M., Mock, J., & Erbaugh, J. (1961). An inventory for measuring depression. *Archives of General Psychiatry, 4,* 561–571.

Berg, C. A., & Upchurch, R. (2007). A developmental-contextual model of couples coping with chronic illness across the adult life span. *Psychological Bulletin, 133*, 920-954.

Carver, C. S., Scheier, M. F., & Weintraub, J. K. (1989). Assessing coping strategies: A theoretically based approach. *Journal of Personality and Social Psychology, 56*, 267-283.

Coan, J. A., & Gottman, J. M. (2007). The specific affect coding system (SPAFF). In J. A. Coan & J. J. B. Allen (Eds.), *Handbook of emotion elicitation and assessment* (pp. 267-285). Northants, UK: Oxford Univesity Press.

Flett, G. L., Vredenburg, K., & Krames, L. (1997). The continuity of depression in clinical and nonclinical samples. *Psychological Bulletin, 121*, 395-416.

Folkman, S., & Lazarus, R. S. (1988). *Manual for the ways of coping questionnaire.* Palo Alto, CA: Consulting Psychologists Press.

Gadassi, R., & Rafaeli, E. (2015). Interpersonal perception as a mediator of the depression-interpersonal difficulties link: A review. *Personality and Individual Differences, 87*, 1-7.

Gottman, J. M. (1979). *Marital interaction: Experimental investigations.* New York: Academic Press.

Gottman, J. M., & Krokoff, L. J. (1989). Marital interaction and satisfaction: A longitudinal view. *Journal of Consulting and Clinical Psychology, 57*, 47-52.

Gottman, J. M., McCoy, K., & Coan, J., & Collier, H. (1995). *The specific affect coding system (SPAFF) for observing emotional communication in marital and family interaction.* Mahwah, NJ: Erlbaum.

Hagedoorn, M., Sanderman, R., Coyne, J. C., Bolks, H. N., & Tuinstra, J. (2008). Distress in couples coping with cancer: A meta-analysis and critical review of role and gender effects. *Psychological Bulletin, 134*, 1-30.

Hames, J. L., Hagan, C. R., & Joiner, T. E. (2013). Interpersonal processes in depression. *Annual Review of Clinical Psychology, 9*, 355-377.

Hamilton, M. (1960). A rating scale for depression. *Journal of Neurology, Neurosurgery and Psychiatry, 23*, 56-62.

Hammen, C. L., & Shih, J. (2014). Depression and interpersonal processes. In I. H. Gotlib & C. Hammen (Eds.), *Handbook of depression* (3rd ed., pp. 277-295). New York: Guilford Press. .

Heyman, R. E. (2001). Observation of couple conflicts: Clinical assessment applications, stubborn truths, and shaky foundations. *Psychological Assessment, 13*, 5-35.

Hobfoll, S. E., Dunahoo, C. L., Ben-Porath, Y., & Monnier, J. (1994). Gender and coping: The dualaxis model of coping. *American Journal of Community Psychology, 22*, 49-82.

今田　寛・澤　幸祐（2014）．メールインタビュー——今田寛先生に聞く——　動物心理学研究, *64*, 55-61.

加藤　司（2000）．大学生用対人ストレスコーピング尺度の作成　教育心理学研究, *48*, 225-234.

加藤　司（2008）．対人ストレスコーピングハンドブック—人間関係のストレスにどう立ち向かうか——　ナカニシヤ出版

加藤　司（2009）．離婚の心理学—パートナーを失う原因とその対処——　ナカニシヤ出版

Kato, T.（2013）. Assessing coping with interpersonal stress: Development and Validation of the Interpersonal Stress Coping Scale in Japan. *International Perspectives in Psychology: Research, Practice, and Consultation, 2*, 100-115.

Kato, T.（2014a）. Relationship between coping with interpersonal stressors and depressive symptoms in the United States, Australia, and China: A focus on reassessing coping. *PLoS ONE, 9*（10）: e109644. doi: 10.1371/journal.pone.0109644

Kato, T.（2014b）. Coping with interpersonal stress and psychological distress at work: Comparison of hospital nursing staff and salespeople. *Psychology Research and Behavior Management, 7*, 31-36.

Kato, T.（2015a）. Coping with workplace interpersonal stress among Japanese employees. *Stress and Health, 31*, 411-418.

Kato, T.（2015b）. Impact of coping with interpersonal stress on the risk of depression in a Japanese sample: A focus on reassessing coping. *SpringerPlus*, 4:319. doi: 10.1186/s40064-015-1111-7

King, K.（2001）. A critique of behavioral observational coding systems of couples' interaction: CISS and RCISS. *Journal of Social and Clinical Psychology, 20*, 1-23.

Krokoff, L. J., Gottman, J. M., & Hass, S. D.（1989）. Validation of a global Rapid Couples Interaction Scoring System. *Behavioral Assessment, 11*, 65-79.

Ledford, H.（2014）. Medical research: If depression were cancer. *Nature, 515*, 182-184.

O'Brien, T. B., & DeLongis, A.（1996）. The interactional context of problem-, emotion-, and relationship-focused coping: The role of the big five personality factors. *Journal of Personality, 64*, 775-813.

Podsakoff, P. M., MacKenzie, S. B., Lee, J. Y., & Podsakoff, N. P.（2003）. Common method biases in behavioral research: A critical review of the literature and recommended remedies. *Journal of Applied Psychology, 88*, 879-903.

Radloff, L. S.（1977）. The CES-D Scale: A self-report depression scale for research in the general population. *Applied Psychological Measurement, 1*, 385-401.

Richardson, H. A., Simmering, M. J., & Sturman, M. C.（2009）. A tale of three perspectives: Examining post hoc statistical techniques for detection and correlation of common method variance. *Organizational Research Methods, 12*, 762-800.

Roger, D., Jarvis, G., & Najarian, B. (1993). Detachment and coping: The construction and validation of a new scale for measuring coping strategies. *Personality and Individual Differences, 15,* 619–626.

Santini, Z. I., Koyanagi, A., Tyrovplas, S., Mason, C., & Haro, J. M. (2015). The association between social relationships and depression: A systematic review. *Journal of Affective Disorders, 175,* 53–65.

Schwarzbach, M., Luppa, M., Forstmeier, S., König, H., & Riedel-Heller, S. G. (2014). Social relations and depression in late life: A systematic review. *International Journal of Geriatric Psychiatry, 29,* 1–21.

Southwick, S. M., & Charney, D. S. (2012). The science of resilience: Implications for the prevention and treatment of depression. *Science, 338,* 79–82.

Spector, P. E. (2006). Method variance in organizational research: Truth or urban legend? *Organizational Research Methods, 9,* 221–232.

Traa, M. J., de Vries, J., Bodenmann, G., & den Oudsten, B. L. (2015). Dyadic coping and relationship functioning in couples coping with cancer: A systematic review. *British Journal of Health Psychology, 20,* 85–114.

van Noorden, R., Maher, B., & Nuzzo, R. (2014). The top 100 papers: Nature explores the most-cited research of all time. *Nature, 514,* 550–553.

第10章

健康関連行動および認知の測定と評価

荒井弘和

1. はじめに

　本章では，身体活動・睡眠・食行動など，健康に関連する行動とその行動に関連する認知について，我が国ではどのように測定し，評価されているかを概観する。近年における健康心理学の研究において，最も用いられている理論の1つであるトランスセオレティカル・モデル（transtheoretical model: TTM; Prochaska & DiClemente, 1983）の理論とその構成要素の評価方法を紹介する。

　各論に進む前に，TTM について概説する。我々が行動の習慣化を支援するために，行動の準備性や継続性を識別する考え方として，「変容ステージ」がある。変容ステージとは，TTM の中心的な要素であり，過去および現在における行動の実施とその行動に対する準備性の両方を統合した変数である。変容ステージは，行動しておらずするつもりもないという「無関心期（前熟考期と呼ぶこともある）」，行動をしていないがするつもりはあるという「関心期（熟考期と呼ぶこともある）」，行動を変容する準備をしている「準備期」，行動しているがするようになってから間もない「実行期」，行動を長期にわたって継続している「維持期」という5つのステージから構成される。TTM は，社会的認知理論（Bandura, 1977）などの多様な心理学の理論を統合したモデルであり，行動変容のステージ，行動変容のプロセス，意思決定のバランス，およびセルフ・エフィカシー（セルフエフィカシーと表記される場合もある）という4つの要素から構成される（Marcus & Forsyth, 2003 下光・岡・中村訳 2006; Prochaska et al., 1992; Prochaska et al., 1994 中村監訳 2005; Prochaska & Velicer, 1997）。

2. 身体活動

(1) 身体活動・座位行動の量・水準

身体活動量を評価する機器と言えば，一般的には歩数計が親しまれている。近年では，加速度センサーを内蔵する活動量計（加速度計）も用いられている。現在では，上下方向だけの一軸加速度センサーから，二軸ないし三軸の加速度センサーを搭載している加速度計が主流となっている（熊谷ら，2015）。加速度計については，熊谷ら（2015）や笹井ら（2015）が詳しいので参照されたい。

国際的に用いられている尺度として，IPAQ（International Physical Activity Questionnaire）日本語版（村瀬ら，2002）がある。IPAQ は，世界保健機関（World Health Organization: WHO）のワーキンググループが，全世界的に統一された基準で身体活動量を評価するために作成した質問表である（村瀬ら，2002）。短縮版もあり，日常生活での平均的な 1 週間で，歩行や中等度の強度の身体活動，高強度の身体活動を行っている日数および時間を全 9 項目で測定する。近年では，その後に開発された GPAQ（Global Physical Activity Questionnaire; Bull et al., 2009）も用いられている。

岡ら（2013）によれば，座位行動の評価にも，IPAQ や GPAQ などの質問紙が用いられる。荒井ら（Arai et al., 2006）は，座位行動の指標として，IPAQ 日本語版の短縮版に含まれている項目を用いた。具体的には，「次の質問は，毎日座ったり寝転んだりして過ごしている時間（仕事中，自宅で，勉強中，余暇時間など）についてです。すなわち，机に向かったり，友人とおしゃべりをしたり，読書をしたり，座ったり，寝転んでテレビを見たり，といったすべての時間を含みます。なお，睡眠時間は含めないで下さい。平日（または休日）には，通常，1 日合計してどのくらいの時間座ったり寝転んだりして過ごしますか？」という項目を用いた。この質問については，平日と休日の 2 項目が設けられ，平日の時間を 5 倍した時間と，休日の時間を 2 倍した時間を加算した後，その数値を 7 で除して，1 日あたりの座位行動時間を算出した。また，荒井ら（Arai et al., 2006）は，同じく座位行動の指標として，信頼性を確認したうえで，余暇目的での TV・PC 使用時間も用いた。先行研究（Williams et al., 1999）をもとにして，「勉強・仕事以外で，1 日平均どのくらいテレビ，ビデオ，テレ

ビゲーム，またはパソコンを使用しますか？」という項目を設けた。TV・PC
使用時間についても，平日と週末の2項目を設け，平日の時間を5倍した時間
と週末の時間を2倍した時間を加算し，その数値を7で除して，1日あたりの
TV・PC使用時間を算出している。

　近年では，姿勢情報を客観的に評価することが可能な傾斜計（インクリノメ
ーター）やウェアラブルカメラを用いた評価も行われている。座位行動の評価
については，岡ら（2013）に詳しいので参照されたい。

(2) 成人における身体活動と関連要因

　運動行動の変容ステージについては，5項目の運動行動の変容段階尺度（岡,
2003b; Oka et al., 2000）が開発された。この尺度は，過去および現在における
実際の運動行動と，その運動行動に対する動機づけの準備性の状態を測定する
項目で構成されている。各項目の内容は，「私は現在，運動をしていない。ま
た，これから先もするつもりはない（無関心期）」「私は現在，運動をしていな
い。しかし，近い将来に始めようとは思っている（関心期）」「私は現在，運動
をしている。しかし，定期的ではない（準備期）」「私は現在，定期的に運動を
している。しかし，始めてから6ヶ月以内である（実行期）」「私は現在，定期
的に運動をしている。また，6ヶ月以上継続している（維持期）」である。定期
的な運動とは，1回あたり20〜30分以上の運動を週2〜3回以上行うことを
示しており，5項目から現在の自分の考えや行動に当てはまる変容ステージを
1つ選択する。この尺度については，信頼性と妥当性が確認されている。

　運動セルフ・エフィカシーについては，岡（2003a）によって5項目の運動
セルフ・エフィカシー尺度が開発された。個人が定期的に運動を行う場合，異
なる状況や障害におかれても，逆戻りすることなくその運動を継続することに
対するセルフ・エフィカシーを測定する尺度で，5項目（うち1項目は無関項
目）で構成されている。忙しい，または天気が良くないなどの状況でも，運動
を実践することができるという確信の程度を尋ねるものであった。

　運動に関する意思決定バランス（行動を変容することに伴う種々の恩恵と負
担に対する評価のバランス）については，運動に関する意思決定のバランス尺
度（岡ら，2003）が開発されている。この尺度は，定期的な運動実践によって

得られる恩恵と負担を自覚している程度を測定するもので，運動の実践に伴う恩恵因子と負担因子の２因子からなっている（両因子とも 10 項目）。運動実践に伴う恩恵因子の項目は，「定期的に運動すると，やせたり，身体が丈夫になり，体力がつく」などであり，負担因子の項目は，「定期的に運動することは，仕事（家族）の邪魔になる」などである。

　プロチャスカとディクレメンテ（Prochaska & DiClemente, 1983）は，個人が行動を変容させる際に用いられるテクニックである変容プロセスのうち，行動的なプロセス（スキル）を評価するために，武田ら（2008）は，運動に関する行動的スキル尺度を作成した。この尺度は１因子構造であり，「運動することに関する現実的な目標を立てた」など５項目から構成され，信頼性と妥当性が確認されている。

　板倉ら（2003）は，運動ソーシャルサポート尺度を開発した。この尺度は，「家族や友人は，運動のやり方について，アドバイスや指導をしてくれる」という項目など５項目（１因子）から構成され，信頼性と妥当性が確認されている。

　近年では，個人内変数（心理的要因など）だけでなく，個人を取り巻く環境要因に対する関心が高まっている。井上ら（2009）は，居住地近隣（自宅から 10 ～ 15 分程度で歩いて行くことができる範囲）の歩行環境を評価する質問紙である近隣歩行環境簡易質問紙（Abbreviated Neighborhood Environment Walkability Scale: ANEWS）日本語版を作成した。この質問紙は，世界的に広く活用されている質問紙の日本語版であり，「世帯密度」「土地利用の多様性」「サービスへのアクセス」「道路の連結性」「歩道・自転車道」「景観」「交通安全」「治安」の８つの要素を評価した。柴田ら（Shibata et al., 2009）は，運動に関連する周囲の環境を尋ねる尺度を作成し，近隣の環境を調査している（表10-1）。

表 10-1　運動に関連する周囲の環境を尋ねる尺度の質問項目（Shibata et al., 2009）

1. 自宅には，運動をするための用具や機器（シューズ，万歩計，ダンベルなど）がそろっている。
2. 自宅の近所には，運動するための場所や施設（遊歩道，公園，フィットネスクラブなど）がある。
3. 自宅の周りは，運動しやすい安全な環境（十分な街灯や舗道がある，交通量が少ない）が整っている。
4. 自宅の近所には，景色を楽しみながら運動することができる場所がある。
5. 自宅の近所で，運動している人をよく見かける。

石井ら（2009）は，簡易版運動習慣の促進要因・阻害要因尺度を開発した。促進要因・阻害要因ともに，2項目ずつを含む5因子（10項目）によって構成され，信頼性・妥当性が確認されている。

(3) 子どもにおける身体活動と関連要因

鈴木ら（2005）は，幼児を対象とした身体活動評価尺度として，子どもアクティビティ尺度を作成した。この尺度は，幼児の実際の遊び状況を評価する「プレイ」因子（6項目），遊び場面でのリーダーシップを評価する「リーダー」因子（3項目），遊び場面で課題にチャレンジすることを評価する「チャレンジ」因子（3項目），遊び場面での協調性や社会性を評価する「ソーシャル」因子（3項目）の計4因子15項目で構成されている。

上地ら（2000, 2002, 2003）は，信頼性・妥当性の確認された複数の尺度を整備した。身体活動水準を評価する子ども用身体活動尺度（上地ら，2000）は，1因子構造（5項目）であり，昼休み時間など5つの活動時間帯の身体活動水準を評価した。身体活動セルフエフィカシー尺度（上地ら，2002）は，身体活動のバリア（障壁）を克服することに対するセルフエフィカシーを評価する尺度で，「宿題や勉強で疲れている時でも，体を動かすことができる」など8項目（1因子構造）で構成されている。上地ら（2003）は，子ども用の身体活動行動変容段階尺度と，子ども用身体活動の恩恵・負担尺度を開発した。子ども用身体活動行動変容段階尺度は，5つの変容ステージから1つを選択させる尺度で，子ども用身体活動の恩恵・負担尺度は，身体活動の恩恵を評価する4項目（例：身体を動かすことにより，友達と仲良くなれる）と，身体活動の負担を評価する5項目（例：身体を動かすことは，勉強の邪魔になる）で構成されている。

石井ら（2012）は，日本人小学生における近隣身体活動環境尺度を開発し，信頼性・妥当性を確認している。この尺度は，近隣の安全面を評価する「安全性」因子（5項目），近隣の好ましい景観や景色を測定する「魅力的な景観」因子（4項目），不審者の存在や犯罪の危険性を評価する「治安」因子（2因子），人の目が行き届いていない状況により景観が損なわれた様子を測定する「不快な景観」因子（2因子）の4因子で構成されている。

3. 睡　　眠

(1) アクチグラフィ

　睡眠・覚醒リズムの測定評価，睡眠習慣の把握の客観的測定法としてアクチ
グラフィがある（有竹, 2014）。有竹（2014）によれば，アクチグラフィとは，
アクチグラフと呼ばれる小型かつ軽量で，内蔵している加速度センサーによっ
て活動量を検出する装置を用いた睡眠・覚醒リズムの測定法のことである。す
でに紹介した身体活動の評価に用いられる加速度計も，アクチグラフと言える。

(2) 自己報告による調査票

　就床時と起床時に睡眠感を評定する OSA 睡眠調査票（小栗ら，1985）やそ
の改定版である OSA 睡眠調査票 MA 版（山本ら，1999）などがある。OSA 睡
眠調査票 MA 版は，起床時の睡眠内省を評価する心理尺度であり，(1) 起床時
眠気，(2) 入眠と睡眠維持，(3) 夢み，(4) 疲労回復，(5) 睡眠時間の 5 因子
16 項目から構成され，信頼性・妥当性が確認されている。入眠に特化した尺
度としては，入眠感調査票（山本ら，2003）がある。この調査票は，入眠内省
項目群（9 項目）と入眠感に影響を及ぼすと考えられる影響要因項目群（40 項
目）から構成されている。主観的な日中の過度の眠気を評価する尺度としては，
ESS（Epworth Sleepiness Scale; Johns, 1991）を用いることができる。ESS は，
睡眠時無呼吸症候群の評価にも用いられている。我が国では，日本語版 ESS
（Japanese version of ESS: 福原ら，2006）を用いている。

　欧米において頻繁に用いられる睡眠指標として PSQI（Pittsburgh Sleep
Quality Index; Buysse et al., 1989）がある。日本語版（PSQI-J: 土井ら，1998;
Doi et al., 2000）も開発された。PSQI は，主観的な睡眠の質と他の変数（健康
状態や精神状態など）との関連（Buysse et al., 1989），睡眠の質に対する介入
の縦断的な効果（Buysse et al., 1989; Doi et al., 2001），および睡眠の質に関す
る疫学データの結果の比較（Doi et al., 2001）に有効な尺度だと言われている。
内山（2002）によれば，PSQI は，(1) 過去 1 ヶ月間という時間枠を設定してい
る，(2) 睡眠に関する量的・質的情報を包含している，(3) 標準化することに
より個人間および群間の比較を可能にしている，(4) 信頼性，妥当性の証明さ

160 第10章 健康関連行動および認知の測定と評価

れた標準化された尺度である，(5) 使いやすく簡便な方法である，という5つ
の特徴がある。

PSQI は18項目から構成されており，(1) 睡眠の質（主観的な睡眠の質の評
価），(2) 入眠時間（寝床についてから眠るまでの時間），(3) 睡眠時間，(4) 睡
眠効率（寝床にいた時間に対する睡眠時間の割合），(5) 睡眠困難（睡眠の困難
さ），(6) 眠剤の使用（睡眠薬使用の頻度），および (7) 日中覚醒困難（日中の
過眠や意欲の持続）という7つの構成要素と総合得点によって，睡眠の質を評価
することができる。各構成要素とも得点範囲は0～3点で，7項目の得点の総和
が総合得点となり，得点が高いほど睡眠の質が悪いことを表している。

内山 (2002) も述べているが，PSQI は，いわゆる不眠症，抑うつあるいはう
つ病，不安障害などによる不眠の評価に非常に適している。しかし，睡眠不足や
過眠を伴う睡眠障害や，概日リズム障害，交代勤務，不規則なライフスタイルの
ように就寝時刻や起床時刻が一定していない場合の不眠の評価には適していな
い。また，PSQI のみを睡眠の質の指標として用いた場合，日中における短時間
の睡眠（いわゆる昼寝）を評価に反映させることが困難である（荒井ら，2006）。

PSQI は睡眠の質と量を評価することができる一方で，位相（起床時刻や就
寝時刻など）を評価することができない（松本ら，2014）。位相を評価する尺
度として，概日リズムの位相の個人差である「朝型－夜型」を評価する日本
語版朝型－夜型（morningness-eveningness）質問紙（石原ら，1986）がある。
幼児期・学童期の子どもに対しては，近年になって，子どもの朝型－夜型質
問票日本語版（the Japanese version of Children's Chronotype Questionnaire:
CCTQ-J: 土井ら，2013）が開発され，進行する子どもの夜型化傾向に関する研
究への期待が高まっている。

近年になって，松本ら (2014) は，睡眠の質・量・位相の3要素を評価する
ことのできる3次元型睡眠尺度（3 Dimensional Sleep Scale: 3DSS）を開発し
た（表10-2）。この尺度は，日勤の労働者専用の尺度で，信頼性・妥当性が確
認されている。位相として，「睡眠の規則正しさ」と「睡眠相の後退がないか
（理想とされる時間帯から体内リズムの周期がずれていないか）」を評価するこ
とができ，松本ら (2015) によって，カットオフ値についても検討が行われた。
今後，3DSS を用いた研究の展開に注目したい。

表 10-2　3次元型睡眠尺度の質問項目（3DSS: 松本ら，2014）

位相に関する項目（*; 因子分析にて削除）
　1-1：平日・休日に関わらず，就寝時刻はほとんど変わらない
　1-2：平日・休日に関わらず，起床時刻はほとんど変わらない
　1-3：朝食は毎日きちんとした食事を摂っている
　1-4：「朝型」と「夜型」でいうと，自分は「朝型」である
　1-5*：平日の就寝時刻は午前 0 時よりも早い
　1-6：平日の起床時刻は？

質に関する項目（*; 因子分析にて削除）
　2-1：寝る態勢に入ってから 30 分以上寝つけない
　2-2：夜中に 2 回以上目が覚める
　2-3：起床する予定の時刻より 2 時間以上早く目覚めて，その後寝つけない
　2-4：深く眠れた感じがしない
　2-5：眠れないことに不安を感じる
　2-6*：仕事や私生活において過度のストレスを感じている

量に関する項目
　3-1：本当はもっと寝たいが，思うように睡眠がとれていない
　3-2：目覚めた直後に強い眠気や疲労感が残っている
　3-3：昼時だけでなく，午前中や夕方に眠気を感じる
　3-4：居眠りやうたた寝をする
　3-5：平日の睡眠時間は 6 時間未満である

回答選択肢（1-6 以外）：1. とても当てはまる，2. やや当てはまる，3. あまり当てはまらない，
　　　　　　　　　　　　4. 全く当てはまらない
回答選択肢（1-6）　　：1. 午前 6 時頃もしくは午前 6 時よりも早い，2. 午前 6 時 30 分頃，
　　　　　　　　　　　　3. 午前 7 時頃，4. 午前 7 時よりも遅い
採点方法（位相）　　　：1→3 点，2→2 点，3→1 点，4→0 点
採点方法（質，量）　　：1→0 点，2→1 点，3→2 点，4→3 点

4. 食行動

(1) 一般的な食行動

　健康関連指標として野菜摂取行動を扱った研究がある。山本ら（2011）は，野菜摂取の誘惑場面におけるセルフエフィカシーを評価する野菜摂取のセルフエフィカシー尺度を開発した。「自分で用意するのが面倒な時」などの項目を含む「手間」因子，「外食の時」などの項目を含む「環境」因子，「疲れている時」などの項目を含む「疲労」因子の 3 因子（各因子 3 項目）で構成されてお

り，信頼性・妥当性が確認されている。串田・村山（2013）は，男性勤労者を対象として，野菜摂取行動に関する意思決定バランス尺度を作成した。この尺度は，「たくさん野菜を食べることは体に良い」と「野菜の入った料理はバランスが良い」の2項目で構成された「恩恵」因子と，「野菜を食べることは面倒である」と「野菜料理はおいしくない」の2項目で構成された「負担」因子の計4項目からなり，信頼性・妥当性が確認されている。

中島ら（2009）は，満腹感・空腹感の関連要因として満腹感に関する内臓感覚表現尺度を作成した。内臓感覚表現尺度は，胃がズッシリするなど内臓の容量や重量を示す表現語で構成された「容量・重量」因子（12項目），お腹がグルグルするなど消化管の蠕動運動を示す表現語で構成された「運動」因子（5項目）の2因子構造であり，信頼性・妥当性が確認されている。

高野ら（2009）は，「食生活の心理的満足とその行動様式の両方に焦点を当てたもの」を食生活スタイルと定義して，大学生の食生活スタイルを評価する尺度（大学生食生活スタイル尺度）を開発し，信頼性・妥当性が確認されている。この尺度は，「友人と食事することは楽しい」などの「食事場面の雰囲気」因子（6項目），「規則正しい食事をしている」などの「食事の規律」因子（3項目），「私のストレス発散の仕方は食べることである」などの「食事によるストレス回避行動」因子（3項目），「食品の安全性にこだわる」などの「食品の安全性」因子（3因子）で構成されている。

神家ら（2015）は，小学校高学年の児童を対象に「バランスのとれた食事」に関する意思決定バランス尺度を開発した。「バランスのとれた食事をすると，勉強ができるようになる」などの「恩恵」因子（7項目）と「バランスのとれた食事をするのは，めんどうだ」などの「負担」因子（6項目）で構成され，信頼性・妥当性が確認されている。

赤松・井土（2009）は，子どもの食生活における課題の1つである食べ残しの関連要因と考え「食に対する感謝の気持ち」を評価する尺度を開発した。「食に対する感謝の気持ち」尺度は，「食事が食べられることに関して，命をくれた食材に感謝している」など5項目で構成された「認知的側面」因子と，「食事はいつも残さず食べる」など3項目で構成された「行動的側面」因子の2因子構造であり，信頼性・妥当性が確認されている。

(2) 体重管理

赤松・島井（2001）は，ダイエット行動の変容段階の質問項目を作成した。5つの変容段階に対応した項目は，無関心期「自分が減量することに関心がなく，実行もしていない」，関心期「自分が減量することに関心はあるが，いつ実行するか決めていない」，準備期「減量することを決め，1ヵ月以内に始めようと思っているが，まだ始めていない」，実行期「減量を始めたが，まだ6ヵ月はたっていない」，維持期「減量を始めて，6ヵ月以上たち体重を維持している」であった。赤松ら（2003）は，日本版の減量の意思決定バランス尺度も作成している。この尺度は，減量行動の「減量できたら，もっと自信が持てる」など7項目によって「利益（Pros）」を評価し，「減量中は，食事が楽しくなくなる」など7項目によって「損失（Cons）」を評価しており，信頼性・妥当性が確認されている。

玉浦ら（2010）は，体重管理における誘惑場面の対策尺度を開発した。この尺度は，「趣味など好きな事をする」などの「行動置換」因子（11項目），「量を考えて食べる」などの「食べ方」因子（12項目），「必要以上の食べ物を買い置きしない」などの「刺激統制」因子（5項目），「誰かにあげる」などの「ソーシャルサポート」因子（4項目），「食べることから意識をそらす」などで構成される「認知的対処」因子（12項目），5因子44項目であり，信頼性・妥当性が確認されている。玉浦ら（2010）は，誘惑場面における対策の行動変容ステージ尺度も用いている。

(3) 食行動異常・摂食障害

食行動に関連する問題には，食行動異常や摂食障害がある。山蔦ら（2009）は，学校精神保健における食行動異常と摂食障害の予防を目的として，食行動異常傾向測定尺度を開発した。この尺度は，「必要以上に食べてしまう」など，食事をコントロールできない程度を評価する8項目の「食物摂取コントロール不能感」因子，「ダイエットをしている」など，食事を必要以上にコントロールしているかどうかを評価する6項目の「食物摂取コントロール」因子，「食物を噛んでそのまま吐き出す」など，嘔吐や下剤の乱用による食物排出行動を評価する5項目の「不適応的食物排出行動」因子からなっており，信頼性・妥当性

164　　第10章　健康関連行動および認知の測定と評価

が確認されている。また，因子ごとにカットオフ値が設定されている。

　同じく，田山ら（2008）は，食行動異常を検討する目的で，高校生版食行動尺度を作成した。血糖値や食欲に基づかない摂食行動を測定する「代理摂食」因子（3項目），過食に関連する摂食行動を測定する「過食」因子（3因子），食事時間の規則性を評価する「リズム異常」因子（3項目），食べ方を測定する「食べ方」因子（2項目），カロリーの高低とも関与する食事内容の良し悪しを評価する「食事内容」因子（2項目）で構成され，信頼性が確認されている。

5. 喫煙行動の防止（防煙）

　喫煙行動獲得を防止する「防煙」に関連する尺度も整備された。大竹・島井（Otake & Shimai, 2001）は，我が国の中学生・高校生を対象として研究を行い，喫煙獲得ステージの評価尺度を開発した。この尺度は，「現在タバコに興味があるかどうか」「将来タバコを吸ってみたいか」という2つの設問に対して「いいえ」を前熟考期と分類し，それ以外は「今までタバコを吸ったことがあるか」という問いに対して「いいえ」を熟考期とし，「はい」の場合は「1ヵ月以内にタバコを吸ったか」に進み，「いいえ」を準備期，「はい」を実行期に分類した。

　大竹・島井（Otake & Shimai, 2001）では，友達からタバコを勧められた時に断ることができると思うかなどの感覚を問うセルフ・エフィカシー尺度，リーダー格の友だちからタバコを吸うように言われた時にどれくらいタバコを吸いたくなるかなどを問う誘惑されやすさ尺度，タバコを吸うことの恩恵と負担を評価する意思決定バランス尺度も開発され，使用された。なお，大竹（2014）は，上記のセルフ・エフィカシー尺度，誘惑されやすさ尺度，意思決定バランス尺度が，大学生に適合するよう改訂している。

6. ストレス・マネジメント

（1）ストレス・マネジメント行動

　健康日本21において「こころの健康づくり」という項目が設定されているように，ストレス・マネジメントは重要な健康行動の1つである。現在までに，

ストレス・マネジメント行動の変容ステージを評価する尺度（中村ら，2002）が開発された。これは，ストレス・マネジメント行動（毎日の生活で起こるストレスを減らすために，何らかの努力をしているかどうか）について回答を求めるもので，以下の5項目から自分の考えや行動に当てはまるものを1つ選択させた。項目は，「いいえ。今もしていないし，これから先もするつもりはありません（無関心期）」「いいえ。でも，近い将来（6ヵ月以内）には始めようと思っています（関心期）」「いいえ。でも今すぐ（1ヵ月以内）にでも始めようと思っています（準備期）」「はい。でも始めてから6ヵ月以内です（実行期）」「はい。その習慣は6ヵ月以上続いています（維持期）」であった。ストレス・マネジメント行動の変容ステージ尺度は，中村ら（2002）によって妥当性が確認されている。

(2) メンタルヘルス・リテラシー

　ヘルス・リテラシーのうち，精神疾患に関するものを「メンタルヘルス・リテラシー」と呼ぶ（Jorm et al., 1997）。中村・久田（2008）は，大企業の本社に勤務する従業員を対象として，メンタルヘルス・リテラシーの研究を行った。うつ病の症状を呈した人物のエピソードを描写した短文を対象者に読んでもらい，うつ症状知識の正確さを検証した。用いられた「うつ症状知識を測定するための典型症状を描写したプロフィール短文」は，Diagnostic and Statistical Manual of Mental Disorders（DSM-IV）の「気分障害」における大うつ病エピソードAの基準を満たす内容で構成され，2名の精神科医および1名の臨床心理士によって内容の妥当性が確認されている。プロフィール文は以下のとおりである。「太郎さんは30歳のサラリーマン。この数週間というもの，かつてないほど悲しくてみじめな感じがしていました。いつも疲れが残っているのに，熟睡できません。食欲もなく体重が減りました。仕事に集中できず，決定すべきことも先送りにしています。日常の業務さえ負担に感じています。彼の上司も気づいたようで，太郎さんの仕事の能率が落ちてきたことを心配しています」。この文章で示した状態について，「太郎さんは，次のどの状態だと思いますか。当てはまる番号1つに○をつけてください」という教示に対して，(1)大きなストレスを感じている，(2)何か大きな悩みを抱えている，(3)仕事上

166　第10章　健康関連行動および認知の測定と評価

の問題を抱えている，（4）疲労困憊状態，（5）ノイローゼである，（6）うつ病にかかっている，（7）精神分裂病（筆者注：現在で言うところの統合失調症）である，（8）その他の8つの選択肢から，該当するものを1つだけ選ぶように求めている。

7. 感染症

(1) 性感染症

　性感染症の予防に関連する尺度も開発されている。樋口・中村（2010）のコンドーム購入または使用に関する行動の変容ステージでは，想定させた行動の変容ステージについて，無関心期，関心期，準備期，実行期のいずれの段階にあるか4段階で尋ねている。コンドーム購入に関しては以下のとおりの項目で，使用に関しては購入を表す表現を「使う（使うよう頼む）」に変更した。（1）無関心期では，「コンドームを買うことはないし，これからもそうするつもりはない」，（2）関心期では，「コンドームを買うことは，今のところないが，いずれ買おうと考えている」，（3）準備期では，「コンドームを買おうとしたこと，またはどうやって買おうか具体的に考えたことがあるが，まだ実際にそうしていない」，（4）実行期では，「コンドームを実際に買っている」であった。また，樋口・中村（2009）は，5項目のコンドーム購入行動意図や4項目のコンドーム購入に関する規範意識を評価した。

　尼崎・清水（2008）は大学生の性感染症予防行動に関する意識尺度を作成した。この尺度は，予防を意図した行動を採択しないことを評価する「状況優先的指向」因子，性衝動や性行動に対する抑制心の低さを評価する「性的開放性」因子，性感染症の存在を理解し予防の方法や行動への意図を評価する「予防意識」因子，性感染症の罹患の軽視や刹那的な意識を評価する「楽観的思考」因子の4因子（各因子4項目）16項目で構成され，信頼性・妥当性が確認されている。

(2) その他の感染症

　病気に対する脆弱性の意識を評価する尺度として，感染脆弱意識（PVD）尺

度日本語版（福川ら，2014）がある。この尺度は，自身の免疫機能や感染しやすさを評価する「易感染性」因子（7項目）と，病原菌への感染に対する不快感を評価する「感染嫌悪」因子（8項目）で構成され，信頼性・妥当性が確認されている。

　マスク着用に関する研究も行われた。荒井ら（2010）は，肺結核患者を対象として，マスク着用行動の変容ステージ，マスク着用の恩恵と負担（意思決定バランス），マスク着用の阻害要因と促進要因を評価している。

8. おわりに

　本章では，健康に関連する行動とその行動に関連する認知について，我が国におけるさまざまな測定・評価尺度を概観した。本章では，多くの尺度を紹介したが，必ずしもこれらの尺度を用いる必要はない。荒井ら（2006）が指摘しているように，いつでも，誰にでも，万能な測定尺度は存在しない。現場に即していない尺度を無理に用いる必要はなく，例えば，心理尺度とまではいかなくても，健康心理士などが中心となって，現場にフィットしたチェックリストを作成し，測定と評価に用いることが望まれる。

　最後に，測定・評価の要点として，山口（2011）の言葉を引用して，本章を締めたい。

　「複数の類似の構成概念を概観してきて，筆者が非常に気になる点がある。たとえば複数存在する抑うつ尺度の利用に際して，なぜその尺度を用いたのかという言及がほとんどない点である。研究目的や対象者によって，当該尺度が選択されたと推測するが，その際，その尺度の選択理由について，研究者に言及してほしいのである。」

　「各種尺度の作成以前に，人間への『見立て』が研究者によってきちんとされねばならないとしみじみ感じる。それを可能ならしめるためには，各研究者が，確固たる構成概念への実在感を持つことが先決だろう。当該構成概念を，さながら数学者が虚数の実在を実感するように感じるのならば，自ずと優れた心理尺度は作成できるだろう。心理尺度の結果から，心理学者が構成概念の実在を感じるというのは明らかに逆転しているように思う。」

168 第10章 健康関連行動および認知の測定と評価

引用文献

赤松利恵・井土ひろみ (2009). 児童を対象とした「食に対する感謝の気持ち」尺度の信頼性と妥当性の検討 日本健康教育学会誌, *17*, 147-159.

赤松利恵・大竹恵子・島井哲志 (2003). 減量における意思決定バランス尺度と行動変容の段階―減量の意思決定バランス尺度 (DBI) 日本版作成と信頼性, 妥当性の検討―健康心理学研究, *16* (2), 1-9.

赤松利恵・島井哲志 (2001). 青年期女性のダイエット行動における変容段階と心理的要因の関係 日本公衆衛生雑誌, *48*, 395-401.

尼崎光洋・清水安夫 (2008). 大学生の性感染症予防に対する意識とコンドームの使用との関係: 意識尺度の開発と予測性の検討 日本公衆衛生雑誌, *55*, 306-317.

Arai, H., Kiuchi, A., Ishii, T., Urai, R., & Nakamura, T. (2006). Evaluation of the relationship between sedentary behavior and physical activity and the correlation factor of sedentary behavior in male university students. *School Health, 2*, 1-8.

荒井弘和・中村菜々子・竹中晃二 (2006). 一過性運動研究における代表的な感情測定尺度：STAIとPOMSの特徴と限界 ストレス科学, *21*, 172-178.

荒井弘和・中村友浩・木内敦詞・浦井良太郎 (2006). 生活習慣の改善を意図した介入プログラムが夜間部に通う男子大学生の主観的な睡眠の質に与える影響 心身医学, *46*, 369-375.

荒井弘和・所　昭宏・平井　啓・野長さおり・小林博美・井上亜由美・上砂陽子・田中孝浩 (2010). 肺結核患者におけるマスク着用行動の変容ステージとその関連要因 心身医学, *50*, 667-673.

有竹清夏 (2014). アクチグラフィ　睡眠医療, *8*, 569-575.

Bandura, A. (1977). Self-efficacy: Toward a unifying theory of behavior change. *Psychological Review, 84*, 191-215.

Bull, F. C., Maslin, T. S., & Armstrong, T. (2009). Global Physical Activity Questionnaire (GPAQ): Nine country reliability and validity study. *Journal of Physical Activity and Health, 6*, 790-804.

Buysse, D. J., Reynolds, C. F. III, Monk, T. H., Berman, S. R., & Kupfer, D. J. (1989). The Pittsburgh Sleep Quality Index: A new instrument for psychiatric practice and research. *Psychiatry Research, 28*, 193-213.

土井由利子・石原金由・内山　真・瀧本秀美 (2013). 子どもの朝型‐夜型質問票日本語版 "the Japanese version of Children's Chronotype Questionnaire (CCTQ-J)" の開発　睡眠医療, *7*, 486-493.

土井由利子・簑輪眞澄・内山　真・大川匡子 (1998). ピッツバーグ睡眠調査票日本語版の作成　精神科治療学, *13*, 755-763.

Doi, Y., Minowa, M., Uchiyama, M., & Okawa, M. (2001). Subjective sleep quality and sleep problems in the general Japanese adult population. *Psychiatry and Clinical*

Neurosciences, 55, 213-215.

Doi, Y., Minowa, M., Uchiyama, M., Okawa, M., Kim, K., Shibui, K., & Kamei, Y.（2000）. Psychometric assessment of subjective sleep quality using the Japanese version of the Pittsburgh Sleep Quality Index（PSQI-J）in psychiatric disordered and control subjects. *Psychiatry Research, 97,* 165-172.

福原俊一・竹上未紗・鈴鴨よしみ・陳　和夫・井上雄一・角谷　寛…Johns, M. W.（2006）. 日本語版 the Epworth Sleepiness Scale（JESS）―これまで使用されていた多くの「日本語版」との主な差異と改訂―　日本呼吸器学会雑誌, *44,* 896-898.

福川康之・小田　亮・宇佐美尋子・川人潤子（2014）. 感染脆弱意識（PVD）尺度日本語版の作成　心理学研究, *85,* 188-195.

樋口匡貴・中村菜々子（2009）. コンドーム購入行動に及ぼす羞恥感情およびその発生因の影響　社会心理学研究, *25,* 61-69.

樋口匡貴・中村菜々子（2010）. コンドーム購入および使用に関する行動の変容ステージと羞恥感情との関連　心理学研究, *81,* 234-239.

井上　茂・大谷由美子・小田切優子・高宮朋子・石井香織・李　延秀・下光輝一（2009）. 近隣歩行環境簡易質問紙日本語版（ANEWS日本語版）の信頼性　体力科学, *58,* 453-461.

石原金由・宮下彰夫・犬上　牧・福田一彦・山崎勝男・宮田　洋（1986）. 日本語版朝型-夜型（Morningness-Eveningness）質問紙による調査結果　心理学研究, *57,* 87-91.

石井香織・井上　茂・大谷由美子・小田切優子・高宮朋子・下光輝一（2009）. 簡易版運動習慣の促進要因・阻害要因尺度の開発　体力科学, *58,* 507-516.

石井香織・柴田　愛・佐藤　舞・岡　浩一朗（2012）. 日本人小学生における近隣身体活動環境尺度の開発　日本健康教育学会誌, *20,* 180-191.

板倉正弥・岡　浩一朗・武田典子・渡辺雄一郎・中村好男（2003）. 成人の運動行動と運動ソーシャルサポートとの関係　ウォーキング研究, *7,* 151-158.

Johns, M. W.（1991）. A new method for measuring daytime sleepiness: the Epworth sleepiness scale. *Sleep, 14,* 540-545.

Jorm A. F., Korten, A. E., Jacomb, P. A., Christensen, H., Rodgers, B., & Pollitt, P.（1997）."Mental health literacy": A survey of the public's ability to recognise mental disorders and their beliefs about the effectiveness of treatment. *Medical Journal of Australia, 166,* 182-186.

神家さおり・角谷雄哉・住友かほる・麻見直美（2015）. 小学校高学年における「バランスのとれた食事」に関する意思決定バランス尺度の開発　日本健康教育学会誌, *23,* 123-133.

熊谷秋三・田中茂穂・岸本裕歩・内藤義彦（2015）. 三軸加速度センサー内蔵活動量計を用いた身体活動量, 座位行動の調査と身体活動疫学研究への応用　運動疫学研究, *17,* 93-103.

串田　修・村山伸子（2013）. 男性勤労者の野菜摂取行動に関する意思決定バランス尺度の信頼性と妥当性の検討　日本健康教育学会誌, 21, 37-45.

Marcus, B. H., & Forsyth, L. H.（2003）. *Motivating people to be physically active.* Champaign, IL: Human Kinetics.（マーカス, B. H.・フォーサイス, L. H.　下光輝一・岡　浩一朗・中村好男（訳）（2006）. 行動科学を活かした身体活動・運動支援―活動的なライフスタイルへの動機付け　大修館書店）

松本悠貴・内村直尚・石田哲也・豊増功次・星子美智子・久篠奈苗・森美穂子・森松嘉孝・石竹達也（2015）. 3次元型睡眠尺度（3 Dimensional Sleep Scale; 3DSS）―日勤者版―のカットオフ値について―ピッツバーグ睡眠質問票（Pittsburgh Sleep Quality Index: PSQI）による睡眠障害判定を用いた検討―　産業衛生学雑誌, 57（4）, 140-143.

松本悠貴・内村直尚・石田哲也・豊増功次・久篠奈苗・森美穂子・森松嘉孝・星子美智子・石竹達也（2014）. 睡眠の位相・質・量を測る3次元型睡眠尺度（3 Dimensional Sleep Scale; 3DSS）―日勤者版―の信頼性・妥当性の検討　産業衛生学雑誌, 56（5）, 128-140.

村瀬訓生・勝村俊仁・上田千穂子・井上　茂・下光輝一（2002）. 身体活動量の国際標準化―IPAQ日本語版の信頼性, 妥当性の評価―　厚生の指標, 49, 1-9.

中島佳緒里・櫻井優太・清水　遵（2009）. 大学生における満腹感に関する内臓感覚表現尺度の作成　日本食生活学会誌, 19, 325-333.

中村菜々子・久田　満（2008）. 企業の従業員におけるメンタルヘルス・リテラシー―うつ症状に関する知識と対処行動の実行可能性について―　コミュニティ心理学研究, 12, 23-34.

中村菜々子・岡　浩一朗・木下直子・竹中晃二・上里一郎（2002）. 高齢者におけるストレス・マネジメント行動の変容段階と抑うつ症状との関連　ストレス科学, 17, 185-193.

小栗　貢・白川修一郎・安住一雄（1985）. OSA睡眠調査票の開発：睡眠感評定のための統計的尺度構成と標準化　精神医学, 27, 791-799.

岡　浩一朗（2003a）. 中高年者における運動行動変容の段階と運動セルフ・エフィカシーの関係　日本公衆衛生雑誌, 50, 208-215.

岡　浩一朗（2003b）. 運動行動の変容段階尺度の信頼性および妥当性―中年者を対象にした検討―　健康支援, 5, 15-22.

岡　浩一朗・平井　啓・堤　俊彦（2003）中高年における身体不活動を規定する心理的要因―運動に関する意思決定のバランス―　行動医学研究, 9, 23-30.

岡　浩一朗・杉山岳巳・井上　茂・柴田　愛・石井香織・Owen, N.（2013）. 座位行動の科学―行動疫学の枠組みの応用―　日本健康教育学会誌, 21, 142-153.

Oka, K., Takenaka, K., & Miyazaki, Y.（2000）. Assessing the stages of change for exercise behavior among young adults: The relationship with self-reported physical activity and exercise behavior. *Japanese Health Psychology, 8*, 17-23.

大竹恵子（2014）. 非喫煙者の受動喫煙対処行動による喫煙獲得"前熟考期"のステージ再分類　健康心理学研究, 27, 131-139.

Otake, K., & Shimai, S.（2001）. Adopting the stage model for smoking acquisition in Japanese adolescents. *Journal of Health Psychology*, 6, 629-643.

Prochaska, J. O., & DiClemente, C. C.（1983）. Stages and processes of self-change of smoking: Toward an integrative model of change. *Journal of Consulting and Clinical Psychology*, 51, 390-395.

Prochaska, J. O., Diclemente, C. C., & Norcross, J. C.（1992）. In search of how people change: Applications to addictive behaviors. *American Psychologist*, 47, 1102-1114.

Prochaska, J. O., Norcross, J. C., & DiClemente, C. C.（1994）. *Changing for good*. New York: Harper Collins.（プロチャスカ, J. O.・ノークロス, J. C.・ディクレメンテ, C. C. 中村正和（監訳）（2005）. チェンジング・フォー・グッド　法研）

Prochaska, J. O., & Velicer, W. F.（1997）. The transtheoretical model of health behavior change. *American Journal of Health Promotion*, 12, 38-48.

笹井浩行・引原有輝・岡﨑勘造・中田由夫・大河原一憲（2015）. 加速度計による活動量評価と身体活動増進介入への活用　運動疫学研究, 17, 6-18.

Shibata, A., Oka, K., Harada, K., Nakamura, Y., & Muraoka, I.（2009）. Psychological, social, and environmental factors to meeting physical activity recommendations among Japanese adults. *International Journal of Behavioral Nutrition and Physical Activity*, 60.

鈴木裕子・鈴木英樹・上地広昭（2005）. 幼児の身体活動評価尺度の開発—子どもアクティビティ尺度—　体育学研究, 50, 557-568.

高野裕治・野内　類・高野春香・小嶋明子・佐藤眞一（2009）. 大学生の食生活スタイル—精神的健康及び食行動異常との関連—　心理学研究, 80（4）, 321-329.

武田典子・岡　浩一朗・酒井健介・中村好男（2008）. 成人における運動に関する行動的スキルと運動行動の変容ステージの関連　行動医学研究, 14, 8-14.

玉浦有紀・赤松利恵・武見ゆかり（2010）. 体重管理における誘惑場面の対策尺度の作成　栄養学雑誌, 68（2）, 87-94.

田山　淳・渡辺諭史・西浦和樹・宗像正徳・福土　審（2008）. 高校生版食行動尺度の作成と肥満度に関連する食行動要因の検討　心身医学, 48, 217-227.

内山　真（2002）. 睡眠障害の対応と治療ガイドライン　じほう

上地広昭・中村菜々子・竹中晃二・鈴木英樹（2002）. 子どもにおける身体活動の決定要因に関する研究　健康心理学研究, 15, 29-38.

上地広昭・竹中晃二・岡　浩一朗（2000）. 子どもの身体活動とストレス反応の関係　健康心理学研究, 13, 1-8.

上地広昭・竹中晃二・鈴木英樹（2003）. 子どもにおける身体活動の行動変容段階と意思決定バランスの関係　教育心理学研究, 51, 288-297.

山口陽弘 (2011). 心理尺度に着目したこの一年の概観―パーソナリティ研究とは「心理尺度づくり」なのだろうか？― 教育心理学年報, *50*, 97-107.

山本久美子・赤松利恵・玉浦有紀・武見ゆかり (2011). 成人を対象とした「野菜摂取のセルフエフィカシー」尺度の作成 栄養学雑誌, *69*, 20-28.

山本由華吏・田中秀樹・高瀬美紀・山崎勝男・阿住一雄・白川修一郎 (1999). 中高年・高齢者を対象としたOSA睡眠感調査票（MA版）の開発と標準化 脳と精神の医学, *10*, 401-409.

山本由華吏・田中秀樹・山崎勝男・白川修一郎 (2003). 入眠感調査票の開発と入眠影響要因の解析 心理学研究, *74*, 140-147.

山蔦圭輔・中井義勝・野村 忍 (2009). 食行動異常傾向測定尺度の開発および信頼性・妥当性の検討 心身医学, *49*, 315-323.

Williams, C. D., Sallis, J. F., Calfas, K. J., & Burke, R. (1999). Psychosocial and demographic correlates of television viewing. *American Journal of Health Promotion, 13*, 207-214.

第11章

生活の質や人生の価値の測定と評価

権藤恭之

1. はじめに

「ぼろは着てても心の錦」というフレーズは，水前寺清子が歌った「いっぽんどっこの唄」という流行歌の出だしである。この曲は 1966 年に発売されその年の紅白歌合戦でも歌われたそうだ。この歌がヒットした当時，日本は高度経済成長期の真っ只中であったが，まだまだ経済的に豊かではなかったことがうかがえる。この歌詞は，「どんな花よりきれいだぜ」と，実際はぼろい服であっても本人は錦織のように思っていると続く。では，この歌の主人公の生活の質や幸福はどう評価できるだろうか。服がぼろいから生活の質は低いと判断すればいいのか，そのような状態でもポジティブに考えられているから幸福感が高いと考えればよいのか。

生活の質（quality of life: QOL）や幸福（well-being）は，他者の視点から見たある程度客観的に評価できる側面と，個人の主観的な認知の側面があり，両者は必ずしも一致しない。一方で近年，これらの概念は心理学だけでなく，医療臨床場面や経済学，さらには国の評価に至るまで，さまざまな領域において注目されており，定量的に評価することが求められている。本章では，客観的に評価できそうで，主観的な評価をせざる得ない複雑でとらえ難いこれらの概念の測定方法を紹介する。

2. QOL やウェル・ビーイング研究の潮流

心理尺度は主観的な判断によって回答されることが前提になっているので，客観的な評価という考え方がなじまないかもしれないが，QOL の評価に客観

174　第 11 章　生活の質や人生の価値の測定と評価

的な側面が混入するのは，その概念の生い立ちによるところが大きい。ここで
は，QOL の研究の潮流を，公共政策，医療，幸福感の研究の 3 つに分けて概観
する。

(1) 公共政策における QOL

　QOL という概念が提唱されたのは，産業革命期のイギリスで工業化が進ん
だために，環境汚染による生活環境の悪化や都市労働者の貧困が注目された
ことがきっかけだとされる。そのために QOL はその改善が大きな効果を持つ，
福祉やそれと強く結びついた経済的豊かさ，個人の主観よりも個人を取り巻く
環境や置かれた状態といった比較的客観的に評価できる外部環境と関連づけら
れて考えられてきた。20 世紀に入ってからも，環境問題に端を発した環境や社
会基盤への関心の高まりとともに，政策評価の指標として QOL という考え方
が使われるようになった。

　その流れは，我が国では国民の福祉水準の向上を目的として 1974 年に社会
指標が定義されて以来，その後も国民生活指標（1986 年），新国民生活指標
（1992 年），暮らしの改革指数（2002 年）と修正されながら国民生活の評価指標
として発展している。社会指標は「国民の福祉の状態を非貨幣的な指標を中心
として，体系的，総合的に測定しようとするもの」である。国民生活指針にお
いては，収入に対する満足といった主観的な評価も取り入れられていたが，暮
らしの改革指針では，「安心」という主観的な評価が一部残っているが，ほとん
どの指標が社会資本や環境を量的に客観的に評価するものへと変わっている。

　国の豊かさの多国間の比較が可能な指標として利用される OECD の Better
Life Index（http://www.oecdbetterlifeindex.org/#/11111111111）は，住宅，収
入，雇用，共同体，教育，環境，ガバナンス，医療，生活の満足度，安全，ワ
ークライフバランスの 11 項目を下位の項目（例えば，住宅だと費用，屋内ト
イレ，一部屋の住居者人数）から評価する形式となっている。ちなみに OECD
は項目の重要度に関して明確な指針を出しておらずランキングを発表していな
いが，筆者がすべての項目を同等の重みづけで計算すると，日本は加盟国 38 か
国中 23 位（2016 年データ）であった。

　公共政策における QOL 評価には，一部主観的な指標が取り入れられている

が，ほとんどが，客観的に量的に評価できる統計データが用いられる。その背景には，公共政策分野では失業率と自殺率の強い相関関係（澤田ら，2010）や国の GDP レベルと国民の幸福感の関係（佐伯・大石，2014）といったマクロ経済と個人の QOL の関係が注目されやすいことや，経済指標や労働統計や家計指標といった量的資料が伝統的に国レベルで蓄積されている一方で，個人の主観的な幸福感といった評価が収集されていないこともあるだろう。

(2) 医療分野における QOL

　医療分野では医療行為に対する評価指標として QOL が取り入れられ，独自に発展しており，健康関連 QOL（health related quality of life）と呼ばれる。現在は，健康状態全体を包括的，一般的にとらえる尺度に加えて，例えば腎臓病患者の QOL 尺度のように疾患ごとで異なる問題の特徴をとらえた疾患特有の尺度が数多く開発されている（佐藤，2005）。このように医療場面で健康関連 QOL が重視されるようになった背景として，第一に挙げられるのは，医療の目標が命を永らえるという生命の量（quantity of life）を最大限に増やすことから，その人らしく生を全うするという生命の質（quality of life）を支えることになったことだろう。また，同時に完全な治癒ができない慢性疾患の患者さんの治療においても血液マーカの基準値の達成といった客観的な評価目標とともに日常の生活の満足感という主観的な評価が重視されるようになったことや，両者の関係を客観的に評価するための評価尺度が必要とされるようになったという背景もあるだろう。

　具体的には，糖尿病の患者さんにとって血糖値をコントロールすることは治療の目標になるが，全く甘いものを食べない生活を送ると，QOL は低くなるかもしれない，その場合は，治療の方針を修正する必要があるだろう。また，新しい治療法が開発された場合に，客観的な治療成績と利用者の QOL の維持の両方を満足させているのかということも評価しなければならない。健康関連 QOL 尺度の一部は，客観的，主観的両方の観点からの医療行為に対する経済的な評価指標である，質調整生存年（Quality-Adjusted Life Years: QALYs）を算出するための換算式が準備されている。ちなみに，健康関連 QOL を含む，症状や機能，健康の知覚や全般的 QOL を含む患者の自己評価は PROs（Patient

Reported Outcomes）と呼ばれ，同じく治療効果のアウトカム指標として利用される。

(3) 幸福感の研究

あまり注目されることがないが，心理学における QOL の研究は，老年学（gerontology）において幸せな老い（successful aging）に関する研究として発展してきた。幸福感研究のレビューを行った最も古い文献はウィルソンによる Correlates of avowed happiness と言われるが，そこでも多くの老年学の知見が引用されている（Wilson, 1967）。加齢や老年期が，衰退，喪失といったネガティブな変化として認識されていたため，かえってポジティブな側面に注目することが必要だったのだろう。

老年学の QOL の研究においても，議論の軸は，量と質（長生きすること vs. 尊厳をもって生きること）および客観評価と主観評価（疾病，障害の数 vs. 幸福感）に関することであった。ロートン（Lawton, 1983）は，QOL と呼ばずに good life と呼んでいる。彼の考える good life はお互いに影響を与える，行動面での機能（competent），心理的幸福感（psychological well-being），知覚された QOL（perceived quality of life）と客観的な環境（objective environment）から構成される（図 11-1 左）。彼のモデルにおいても，行動面での機能と客観的な環境は，客観的評価が可能であるのに対して，心理的幸福感と知覚された

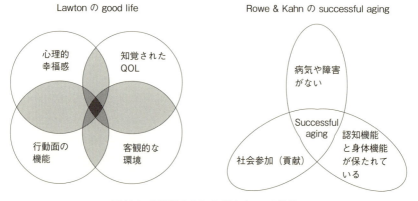

図 11-1　高齢期の QOL に関する 2 つの枠組み

QOL は主観的な評価に依存する。また，現在も継続してサクセスフルエイジングのモデルとして引用されるロウとカーン（Rowe & Kahn, 1989）による定義（図 11-1 右）では，サクセスフルエイジングを，疾病や障害がない，認知機能が保たれている，社会と関わりを持っているという 3 つの客観的要因を満たしていること，としている（Rowe & Kahn, 1987）。

　前者は，主観と客観，後者は客観的な状態の評価で個人の QOL を規定することになる。これは，前者のモデルを提唱したロートンは心理学，後者のモデルを提唱したロウが医師であったことと関連するかもしれない。なお，ロートンは，後で紹介する高齢者の主観的幸福感を評価する尺度である PGC モラールスケール（Philadelphia Geriatric Center Morale Scale）や VOL スケール（Valuation of Life Scale）の開発を行っている。また，ロウとカーンのモデルに対しては後年，健康と関連する要因としてポジティブなスピリチュアリティ（positive spirituality）を加えることが別の研究者から提案されており（Crowther et al., 2002），学際研究である老年学において，客観評価ができる機能的な側面と，主観的な心理的側面の両者が QOL 評価に必要だと考えられていることが分かる。

　心理学における幸福感の研究は老年学の研究よりも遅く，ディーナーが *Psychological Bulletin* に Subjective well-being（Diener, 1984）というタイトルの論文を発表してからだと言われる。その後ポジティブ心理学の勃興もあり幅広い年齢を対象にした幸福感の構造に関する研究が進んだ。現在，幸福感は，人生に対する満足といった認知的側面である心理的幸福感（psychological well-being），現在の感情状態である主観的幸福感（subjective well-being）の 2 つの側面で構成されると考えられている。認知的側面は，アリストテレスが述べた人生の意味の理解や目的の達成等による喜びに関連する（eudemonic）側面であり，感情的側面は快楽的（hedonic）側面と呼ばれる。

3. QOL 評価の難しさ

(1) 客観的側面と主観的側面

　QOL 研究の源流が公共政策であることも，QOL の指標として客観的な評価

178 第11章 生活の質や人生の価値の測定と評価

指標が注目されてきたが，経済学においては異なる国の経済力の差や，同じ国
の住民の中での所得の高低が，幸福感と相関しないということが，1970年代か
ら報告されるようになり，客観的評価指標はかならずしも主観的評価と一致し
ないことが明らかになった（大石，2009）。その結果，現在ではQOLの評価は，
個人の主観的な認識に基づくものとなっている。WHOによるQOLの定義で
も「個人が生活する文化や価値観のなかで，目標や期待，基準または関心に関
連した自分自身の人生の状況に対する認識」とされており，QOLを主観的な評
価と定義づけていることが分かる。しかし，主観的評価がQOLの評価として
妥当であるかと言えば疑問に思うのは，筆者だけではないだろう。

　例えば，WHOが上記の定義に基づいて作成した包括的なQOL尺度
WHOQOL（田崎・中根，1998）がある。その中の環境の領域の評価項目として
「毎日の生活はどれぐらい安全ですか」という項目がある。この項目に回答す
る時，客観的に答えようとすると，犯罪が多い地区で生活している人では，そ
うでない地区で生活している人よりも悪く評価するだろう。しかし，実際に犯
罪が多い地区で生活している人でも，安全だと感じる人もいるだろうし，そう
でない地区に住んでいても安全ではないと感じる人もいるだろう。主観的な評
価は客観的な評価とかい離する可能性がある。しかし，安全だと認識していれ
ば，危険な目に合わないわけではない。そのように考えると，主観的なQOL
は自己の状況に対する認識としては妥当性があっても，その後に起こる事象に
対する予測妥当性は小さいかもしれない。QOLという概念の難しさは，心理
学の基礎で紹介される図と地（老婆と若い女性）のように，客観的な側面と主
観的な側面を同時に見ることが難しく，評価軸が両者で揺れ動くことである。
そういった意味で，心理学におけるQOLは，幸福感という主観的な状態のみ
に注目しており，扱いやすい概念だと言えよう。

　ただし，人が主観的判断を行うまでのプロセスが明らかになれば，主観的判
断にも客観的な評価側面があることが分かるかもしれない。次に紹介する主観
的健康感は，主観的な判断であっても高い予測力を持つことで知られている。

(2) 主観的評価の予測妥当性

　主観的評価が客観的評価と比べて予測妥当性が小さいかもしれないと述べた

が，主観的健康感（self-rated health, subjective health）と呼ばれる質問は，余命の予測という側面で予測妥当性が高く，死亡の独立した予測因子と呼ばれる（Idler & Benyamini, 1997）。主観的健康感は，自らの健康に対する評価を，とても健康だ，まあ健康だ，あまり健康でない，健康でないという4件，もしくはどちらでもないを含んだ5件法で回答する，非常にシンプルな質問である。例えば，我が国において地域在住の約8,000名の高齢者（平均年齢73歳）を6年間追跡した研究では，教育歴，同居状況，健康状態や自立度，社会的な役割の有無等のさまざまな交絡要因を考慮しても主観的健康観が悪いと回答した参加者はよいと回答した参加者よりも，男性で1.3倍，女性で1.5倍死亡率が高かったと報告されている（Ishizaki et al., 2006）。

　ではなぜ，人によって判断基準が異なると考えられる一般概念である，「健康」の自己評価が余命を予測するのであろうか。この問題に関しては多くの仮説が提唱されてきたが，現在まで明確なコンセンサスは得られていない。ユルハ（Jylhä, 2009）によると健康感の評価は，文脈によって影響を受ける3つの段階で行われる（図11-2）。第1段階では，健康の定義を行い"自分の健康"の評価に必要な"健康"の要素を定める。この段階では，薬の処方や自分の健康状態といった客観的な健康に関する情報および，主観的に感じる身体変化の状態が健康の要素として選ばれる。第2段階ではそれらの要素を自分の健康の評価にどのように取り入れるか考える。どのような評価基準にするかは，自分の年齢や他者との比較，自分の変化の知覚，さらには今後の変化などを考慮するとする。そして，第3段階で，選択肢にある健康の段階の内どのレベルが最も当てはまるかの判断を行う。このモデルに従うと，個人が健康状態の評価を行う際の判断基準にはかなりの自由度があり，病気の診断のような客観的で定型的な評価がされるとは考えにくく，評価する個人の判断には異なった基準が採用される余地が大きい。

　なぜ，このようなある意味いい加減な判断によって決定される主観的な健康感が余命を予測するのであろうか。彼女は主観的な健康の判断に対して微細な身体の状態の感覚，いわゆるIntroception（内受容感覚）（大平，2017）が反映するからではないかと指摘している。内受容感覚は疫学調査で問われる個人の障害のレベルの評価や疾患の有無よりも鋭敏な身体状態の情報を知覚させる

180　第11章　生活の質や人生の価値の測定と評価

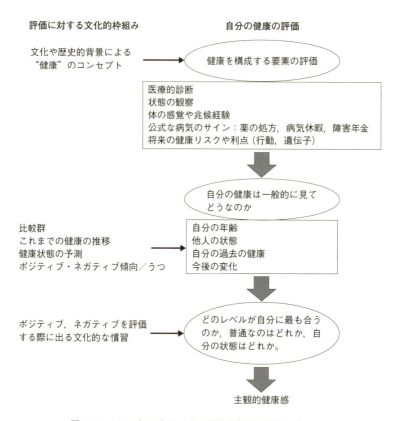

図 11-2　Jylhä（2009）による主観的健康感の評価のプロセス

のかもしれない。主観的健康感が余命に対して強い予測力を持つという知見は，個人の主観的な判断が，内受容感覚のように直接意識しないようなさまざまな情報に基づいて，ある意味客観的情報も統合したかたちで判断している可能性を示唆する。もしそうであれば，QOLの主観的判断にはある程度客観的な状況も反映されていると言えるだろう。

4. QOL の測定

　QOL 研究には，公共政策，医療，心理学における研究の流れがあるが，公

共政策における評価は，本章の目的ではないので以下では，医療場面における QOL 評価である，健康関連 QOL と，心理学における QOL の中心的概念である幸福感に関して紹介する。

(1) 医学臨床評価で使われるもの

医療関連分野において QOL の概念は，健康関連 QOL として独自に発展しておりさまざまな尺度が開発されており，限られた紙面では紹介しきれない。そこでここでは，その代表的なものとして，包括的な健康関連 QOL を測定する尺度として WHOQOL（田崎・中根，1998），SF-36（福原・鈴鴨，2005），EuroQol（日本語版 EuroQol 開発委員会，1998），疾患特異的な尺度として GOHAI（内藤ら，2003）の 4 種の紹介をする。

1) WHOQOL

WHOQOL の定義は前述したとおりであるが，これは WHO が憲章に掲げる健康の定義「健康とは，病気でないとか，弱っていないということではなく，肉体的にも，精神的にも，そして社会的にも，すべてが満たされた状態にあること」に基づいている。ただし，最終的にはそうならなかったが，WHO が健康の定義にスピリチュアリティの健全性という内容の追加を計画していた時に WHOQOL が開発されたためスピリチュアリティのウェル・ビーイングが尺度に加えられている点が異なっている。

WHOQOL は表 11-1 に示すように，身体的領域，心理的領域，自立のレベル，社会的関係，環境，精神性／宗教的／信念の 6 つの領域から構成され

表 11-1　WHOQOL の構成概念

領域	内容
身体的領域	痛みと不快，医薬品と医療への依存，活力と疲労 移動能力，睡眠と休養，日常生活動作，仕事の能力
心理的領域	自己評価，スピリチュアリティ（精神性），思考，学習，記憶，集中力，ボディイメージ，自己評価，否定的感情
社会的関係	人間関係，性的活動，社会的支援
環境	自由，安全と治安，生活圏の環境，金銭関係，居住環境 新しい情報獲得の機会，余暇活動の参加と機会，健康と社会的ケア，交通手段
全体	生活の質全体，健康状態への満足全体

182 第11章 生活の質や人生の価値の測定と評価

る。この尺度は，世界各国での使用を目指して文化の影響を受けないことを念頭に開発され，100項目版と臨床用に開発された26項目版が刊行されている。WHOQOLは健康関連のQOLの指標とされるが，後述する他の尺度と比較すると，一般的なQOLを評価していると言える。

日本語版は，田崎ら（田崎・中根，1998）によって標準化されている。特に26項目版は20歳から79歳の全国の代表サンプルによる標準値が報告されており（中根ら，1999），大学生，成人，地域在住の高齢者から特定の疾患まで，幅広い人たちのQOLの評価に利用されている。例えば，精神科勤務の看護師のQOLは一般サンプルよりも高く，一般サンプルでは年齢が高くなるにつれてQOLが上昇するのに対して，看護師のQOLは低下することなどが報告されている（松岡，2009）。

2）SF-36

SF-36（MOS 36-item Short-Form Health Survey）は数多くある健康関連QOL尺度の中で最も多く利用されている尺度と言えるだろう。SF-36は，MOS（Medical Outcome Study）の研究で開発された，疾患の包括的QOL尺度である。1991年からSF-36はさまざまな言語に翻訳され170か国以上で使用されている。日本においては，1998年に翻訳版が公開され（福原・鈴鴨，2005），現在は改良版であるSF-36v2，短縮版であるSF-12とSF-8が利用できる。SF-36も全国の代表性のあるサンプルからデータを収集し国民標準値が計算されており，実施した集団の特徴が把握できるようになっている。いずれのバージョンにおいても，①身体機能，②日常役割機能（身体），③体の痛み，④全体的健康感，⑤活力，⑥社会生活機能，⑦日常役割機能（精神），⑧心の健康の8つの下位尺度から構成されている。

3）EuroQol（EQ-5DとEQ-5D-5L）

WHOQOLやSF-36が複数の因子から構成される尺度（プロファイル型と呼ばれる）であるのに対して，EuroQolは1因子構造の尺度であり，質調整生存年を評価する目的で作られている。例えば何らかの手術を受けたとして，方法の違いによって回復するまでの期間や回復後の機能は同じだとしても，そこに至るまでは，痛みに違いや，生活上の不便さで違いがあるかもしれない。質調整生存年は，そのような違いを考慮した質と量の両側面からの効果評価の指標

となる。EuroQol は項目は 5 項目からなり，移動の程度（歩き回れるかどうか），身の回りの管理（洗面や着替え），ふだんの活動（仕事，勉強，家事，余暇など），そして，痛み / 不快感 / 不安 / ふさぎ込みを評価する。それぞれの項目に「問題がない」から「できない」までの範囲で 3 件法の回答肢が与えられ 3 × 3 × 3 × 3 × 3 ＝ 243 の回答パターンに意識不明と死を加えた 245 のパターンと，想像できる最も良い健康状態から想像できる最も悪い健康状態の間のいずれかのポイントを選択する VAS（Visual Analog Scale）の関係から質調整生存年を算出することができる。なお，得点に天井効果が出やすいというオリジナルの 3 件法の問題を解決するため，選択肢を 5 件法とした EQ-5D-5L が発表されている。

4）GOHAI

GOHAI（General Oral Health Assessment Index）は口腔の健康に特化した QOL 尺度であり，機能面 5 項目，心理面・社会面 5 項目，疼痛・不快 2 項目の計 12 項目の設問から構成される。過去 3 ヶ月間における口腔に起因する問題の発生頻度を 5 段階のリッカートスケールで問い，各項目の総合スコアで評価する。オリジナルは米国で開発され，ターゲットも高齢者であったが，全年齢に適応してできることが確認され，G が Geriatric から General に変更された経緯がある。日本語版は，内藤によって標準化されている（内藤ら，2003）。また，妥当性の検証では，残存歯数や残存歯のパターンの分類基準であるアイヒナー分類や定期検診など口腔関連指標と関連が認められた。また，地域在住の高齢者を対象に性格特性と GOHAI の得点の関係を検討した研究では，実際の口腔機能を調整しても，神経症傾向，外向性との関連を認めており，口腔内状態の主観的評価には個人の特性が影響することが示されている（Takeshita et al., 2015）。

5）その他の健康関連 QOL 指標

QOL を評価する尺度は多く存在し，すべてを網羅することは困難であるが，包括的な健康感を評価する尺度として，WHO が開発した主観的健康感尺度（SUBI: Subjective Well-being Inventory）（藤南ら，1995）などがある。また，疾患特異な健康関連 QOL にはがんの薬物治療，透析，インシュリン投与患者など疾患や状況に特異の QOL 尺度が存在する。なお，これらの QOL 尺度

は健康医療評価研究機構（https://www.i-hope.jp/activities/qol/）や新潟医療福祉大学，医療経済・QOL 研究センター（http://cheqol.com/database/index.php）で参照することができる。

5. 幸福感の測定

　すでに述べたように，幸福感には認知的側面と感情的側面がある。測定尺度に関しては，両側面を一括でとらえ，全般的評価を行うものと，各側面を分けて評価するものがある。また，超高齢化が進むにつれ高齢期の幸福感に関して新しい概念が提案されている。

(1) 幸福感全般を評価する尺度
1) PGC モラールスケール

　PGC モラールスケール（Philadelphia Geriatric Center Morale Scale）は better life の概念を提案したロートンらによって開発された尺度である。特に我が国においては，高齢者研究で広く利用されている。老いをどのようにとらえているかといった老いに対する認知の側面と，心理的な安定や気分といった感情的側面からなる。日本語版は古谷野ら（1989）によって標準化された。尺度は，17 項目からなり，「さびしいと感じることはありますか」という項目に代表される「孤独感・不満足感」，「年をとるほど物事が悪くなると思いますか」という項目に代表される「老いに対する態度」，「心配だったり，気になったりして眠れないことがありますか」という項目に代表される「心理的動揺」の 3 つの因子から構成される。因子構造は多くの研究で一貫しており，安定して使用可能である。しかしながら，本尺度は，高齢者を対象に開発されており，中年期後期以降は適応可能だと考えられるが，生涯発達的な評価に利用することは難しいとされている。なお，この尺度によって評価された主観的幸福感の高さは，中高齢者の 7 年間の死亡とも関連することが報告されている。

2) 主観的幸福感尺度

　QOL の測定において紹介した SUBI は，主観的幸福感尺度という名前が付けられているが，WHO の定義による健康を測定する目的で作成されている。

そのために評価項目としてストレス反応が多く含まれる。また，健康を従属変数とした場合に，独立変数となるソーシャルサポートに関する項目も含まれているなど，純粋に主観的幸福感を反映する尺度としては不十分である。そこで，伊藤ら（伊藤ら，2003）はその問題を解決するためにSUBIを参考に主観的幸福感尺度を作成した。この尺度はそれぞれ3項目からなる「人生に対する前向きな気持ち」，「達成感」，「自信」，「至福感」，「人生に対する失望感」の5因子で構成されている。作者が妥当性を検証した結果，仕事満足度や家庭満足度との高い相関が確認されている。

3）日本版主観的幸福感尺度（SHS）

疫学研究等では多くの項目を調査票に入れることが難しいので，簡便な尺度が求められる。そのために，SHS（Subjective Happiness Scale）は4項目で幸福感の認知的側面と感情的側面を含んだ総合的な幸福感を評価することを目的として開発された。日本語版は，島井ら（2004）によって開発されている。項目は，「全般的に見て私は自分のことを（　　）であると考えている。」という文章の「（　　）」という箇所に，「非常に不幸」から「非常に幸福」の7件法のうち最もふさわしいと思うものを選ぶ形式である。他の3項目は，「私は，自分と同年輩の人を比べて，自分を（　　）であると考えている。」について，「より不幸な人間」から「より幸福な人間」の選択，「全般的に見て非常に幸福な人たちがいます，この人たちは，どんな状況の中でも，そこで最良のものをみつけ人生を楽しむ人たちです。あなたは，どの程度その特徴をもっていますか？」「全般的に見て，非常に不幸な人たちがいます。この人たちは，うつ状態にあるわけではないのに，はたから考えるよりも，まったく幸せではないようです。あなたは，どの程度その特徴をもっていますか？」である。この尺度の得点は，一般健康調査票（特に下位側面のうつ）や自尊感情と高い相関を示すことが確認されている。

（2）幸福感の感情面の評価

幸福感の感情的状態を測定するための尺度は，多面的感情状態尺度（寺崎ら，1992）のように感情を多側面から評価するものもあるが，大規模調査ではポジティブ，ネガティブ感情の2次元で評価するものが使われることが多い。中で

186 第 11 章　生活の質や人生の価値の測定と評価

も，PANAS（The Positive Negative Affect Schedule）や MIDUS（Midlife in the United States）で開発した尺度がよく利用される。日本語版 PANAS は佐藤ら（佐藤・安田，2001）によって開発された。設問は，「びくびくした」，「おびえた」，「うろたえた」，等のネガティブな感情と，「活気のある」，「誇らしい」，「強気な」，等のポジティブな感情を表すそれぞれ 8 つの形容詞について，自身がどの程度当てはまるかを回答するものである。妥当性の検証実験では，気分を誘導し尺度得点が変化することが示されている。

　MIDUS の感情尺度は，PANAS も含むさまざまな感情状態を問う質問項目から項目を選択し，ポジティブ，ネガティブそれぞれ 6 項目から構成されている（Mroczek & Kolarz, 1998）。日本語版は中原（2011）によって開発されている。感情状態を比較的安定的に問うため，設問では過去 2 週間の状態を尋ねる。項目は，「元気だ」，「●気分がいい」，「●とても幸せだ」，「落ち着いていて穏やかだ」，「●満足している」，「活気に満ちている」のポジティブ感情 6 項目，「自分には価値がないと思う」，「●全てが骨折り損であると感じる」，「絶望している」，「●落ち着かない」，「●そわそわする」，「緊張で神経が高ぶっている」，「●悲しすぎて何をしても全然元気が出ない」のネガティブ感情 6 項目である。なお，日本語版は，●が付いている項目からなる短縮版も作成されており，感情的ウェル・ビーイングの中心的概念を強く反映するため，短縮版の方が，年齢差が鋭敏に検出できたと報告されている。

(3) 幸福感の認知面の評価

　リフらの一連の研究（Ryff, 2013）によって，心理的幸福感は主観幸福感と異なった次元であることが指摘されているが，その内容は多面的で幅広い。なお，我が国独自の概念である生きがいもこの中に含まれる。これまで，多面的な心理的幸福感を網羅的に評価する尺度としてリフ（Ryff, 1995）が自ら作成した尺度が知られている。また，心理的幸福感を構成する要因の中で，人生の目的はさまざまな健康や余命との関連も強いので独立して使用されることもある。また，ディーナーらの人生満足尺度（Satisfaction with Life Scale）は主観的健康感を測定するための尺度と位置づけられているが，どちらかというと人生の評価は認知的なものと言えるので，認知面での評価にいれることができるだろう。

1) 人生満足感尺度

人生満足感は幸福感研究の中心的なアウトカム変数であり、幸福感と同意に扱われることもある。一方、これまでにさまざまな人生満足感尺度が存在しており、整理するのは難しい。高齢者研究においては、ノイガルテンら（Neugarten et al., 1961）らの生活満足度尺度（Life Satisfaction Index）がよく知られているが、これは PGC モラールスケールと同時期に開発されており、現在も幅広く使われているものである。日本語版は古谷野らによる（Life Satisfaction Index-K）がある。それら多くの尺度の中で、ディーナーら（Diener et al., 1985）が開発した5項目による尺度（Satisfaction with Life Scale）は、幅広い年齢に適応するように開発され、38 の言語で標準化された、最も知られた尺度である。なお各言語版は HP に詳しい（http://internal.psychology.illinois.edu/~ediener/SWLS.html）。項目は、「ほとんどの面で、私の人生は私の理想に近い」、「私の人生は、とてもすばらしい状態だ」、「私は自分の人生に満足している」、「私はこれまで、自分の人生に求める大切なものを得てきた」、「もう一度人生をやり直せるとしても、ほとんど何も変えないだろう」の5項目からなる。

2) リフの心理的 Well-being 尺度

この領域の研究の第一人者であるリフは、これまで提唱されてきた動機づけの理論や人間性の発達理論を統合し、心理的 well-being を「人生全般にわたるポジティブな心理的機能」と位置づけ体系化し、6つの因子を見出した（Ryff, 1995）。それらは、各因子は、自立（autonomy）、環境制御力（environmental mastery）、人格的成長（personal growth）、積極的な他者関係（positive relations with others）、人生の目的（purpose in life）、自己受容（self-acceptance）と呼ばれている。リフとキーズ（Ryff & Keyes, 1995）では、元々1因子につき 20 項目であった尺度を短縮するために、3項目ずつ選択した尺度を作成している。日本では西田（2000）が、本来の構成概念に基づいた尺度項目を作成し、信頼性、妥当性が確認された尺度が報告されている。具体的な質問項目は、自立「何かを判断するとき、社会的な評価よりも自分の価値観を優先する」、環境制御「私は、うまく周囲の環境に適応して、自分を生かすことができる」、人格的成長「これからも、私はいろいろな面で成長したいと思う」、

積極的な他者関係「私は，あたたかく信頼できる友人関係を築いている」，人生の目的「自分はどんな人生を送りたいのか，はっきりしている」，自己受容「私は自分の生き方や性格をそのまま受け入れることができる」である。西田らの研究では，約450人の成人女性を対象に関連要因との関係を分析した結果，次元によってその関連の強さは異なるが，well-beingに対して就労や社会活動が関係していることが確認された。

3）VOL（Valuation of Life）―新しい高齢期の幸福感の概念―

ロートンは，高齢者の幸福感の評価尺度としてPGCモラールスケールを開発したが，その対象はある程度健康状態が保たれた高齢者であった。しかし，寿命が延び高齢期が長くなるにつれて超高齢者と呼ばれる年齢層の人口が増加している。これらの年齢の人たちの特徴は，複数の疾患を持ち自立が困難になってくることである。そのような状態での幸福感はどのように評価すればよいのだろうか。ロートンは，このように制限のある状態における幸福感を測定するために，「これからも生きたい」という感情に注目し，この生きる力をValuation of Lifeと定義した。

彼らは測定尺度を作成するため，VOLと類似した概念，希望（hope），未来志向性（futurity），生きる意味（purpose），持続性（persistence），自己効力感（self-efficacy）から項目を作成し，13項目のポジティブVOLと6項目のネガティブVOLの2因子のVOL（Valuation of Life）尺度を開発した（Lawton et al., 2001）。日本語版は，中川ら（2013）によって開発され，「この先は明るいと思う」，「困難に出会ってもなんらかの方法で切り抜けられると思う」，「私は，毎日のように新しい楽しみを見つけられる」などの13項目，ポジティブVOLと「信心や信念があるから，私は前向きな態度でいられる」，「信仰心，または道徳的な教えに従って生きている」の2項目からなる。スピリチュアルVOLの2因子が報告されている。

ロートンら（Lawton et al., 2001）は興味深い報告を行っている。彼らは，高齢者を対象にさまざまな状況を想定してもらい，各状況で「これからどれくらいの期間生きたいか」という主観的生存期間を尋ねた。その結果，VOLは，症状，日常生活機能，精神的健康の程度によらず，主観的生存期間を予測していた。日本語版においても類似の結果が得られている。超高齢化が進む現在，

VOL は幸福感の新たな指標となる可能性は高いと言える。

6. おわりに

　本章では，QOL や幸福感という一見客観的に評価できるように見えるが，実際の測定においては，客観的な評価と主観的評価が大きくかい離することもある難しい概念をどのように評価するかを紹介した。近年，日本は経済的な豊かさにもかかわらず，幸福感が低いと指摘されることが多い。本章の初めに国民の QOL 評価として社会指標を中心とした Better Life Index を紹介した。この Better Life Index では住居，収入，職業，地域，教育，環境，社会参加，健康，人生満足感，安全，ワークライフバランスの 11 分野から QOL を評価する。HP に掲載されたデータを利用して，我が国の状況を他国と比較すると職業および健康では 1 位，収入では 14 位であるが，人生満足感は参加 34 か国中 25 位で下位に沈んでいる。この結果は，従来から言われている，国の経済力が上がって物質的に豊かになっても，それに呼応するかたちで幸福感が高くなるわけではないことを強く支持していると言えよう。

　ただし，日本の状況は特異なのかもしれない。経済発展が進んでいない国々を含む 132 か国のデータの分析では，国のレベルで経済状況と幸福感の関係には明確な相関が見られた（Oishi & Schimmack, 2010）。ただし，経済状況が悪くても社会的援助が高いと幸福感が高くなるという社会状況による調整効果も同時に見られた。このように，QOL や幸福感の評価には，文化的な背景が影響するため，世界各国を単一のモデルで説明することは難しい。日本の文化的背景を考慮したうえで幸福感の低さを考察することが必要だろう。米国では幸福感を個人の happiness ととらえがちであるが，アジアの文化圏では，幸福感を周りの人と分け合うものだとする文化的な背景がある。日本人の幸福感を評価するのために，最適な概念を見出すことも必要かもしれない。

　本章では心理的幸福感が快楽的側面と，人生の目的の側面から構成されることを紹介した。いっぽんどっこの唄は，「ぼろは着てても心の錦」の後，「男なら，人のやれないことをやれ」「男なら，行くぜこの道どこまでも」と続く。目的をもって生きている瞬間は，周りの環境にかかわらず，幸福感が高いことを

表している。これは，将来はポジティブになるという見込みを込めた，若い時の幸福感のありかただと言えよう。一方，高齢者では客観的に見るとネガティブな状況が増加するにもかかわらず，幸福が低下しにくいという現象が見られる。高齢期には将来ポジティブになるという見込みがないのに幸福感が低下しない背景には，異なった動機づけがあるからだと言われる（Carstensen, 2006）。いずれにせよ QOL や幸福感は，個人が主観的に知覚し，認知するものである。

　近年の日本では，高齢者に対する胃ろうの実施に対して，本人の意思や尊厳を尊重していないといった議論が盛んに行われている。これは，医学現場において，その状態の如何にかかわらず，生命の量を重視する考えから，その質すなわち QOL を重視する考え方に変化してきたことと呼応するものであると言える。しかし，誰が QOL 評価の主役なのかという問題をよく吟味することも必要である。

　筆者は高齢者調査を行う中で，対象者の家族から手紙をいただいたことがある。その手紙には対象者の方に胃ろうの手術を行う決断をしたこと，それは対象者の方が望んでいないかもしれないが，自分としては対象者の方にそこまでしても生きていてもらいたいという気持ちがありその決断をしたことが綴られていた。筆者はこの決断を肯定も否定もしない。ただ，この手紙は個人を中心に行うことが多かった QOL や幸福感の評価を，QOL の原点に戻って家族，地域，国単位のユニットや集団の QOL としてとらえることの必要性を教えてくれている。

引用文献

Carstensen, L. L. (2006). The influence of a sense of time on human development. *Science, 312* (5782), 1913–1915.

Crowther, M. R., Parker, M. W., Achenbaum, W. A., Larimore, W. L., & Koenig, H. G. (2002). Rowe and Kahn's model of successful aging revisited: Positive spirituality-- the forgotten factor. *The Gerontologist, 42* (5), 613–620.

Diener, E. (1984). Subjective well-being. *Psychological Bulletin, 95* (3), 542–575.

Diener, E., Emmons, R. A., Larsen, R. J., & Griffin, S. (1985). The satisfaction with life scale. *Journal of Personality Assessment, 49* (1), 71–75.

藤南佳代・園田　明・大野　裕 (1995). 主観的健康感尺度 (SUBI) 日本語版の作成と，信

頼性，妥当性の検討 1　健康心理学研究, *8* (2), 12-19.

福原俊一・鈴鴨よしみ (2005). 健康関連QOL尺度—SF-8とSF-36（あゆみ生活の質 (QOL) 測定の現在）　医学のあゆみ, *213* (2), 133-136.

Idler, E. L., & Benyamini, Y. (1997). Self-rated health and mortality: A review of twenty-seven community studies. *Journal of Health and Social Behavior, 38* (1), 21.

Ishizaki, T., Kai, I., & Imanaka, Y. (2006). Self-rated health and social role as predictors for 6-year total mortality among a non-disabled older Japanese population. *Archives of Gerontology and Geriatrics, 42* (1), 91-99.

伊藤裕子・相良順子・池田政子・川浦康至 (2003). 主観的幸福感尺度の作成と信頼性・妥当性の検討　心理学研究, *74* (3), 276-281.

Jylhä, M. (2009). What is self-rated health and why does it predict mortality? Towards a unified conceptual model. *Social Science & Medicine, 69* (3), 307-316.

古谷野　亘 (1989). PGCモラール・スケール〔Philadelphia Geriatric Center Morale Scale〕の構造—最近の改訂作業がもたらしたもの　社会老年学, *29*, 64-74.

Lawton, M. P. (1983). Environment and other determinants of well-being in older people. *The Gerontologist, 23* (4), 349-357.

Lawton, M. P., Moss, M., Hoffman, C., Kleban, M. H., Ruckdeschel, K., & Winter, L. (2001). Valuation of life. *Journal of Aging and Health, 13* (1), 3-31.

松岡晴香 (2009). 精神科勤務における看護師の職業性ストレスとその影響　日本精神保健看護学会誌, *18* (1), 1-9.

Mroczek, D. K., & Kolarz, C. M. (1998). The effect of age on positive and negative affect: A developmental perspective on happiness. *Journal of Personality and Social Psychology, 75* (5), 1333-1349.

内藤真理子・鈴鴨よしみ・磯和　均・畔地美紀・小伏寛枝・小嶋典子…福原俊一 (2003). 口腔関連QOL尺度開発に関する検討: General Oral Health Assessment Index (GOHAI) 日本語版の作成　口腔衛生学会雑誌, *53* (4), 516.

中川　威・権藤恭之・増井幸恵・石岡良子・田渕　恵・神出　計…高橋龍太郎 (2013). 日本語版 Valuation of Life (VOL) 尺度の作成　心理学研究, *84* (1), 37-46.

中原　純 (2011). 感情的well-being尺度の因子構造の検討および短縮版の作成　老年社会科学, *32* (4), 434-442.

中根允文・田崎美弥子・宮岡悦良 (1999). 一般人口におけるQOLスコアの分布—WHOQOLを利用して　医療と社会, *9* (1), 123-131.

Neugarten, B. L., Havighurst, R. J., & Tobin, S. S. (1961). The measurement of life satisfaction. *Journal of Gerontology, 16*, 134-143.

日本語版 EuroQol 開発委員会 (1998). 日本語版 EuroQol の開発　医療と社会, *8* (1), 109-123.

西田裕紀子 (2000). 成人女性の多様なライフスタイルと心理的well-being に関する研究

教育心理学研究, *48* (4), 433–443.

大平英樹 (2017). 内受容感覚に基づく行動の制御 (増大特集ブロードマン領野の現在地) *Brain and Nerve, 69* (4), 383–395.

大石繁宏 (2009). しあわせを科学する　新曜社

Oishi, S., & Schimmack, U. (2010). Culture and well-being: A new inquiry into the psychological wealth of nations. *Perspectives on Psychological Science: A Journal of the Association for Psychological Science, 5* (4), 463–471.

Rowe, J., & Kahn, R. (1987). Human aging: Usual and successful. *Science, 237* (4811), 143–149.

Ryff, C. D. (1995). Psychological well-being in adult life. *Current Directions in Psychological Science, 4* (4), 99–104.

Ryff, C. D. (2013). Psychological well-being revisited: Advances in the science and practice of eudaimonia. *Psychotherapy and Psychosomatics, 83* (1), 10–28.

Ryff, C. D., & Keyes, C. L. (1995). The structure of psychological well-being revisited. *Journal of Personality and Social Psychology, 69* (4), 719–727.

佐伯政男・大石繁宏 (2014). 幸福感研究の最前線　感情心理学研究, *21* (2), 92–98.

佐藤　徳・安田朝子 (2001). 日本語版PANASの作成　性格心理学研究, *9* (2), 138–139.

佐藤　元 (2005). 医療分野における生活の質 (QOL) 測定―QOLの概念, 歴史的背景と現在の課題 (あゆみ 生活の質 (QOL) 測定の現在)　医学のあゆみ, *213* (2), 113–117.

澤田康幸・崔　允禎・菅野早紀 (2010). 不況・失業と自殺の関係についての一考察 (特集 失業研究の今)　日本労働研究雑誌, *52* (5), 58–66.

島井哲志・大竹恵子・宇津木成介・池見　陽・Lyubomirsky, S. (2004). 日本版主観的幸福感尺度 (Subjective Happiness Scale: SHS) の信頼性と妥当性の検討　日本公衆衛生雑誌, *51* (10), 845–853.

Takeshita, H., Ikebe, K., Kagawa, R., Okada, T., Gondo, Y., Nakagawa, T., …Maeda, Y. (2015). Association of personality traits with oral health-related quality of life independently of objective oral health status: A study of community-dwelling elderly Japanese. *Journal of Dentistry, 43* (3), 342–349.

田崎美弥子・中根允文 (1998). 健康関連「生活の質」評価としてのWHOQOL　行動計量学, *25* (2), 76–80.

寺崎正治・岸本陽一・古賀愛人 (1992). 多面的感情状態尺度の作成　心理学研究, *62* (6), 350–356.

Wilson, W. (1967). Correlates of avowed happiness. *Psychological Bulletin, 67* (4), 294–306.

第12章

ポジティブ心理学の測定と評価

内田由紀子・堀毛一也

　ポジティブ心理学の発展の様相については別章で論じているので（堀毛，第1巻第14章参照），本章ではその研究領域の概要について簡単に紹介したうえで，前半部（1〜2節：担当堀毛）では，研究の中心となってきた，主観的ウェル・ビーイングに関する測度研究を中心に論じる。また後半部（3〜5節：担当内田）では幸福の測定にまつわる文化の問題や，幸福度指標が政策などにどのように活用されるのかなどを論じる。

1. ポジティブ心理学の研究領域と測度

(1) ポジティブ心理学の測定と評価

　ポジティブ心理学では，セリグマン（Seligman, 1998）による提唱当初から，3つの研究領域を設定し研究を推進することが提唱されてきた（Seligman, 1999; Seligman & Csikszentmihalyi, 2000）。第1の領域は，「ポジティブな主観的経験」であり，ポジティブ感情研究を基盤に，主観的ウェル・ビーイングや，フロー，楽観性，希望などの研究が展開されている。第2の領域は，「ポジティブな人間／ポジティブな人生」とされ，良い人生に関する考え方を基盤に，ポジティブな特性や強み（human strengths），人生目的，自己決定性などをめぐる研究が行われている。第3の領域は，「ポジティブなコミュニティ」であり，ポジティブな社会に関する視点を基盤に，社会的正義や，ポジティブな対人関係，物理的環境などについての研究に関心が向けられている。身体的健康や精神的健康とポジティブな心理との関連は，主として第3の領域のトピックスとされ，数多くの研究を輩出してきた。

　アメリカ心理学会（APA）のデータベースである PsycINFO を用いて，「ポ

ジティブ心理学」と「測定（measurement）」，あるいは「評価（assessment）」
をキーワードとして持つ雑誌論文や書籍を検索すると，測定については 285 件，
評価については 335 件がヒットする（2015 年まで，2016 年 4 月現在）。このう
ち，2005 年までの件数は測定が 38 件（13.3%），評価が 57 件（17.0%）にすぎ
ず，2006 年〜 2010 年までが測定 101 件（35.4%），評価 103 件（30.7%），2011
年以降になると測定 146 件（51.2%），評価 175 件（52.2%）と急増しているこ
とが分かる。内容的には，それぞれのおよそ半数（測定 130 件，評価 157 件）
が「特性（trait）あるいは強み（strengths）」に関連するものであり，さらに
4 割（測定 124 件，評価 125 件）が「ウェル・ビーイングあるいは幸福感」に
関連する内容を持つ。強み研究の代表的な業績としては，ピーターソンとセリ
グマンら（Peterson & Seligman, 2004）によって開発されたキャラクター・ス
トレングスの考え方や，その測定道具である「生き方の原則尺度（Values in
action inventory of strenghts, 大竹ら，2005）に関連するものが多い。また，同
様に「学校・教育」に関連する研究もおよそ 4 割（測定 112 件，評価 130 件）
に達しており，さらに 3 割（測定 72 件，評価 105 件）がなんらかのかたちで
「介入（intervention）」に関わる研究である。学校・教育や介入研究では，お
およそ 7 割近くが 2011 年度以降の研究であることにも特徴が見られる。「健康
（health）」に関する研究も測定で 83 件，評価で 117 件がヒットし，ポジティブ
心理学研究の中心的テーマの一つとして位置づけられていることが分かる。

（2）健康な心理学的成長のモデル

　ただし，これらの分析は「ポジティブ心理学」をキーワードとしたことによ
り，分析対象となった出版物は 2000 年以降のものに限定されている。実際に
はポジティブ心理学的研究は，セリグマンの提唱以前から活発に行われてお
り，ポジティブ心理学は，それらの成果を統合的にまとめようとするポジティ
ブ心理学運動として理解すべきであろう（島井，2006）。実際に，APA の機関
誌である American Psychologist には，2000 年および 2001 年にポジティブ心
理学に関する特集が組まれているし，2002 年にはハンドブックも出版されて
いる（Snyder & Lopez, 2002）。同様に，アセスメントに関しても，「Positive
psychological assessment」というハンドブックが，すでに 2003 年に出版され

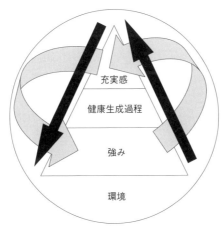

図 12-1　健康な心理学的成長のモデル（Lopez & Snyder, 2003b）

ている（Lopez & Snyder, 2003a）。この著作の中で，編者であるロペスやスナイダーらは，ポジティブ心理学的「強み」を評価の中に取り込むことの重要性を強調している。図 12-1 は，「健康な心理学的成長のモデル」（Lopez & Snyder, 2003b）として提唱された考え方を示しており，このモデルについてロペスらは，1) すべての人々は心理学的な強みを有しており，最適な精神的健康を達成する能力を持つ，2) 健康生成過程（healthy process）は，強みから生じた時に最も効果的になる，3) 潜在的な強みのレパートリーと，能動的な健康生成過程を有することが，充実した人生を創造する，と説明している。図 12-1 の右側の上方向の矢印は，強みが健康生成過程に従事させ，それが充実感につながることを意味しており，曲線は強み自体が意味や愛，満足感などの充実感につながる場合があることを示している。また図の左側の下方向の矢印は，充実感が健康生成過程を維持し，場合によっては直接的に新たな強みを発展させることを意味する。こうした循環過程は，「拡張 – 形成モデル（Fredrickson, 2001）」の視点とも類似し，精神・身体のポジティビティ形成のスパイラルにつながる過程とみなすことができる。また，スナイダーら（Snyder et al., 2003）は，評価における「四領域的接近（four-front approach）」の重要性を指摘しており，評価や診断において，人と環境，およびそれぞれが有する負債と資産に関する情報をバランスよく用いることの重要性が強調されている。図 12-1 の

196 第 12 章 ポジティブ心理学の測定と評価

「環境」の部分には，こうした意味が含まれているとみなすことができよう。

　これらの考え方に基づき，この著作では，人の「強み」や健康生成過程とし
て，1) 認知的なモデルや測度：学習的楽観性，楽観性，希望，キャリア自己効
力感，問題解決能力，統制の所在，創造性，知恵，勇気，2) 感情的なモデルや
測度：ポジティブ感情，自尊感情，ロマンティック・ラブ，情動知能，3) 対人
的なモデルや測度：共感性，愛着，許容性，ユーモア，感謝，4) 宗教・哲学的
なモデルや測度：信仰（宗教）心，道徳的判断，5) ポジティブな過程・成果・
環境に関するモデルと測度：労働，意味の探求，成人の主観的ウェル・ビーイ
ング，QOL，環境評価，という 5 つの領域にわたり，測度や測定道具が紹介さ
れている。

　ポジティブ心理として扱われる内容はこのようにきわめて広範にわたる。そ
のすべてについて評価や測度を紹介することは，限られた紙数では不可能であ
るし，本シリーズの各章で詳述されている内容も多かろう。そこで，本章では，
これまでのポジティブ心理学研究の中心となってきた，主観的ウェル・ビーイ
ングや幸福感に関する評価や測度に限って論じることとする。

2. 主観的ウェル・ビーイングの測度と評価

(1) 主観的ウェルビーイングの測度

　ディーナーら（Diener et al., 1985）は，日常のポジティブ感情の強さ，ネガ
ティブ感情の弱さと，一般的な人生満足感（life satisfaction）を結合させた概
念として「主観的ウェル・ビーイング（subjective well-being）」という概念を
提唱している。ディーナーは，1984 年に主観的 well-being に関する展望論文
を上梓しており（Diener, 1984），その後の数回のレビュー（Diener et al., 1999;
Diener, 2013 など）も含め，心理学領域におけるウェル・ビーイング研究の先
端を担っており，Dr. Happiness とも呼ばれている。ディーナーら（Diener et
al., 2003）によれば，主観的ウェル・ビーイングとは，「人々がある時点で，ま
た長期にわたり，自分の人生をどのように評価するか」を意味する用語とさ
れ，その測定にはディーナーら（Diener et al., 1985 角野訳 1994）によって提
唱された，人生満足尺度（SWLS: Satisfaction with Life Scale）という 5 項目

からなる尺度が用いられる。ディーナーらはこの尺度を，ポジティブ感情やネガティブ感情の測定とは区別された，人生に関する認知‐判断的な側面を評価する道具であると論じており，今日までに3,000近い研究で引用され（島井，2016），ウェル・ビーイング測定尺度の代表となっている。パボットとディーナー（Pavot & Diener, 1993, 2008）は，この尺度の妥当性や経時的安定性を幅広いレビューをもとに確認するとともに，健康領域でも主観的な生活の質の評価と高い関連性を示すことを明らかにしている。

　この他にも，主観的ウェル・ビーイングや幸福感に関連する尺度は多数存在する。島井（2016）は，APAの心理尺度データベースであるPsycTESTを基盤にした幸福感あるいはウェル・ビーイングに関する尺度の分析により，尺度を，1) 感情の側面：PANAS（Watson et al., 1988）など，2) 対人関係の側面：ハートランド許容性尺度（Yamhure-Thompson & Snyder, 2003）など，3) 適応の側面：短縮板リズィリエント・コーピング尺度（Sinclair & Wallston, 2004）など，4) 仕事へのエンゲージメント（関与）の側面：ユトレヒト・ワーク・エンゲージメント尺度（Schaufeli & Bakker, 2003）など，5) 日常生活の側面：高齢者用心理的ウェル・ビーイング尺度（Beckman, 1981）など，6) 人生の意義や宗教性：人生の目的テスト（Crumbaugh, 1968）など，という6領域に分類している。島井は，これらの側面を，セリグマン（2011）の提唱するPERMAモデル（ポジティブな感情（P），積極的な関与（E），ポジティブな関係性（R），意味のある人生（M），ポジティブな達成（A））とも整合する分類であるとしているが，こうした分類は，幸福感やウェル・ビーイングに関する測度と，その規定因や結果に関する測度を混在させてしまう可能性もあるように思われる。PERMAに関しては，オーストラリアの中高生を対象とした測定尺度が開発され（Kern et al., 2015），我が国でも塩谷ら（2015）により邦訳が作成されており，今後の発展が期待される。

　一方，ピーターソンら（Peterson et al., 2005）は，ウェル・ビーイングの感情的な側面を「悦楽的人生」，認知的な側面を「意味的人生」として区別したうえで，Waterman（1993）によりそれらの混合的側面として位置づけられていたフロー感覚（Csikszentmihalyi, 1990; 適切な水準の活動に挑んでいる時に体験される流れるような楽しさ感覚）を基盤とする側面も，ウェル・ビーイングと

して重要な意味を持つことを指摘し，これを「関与的（engagement）人生」として区別し，3側面からなる「幸せへの志向性（orientations to happiness）」を提唱している。これは後のPERMAのうち，PEMにあたるものと考えられるが，ウェル・ビーイングをとらえるには，この3つが重要とする考え方もあり，対人的な関係性（R）や達成・適応（A）までウェル・ビーイングの側面として包含するかについては今後論議が必要となろう。我が国では熊野（2011）がこれを邦訳し，3因子構造になることを検証している。さらに，キーズ（Keyes, 2002）は，ウェル・ビーイングを感情的（emotional）ウェル・ビーイング，心理的（psychological）ウェル・ビーイング，そして社会的（social）ウェル・ビーイングという3つの側面から把握する考え方を提唱し，精神的健康との関連を論じている（堀毛，第1巻第14章参照）。以下，この考え方を基盤に，ウェル・ビーイングの測定ならびに評価に関する研究について論じる。

(2) 感情的ウェル・ビーイング

　ウェル・ビーイングや幸福感に関しては，ギリシャ時代以来，「人の幸せとは何か」という問いに対する哲学的省察が行われてきた。例えば，アリスティッポスは，「人生の目的は快の最大量を経験することであり，幸福はその人物の快楽の瞬間の総計である」と論じたとされている（Ryan & Deci, 2001）。カーネマン（Kahneman, 1999）は，「何が自分の経験や人生を心地よいもの（快：pleasure）としたり不快なもの（unpleasure）としたりするか」を追求する心理学を「ヘドニック（快楽）心理学（hedonic psychology）」と名付け，幸福感を考える基本的な立場の1つとしている。こうした考え方に従えば，ウェル・ビーイングの測定には，日常体験しているポジティブ感情の高さ，ネガティブ感情の低さ，またそのバランス（ヘドニック・バランス；ポジティブ感情とネガティブ感情の比または差）が用いられることになる。こうした感情の測定には，先にも触れたようにワトソンら（Watson et al., 1988）によって開発されたPANAS（The Positve and Negative Affect Schedule）と呼ばれる尺度が用いられることが多い。この尺度はポジティブ感情10項目，ネガティブ感情10項目から構成されており，日本語版も複数存在する（佐藤・安田，2001；阿久津，2008：川人ら，2011）。どの研究でも，ポジティブ感情とネガティブ感情の2因

子が得られるという点では共通しており，ヘドニック・バランスも，この尺度によって計算されるのが一般的である。

(3) 心理的ウェル・ビーイングと社会的ウェル・ビーイング

　主観的ウェル・ビーイングに関する研究が進展するにつれ，人間のポジティブな機能を考えるにあたって，重要な側面が見落とされているのではないかという指摘がなされるようになった（Ryff, 1989）。その原点となったのは，アリストテレスの「エウダイモニア」と呼ばれる概念である。この考え方には，「より良く生きより良く行為する」といった意味が含まれており，こうした側面を追求する考え方は「エウダイモニズム（eudaimonism）」と呼ばれ，「ダイモン＝真の自己（true self）」に従って世界を認識し生活する倫理観を意味するとされている。ウォーターマン（Waterman, 1993）は，ロジャース（Rogers, C. R.），マスロー（Maslow, A. H.），コールバーグ（Kohlberg, L.）などの考え方の背景に共通する「自己実現（self-actualization）」や，人間の最適な心理的機能の基盤としてこの考え方が存在すると指摘しており，真の自己に従って生き，自分の潜在的な力を発現することが，エウダイモニアと呼ばれる幸福感につながるとみなすことになる。

　リフ（Ryff, 1989）は，自己実現の他に，オールポート（Allport, G. W.）によるプロプリウム（成熟した人間）の考え方や，エリクソン（Erikson, E. H.）やノイガルテン（Neugarten, B.）などの生涯発達的な観点に示される人生の危機や挑戦，ヤホダ（Japhoda, M.）の精神的健康に関するポジティブな指標などとエウダイモニックな幸福感との関わりを強調し，そうした心理的成長と関連する幸福感を心理的ウェル・ビーイング（psychological well-being）と名付け，ヘドニックな幸福感と区別されるべきものと主張した。リフ（Ryff, 1989）は，心理的ウェル・ビーイングを，「自己受容（self-acceptance）」「積極的対人関係（positive relations with others）」「自律心（autonomy）」「環境制御（environmental mastery）」「人生目的（purpose in life）」「自己成長（personal growth）」という6つの次元から構成されるものとみなし，これらを測定する心理的ウェル・ビーイング尺度を提唱した。この尺度は，6つの下位尺度それぞれについて，ポジティブな表記とネガティブな表記が組み合わされた20項

目，計 120 項目から構成されたものだが，最近は各側面について 3 項目を選び 18 項目から作成された短縮版を用いることが多い（Ryff & Keyes, 1995）。我が国では，西田（2002）が，オリジナルの尺度をもとに 76 項目の尺度を作成し，因子分析により検討した結果，6 因子 43 項目からなる尺度を構成している。また，ウォーターマンら（Waterman et al., 2010）は，新たな心理的ウェル・ビーイング尺度として 21 項目からなるエウダイモニック・ウェル・ビーイング尺度（Eudaimonic Well-Being Scale）を提唱しており，今後の展開が期待される。

　さらに，キーズ（Keyes, 1998）は，日常生活において人々が遭遇する社会的な課題に焦点をあて，市民として，また共労者，隣人等として，社会の中でどの程度良い機能を有するかに関する自己評価を意味する「社会的ウェル・ビーイング（social well-being）」という概念とその測定道具を提唱している。社会的ウェル・ビーイング尺度は，社会的一体感，社会的受容感，社会的貢献感，社会的実現感，社会的統合感という 5 つの側面に関する 50 項目から構成される。ただし，こうした 5 因子構造は我が国の研究では確認されていない。さらに，キーズ（Keyes, 2002）は，感情的ウェル・ビーイング，心理的ウェル・ビーイング，社会的ウェル・ビーイングからなる 40 項目の精神的健康連続体尺度（MHC: Mental Health Coninuum）を提唱し，これら 3 側面の融合を図るとともに，精神的健康やウェル・ビーイングの測定におけるその有用性を主張している（第 1 巻第 14 章参照）。この尺度については，15 項目からなる短縮版も作成されており，多くの社会調査で用いられている（Keyes, 2009, 2013）。

　この他，リュボミアスキーとレッパー（Lyubomirsky & Lepper, 1999）の考案による主観的幸福感尺度（SHS: Subjective Happiness Scale）を用いた研究も数多い。これは 4 項目からなる尺度で，日本では島井ら（2004）により訳出されている。また，WHO（世界保健機関）の作成した 40 項目からなる主観的幸福感尺度（SUBI: Subjective Well-Being Inventory; Sell & Nagpal, 1992 ／邦訳：大野・吉村，2001；伊藤ら，2003）など，ウェル・ビーイングに関連する尺度は他にも数多く考案されている。関連する概念として，人生の質（QOL: Quality of Life）や人生の意味（MIL: Meaning in Life）を測定する尺度も多数開発されているが，ここでは紙数の関係で省略する。さらに，青少年・児童用のウェル・

ビーイング尺度としては，ヒューブナーら（Huebner, 1994）の青年用多次元人生満足感尺度（Multidimensional Students' Life Satisfaction Scale）がよく用いられている。さらに，文化による幸福のとらえ方の相違や測度も多くの研究者の関心を集めているが，この問題については第4節で詳細に論じられる。

3. 幸福のマクロとマイクロ

(1) 個人と集団の幸福

近代化とともに幸福は「個人が獲得する」あるいは「個人が感じるもの」とする要素が強くなっていった（Oishi et al., 2013）。それゆえ，主に北米でリードされてきた心理学における幸福感研究においては，個人の長期的なポジティブ感情あるいは人生における評価として定義され，その定義に基づいた測定が行われている（Diener & Suh, 2000）。一方でより社会学あるいは経済学に近いところの研究では，幸福な共同体とはどのようなものかという，マクロな視点に関心が持たれることが多い（Uchida & Oishi, 2016）。

実際，個人の幸福に，人口移動や地域の社会関係資本などの，よりマクロな要因が影響することが分かってきており，個人の幸福は純粋に「個人の主観と努力次第」という問題ではないことも認識されてきた。一方で，ポジティブな感情という「個人」の中で生じる現象とともに，社会・文化という「マクロ」な現象を測定し，それらを総合的に評価するというのは，実は簡単なようで難しい。それは，個人と集団の幸福の関係をどのように考えるのかということに依存する。

ベンサムが主張したような「最大多数の最大幸福」の定義に基づくならば，幸福な個人が沢山存在する社会は幸福な社会ということができるので，例えば個人ごとの幸福感を総和すれば，それが国の幸せ度というマクロ指標となりうる。また，国全体が豊かならばそこに住む人々も豊かであると結論づけて，国の豊かさ（GDPなどで測定される）で個人の幸福を推測することも可能である。しかし個人と集団の問題は単純な一対一対応ばかりが存在するわけでもない。国の成り立ちや課税・福祉制度，格差に対する取り組み方などにより，個人とマクロの関係は異なってくる。

202 第12章 ポジティブ心理学の測定と評価

　こうした観点からも，個人の評定に基づいて測定されてきた幸福をマクロレベルの政策決定などに活用することについてはさまざまな論点が挙げられている。幸福政策に詳しい広井（2016）の論考では，幸福政策について寄せられる2つの疑問について紹介されている。それは幸福は個人的，主観的なものであり，それに行政が関与するのは問題ではないかということと，幸福を増大させるのは私的な領域であり，公的な政策決定においてはむしろ不幸せを減らす方向に注意を向けるべきではないか，という点である。これらの論点に対して，広井は，現代においては不幸を減らすことを重視しながらも，幸福や善などの内面的価値について共同体として取り組んでいくことの意義が重視されつつあることを論じている。

(2) 国の幸福

　国民の幸福をもたらすのは経済的豊かさであると長らく考えられてきた。そして豊かさを示す指標として用いられてきたのは，経済指標であるGDP（国内総生産）である。この前提に基づけば，お金のある国＝豊かな，幸せな国というようになる。しかしGDPは実際には指標としての不完全性が指摘されることも多い。もちろん，お金があれば「経済的に豊かな暮らし」ができるだろう。そして経済的に豊かな暮らしは，電気やガスなどのインフラを整え，安全かつ便利な日常生活を送ることを可能にする。そしてこれらが失われると，我々は心安らかではいられない。つまり，経済的豊かさは一定程度保証されることが重要になる。しかし経済的な豊かさが心の幸福と正比例するかについては，いくつかの疑問が提示されている。

　例えば「イースターリンの幸福のパラドックス」と言われる有名な議論の中で（Easterlin, 1974）指摘されていることは，GDPはある一定程度まで国の平均的幸福レベルを上昇させる効果を持っていても，一定程度の経済水準に達すると，GDPの上昇と主観的幸福は関連しなくなるという現象である。人間の心には物理的環境に対しての慣れが働き（インフラ環境に日々幸福を感じることは残念ながら少ない），物理的環境が整えば，今度は所属欲求や社会的な地位あるいは承認などに関する欲求が生じてくる。また，GDPが上昇することで格差が生み出されることもあれば，環境や時間が損なわれるなどのネガティブ

な側面も出てくるだろう。実際アメリカ国内の時系列分析では，社会の中での収入格差が拡大すると低所得者層の信頼感や公平感が減じられ，幸福感が低下すること（Oishi et al., 2011）が示されている。

　国の幸福を測定するためには，経済状態，労働環境，家庭環境，そして自然環境など，さまざまな要因のバランスをとりながら最適な幸福状態を目指すにはどのようにすればよいのかという問題について，これからも検討していく必要がある。

4. 文化と幸福

(1) 幸福の文化比較

　幸福は比較文化で用いられやすい概念であり，OECD が呈示する世界ランキングによる「比較」にも注目が集まる。しかしこうしたランキング方式においては，幸福の「中身」の文化的違いは考慮されていないため，「単純な比較の正しさ」が疑われていないという問題がある。

　これまで北米で開発されてきた幸福に関する評定尺度を用いると，一貫して日本での評定は低くなることが知られている。GDP と幸福度の関連を検討してみると（Inglehart et al., 2008），経済水準の高い国のグループ（アメリカや欧州の国々）の中では，日本の幸福度は相対的にいって低いところに位置していることが分かる。このことから，日本社会は経済水準の割に不幸であると結論づけることもできる。実際幸福度が高い北欧諸国では，日本と比較して福祉政策やワークライフバランスが充実していることなどが指摘されている。

　一方で，幸福のありかたは本当に一次元的なモノサシで測定して，比較することができるのかを考える必要もある。例えば世界各国でよく用いられる別の指標に，0点から10点までで幸福を評定するスタイルのものがある。日本での大規模調査データ（年齢や性別，居住地などを考慮してサンプリングされた統計データ）では幸福度評定の平均点は 6.5 点ぐらいとなる。これは他の先進国と比較すると低い値である。しかし日本人参加者に今度は「理想の幸福度」のポイントを尋ねると，10点満点ではなく「7点や8点」という回答となっており，どのような幸福を求めているかは，文化によって異なっている可能性がある。

(2) 一律ではない幸福の意味

どのような時に，そしてどのような人が幸せを感じるのか，幸せにはどのような意味があるのかは，文化の中にある価値観や，幸福が実際にどのように実現されているのかなどの条件によって異なっている。日米で主に行われてきた幸福感についての研究を概観すると，幸福感の原因，幸福への動機づけ，幸福の意味，の3つにおいて，文化により違いがあることを見て取ることができる（Uchida et al., 2004; Uchida & Ogihara, 2012; 内田・荻原，2012）。ディーナーとディーナー（Diener & Diener, 1995）は，個人主義 - 集団主義の軸を用いて31カ国での比較研究を行い，「集団」を重視する文化に比べて，欧米などの「個」を重視する文化で，自尊心が主観的幸福感に与える影響（Taylor & Brown, 1988）がより強いことを示している。一方で日本においては関係志向性・バランス志向性が強く，周囲からサポートがあるかどうかが幸福感に影響している（Uchida et al., 2008; Uchida & Kitayama, 2009）。

また，経済的に安定した国において人生の満足度が高いという一般的な傾向があるものの，収入の要因をコントロールすると，ブラジルやチリ，アルゼンチンなどの国で幸福感が高く，これに欧米諸国が続き，日本など東洋では比較的低くなるなどの，一定の文化差が見られることが知られている（Diener et al., 1999；大石，2009）。

アメリカにおいては，「幸福な人物とは，若く健康で，良い教育を受けており，収入が多く，外向的・楽観的で，自尊心が高く，勤労意欲があるもの」（Myers & Diener, 1997）とされるなど，個人の中に「良い要素」がたくさんあることと定義されている場合が多い。これに対し，日本において幸福は必ずしも良い意味だけを持つのではなく，否定的な側面を併せ持っているという人生観が存在している（Uchida & Kitayama, 2009）。また，幸せとはその時々で変化するものであり，あまりに幸福であることはかえって不幸を招き，むしろ「良いこと・悪いことが同数存在するのが真の人生である」という，言うなれば「バランス志向的幸福観」が共有されている。日米比較調査で，幸せの意味について5つ記述してもらう課題を実施すると，アメリカでは得られた記述（幸せは何かを達成した時に感じる，幸せになると飛び上がりたくなるなど）全体のうち97.4%がポジティブな記述（何事にも前向きになる，人に優しくなれる，自尊

心が高まる，など）になったのに対して，日本ではポジティブな記述は全体の68％に留まり，残り3割近くは「幸せになると人からねたまれる」「まわりに気遣いができなくなる」「幸せすぎると人は成長しなくなる」「そのうち失うのではないかと思うとかえって不安になってしまう」「長くは続かない」といった，ネガティブな記述が見られた（Uchida & Kitayama, 2009）。

（3）協調的幸福感

　幸福の意味と覚醒水準（認知的，感情的に活性化する度合い）についても検討がなされている（Tsai et al., 2006, 2007）。ヨーロッパ系アメリカ文化では，覚醒水準の高い快感情，例えば興奮することやうきうきすることが幸せと強く結びついているのに対して，アジア系アメリカ人や中国などの東洋文化では，穏やかな気持ちやリラックスした気持ちが幸せと強く結びついていることが示されている。日本では「幸せなときはどんなときですか」と尋ねると，「お風呂に入ってホッとしているとき」「布団に入って今から眠るというとき」などというように，覚醒水準の低い落ち着いた時間を幸せとする答えが見られる。そして，自分だけが周囲から飛び抜けて幸福であったりすることよりは，「人並みの日常的幸せ」が大切にされている（Hitokoto & Uchida, 2015）。

　多くの国際比較で用いられている人生の満足度尺度は「これまで望んだものは手に入れてきた」など，個人の獲得に基づく評定が全面に出ている。しかしこれまで述べてきたとおり，日本では穏やかで，人並みの，また，自分だけではなく他者とともに実現される幸福が重要になることも多く，こうした観点が含まれた尺度での測定も重要である。そこで一言・内田（Hitokoto & Uchida, 2015）は，日本的幸福の定義に基づく「協調的幸福」尺度（Interdependent Happiness Scale: IHS）を開発し，協調的幸福（人並み感や他者の幸福などが含まれる）を用いると日本は欧米と比較しても低いスコアにはならないことを確認している。IHS では「他者との協調性と他者の幸福」「人並み感」「平穏な感情状態」を中心要素とし，「私」個人の幸せのみを測定するのではなく，他者との調和的な幸せや，他者を幸せにしているかどうか，という概念も測定している。

5. 幸福の測定と政策

(1) 内閣府「幸福度に関する研究会」

　幸福やポジティブな心理状態の測定について，指標を活用し，政治や制度評価へと援用しようとする試みが近年では多く見られるようになってきた。日本では内閣府では 2010 年から 2013 年まで「幸福度に関する研究会」が発足し，2011 年 12 月に指標案が発表された。国際的には経済協力開発機構（OECD）やイギリス，フランス，ドイツでも指標づくりが進められ，ブータンの GNH 指標（国民総幸福度：Gross National Happiness）も注目を集めている。

　内閣府「幸福度に関する研究会」が 2011 年に発表した指標案では，「心身の健康」「経済社会状況」「関係性」の 3 つの柱を幸福をもたらす要素として定義した。3 本の柱の中には，例えば労働環境や子育ての環境，自然との関わりなどの下位項目が設定され，それぞれがどれだけ主観的幸福感を支えているのかも合わせて検討しようとしていた。指標は個人が回答する調査の中から得られる主観指標と，マクロな状況（例えば就業率のような）として測定される客観指標の両輪合わせて 130 あまりが提案された。残念ながらこの研究会は 2013 年に閉じられたが，指標案や調査方法とその活用についての議論は現在でも長らく参照され，地方自治体の幸福度測定政策にもその精神が引き継がれている。

　国や自治体での指標の活用は，単に平均値だけを追いかけ，「幸福度指数の上昇」あるいは「全国で 1 番になる」といったことだけが目指されるべきではない。それぞれの地域で何が強みになっており何が不足しているか，また，その中ではどういう人が幸せを感じやすく，どういう人が逆に不幸せを感じているかなどをチェックすることに活用しようとする目的で指標は策定されていた（詳細な議論は内閣府の「幸福度に関する研究会」議事録を参照されたい）。

　幸せの地域差あるいは家庭格差は広がっていないか，幸せは何が基盤となっているのかなど，「幸福の意味」にまで踏み込む分析を行い，政策立案に向けての判断を行っていくことが必須とされるが，そのためには 1 回限りの調査とするのではなく，時系列の変化を調べられるような調査とすることが重要である。他所との比較ではなく自分たちの共同体の変化を注視し，あるとき導入した施策がどのようなインパクトを保つのかなどの分析も実施し，意味のあるデータ

が出てくれば，それについて住民間での有意義な議論の場を作り出すこともできるだろう。

(2) ブータンの GNH の測定

　ブータンは「国民総幸福」（GNH: Gross National Happiness）を重視する政策で有名であり，指標の活用という意味でも世界中で参照されている。ブータンは経済的には世界の中の最貧国に位置づけられている。国民もその状態を良しとはしておらず，経済的自立や豊かさも目指している。一方で経済的豊かさと心の豊かさは必ずしもイコールでないことも意識されている。心豊かに暮らすためには，経済以外の条件も整っている必要があり（例えば人々や自然とのつながりなど），これらは時に経済的豊かさの中で犠牲にされがちであることが意識されている。

　ブータンでは4つの幸福感を支える柱（公正で公平な社会経済の発展，文化的・精神的な遺産の保存と促進，環境保護，良き統治）が設定され，測定においては9つの指標（心理的幸福，時間のバランス良い使い方，文化の多様性，地域の活力，環境の多様性，良い統治，健康，教育，生活水準）がある。それらをもとに国民に（場合によっては1人あたり1日近くかけて聞き取りつつ実施するような）調査を実施し，9つのいずれの側面がどのように充足されているかを検討して政策に活かそうとしている。指標の集計方法はブータンが発表しているレポートに詳しいが（解説は枝廣ら，2011），単純な統合指標を作成するというのではなく，地区ごとあるいは職業ごとに，どの部門がより充足されていてどこは充足されていないか，という意味づけを検討できるように作成されているのが特徴である。

(3) 地域での指標活用

　個人の状態がもたらす幸福についてはこれまでも多くの研究が行われてきた中で，今後，地域における指標を暮らしづくりに活かすためには地域などのマクロレベルに存在する何らかの「資本」あるいは「価値」が，どのように個人の幸福を規定しているのかを知る必要があるだろう。そのためには，内閣府の幸福度指標で目指されたような，個人レベルでの指標の平均値（個人の幸福感を

平均して指標とする）もしくは客観的なマクロ指標（就業率などのさまざまな客観指標の集積で国の幸福度を代替させる）のいずれかに偏るのではない，包括的な指標が重要であろう。

　個人が幸福になることを推奨し，その権利を認めることは近代社会が確立してきた個人の権利と自由であり，これを侵してはならない。一方で，我々はさまざまな形のコミュニティの中で生き，コミュニティの中にある何らかの資源を用いて幸福を得ている。それゆえ，個人の行動が，コミュニティ全体が持つ「幸福を支える力」にどのように寄与できるのかに対する気づきもまた重要な視点となる。例えば自由に面倒無く暮らしたい人がゴミを適当に出し続ければ，それはコミュニティの「不幸せ」につながってしまうだろう。それゆえにコミュニティには制度やルールが存在し，個人と集団のより良いバランスを探りながらそれらを運用している。「バランスの良さ」を確認していくためには，個人レベルの幸福だけではなく，マクロなコミュニティが持つ「幸福を支える力」を測定し，個人とコミュニティの変数の相互作用を知ることが必要であろう。

　これまでの心理学の研究では，個人内のメカニズムについて検討することを超えられないという理論的・方法論的限界があった。文化や社会的規範，対人相互作用などの集合的な現象についても，「集合現象をどのように各人が認識し，行動するか」という，個人レベルに落とし込んでから測定がなされることが主であった。そして個人の幸福の平均をとって「ある国（あるいは自治体）の幸福」として代表させるという手法しか用いられてこなかった。しかし平均のみでは，マクロに見れば住民同士が互いに搾取関係にあるか，あるいは互いに幸福を支え合う関係にあるのかどうかは検討できない。

　近年の手法では少しずつこうした限界を乗り越えようという努力がなされている。「個人レベル」要因と，地域あるいは組織レベルに存在する環境変数（例えば経済指数や人口比率，就労者率など）を「マクロレベル」要因として分析し，これらの相互作用を知る「マルチレベル分析」を実施することができる。例えば近年の疫学調査では，地域レベルで，どれだけ人々が信頼し合っているかどうかが，住民個人のストレスを軽減する効果をもつということ，それらは個人レベルの要因（収入や喫煙，飲酒，個人が持っている信頼関係など）を統制しても見られることも示されている（Kobayashi et al., 2015）。つまり，個人の要

素だけではない「場の要素」を抽出できるようになってきた。こうした取り組みは，個別モデルのこころのあり方あるいはこころと切り離されたマクロ環境という考え方から脱却し，相互につながり合い広がるこころの様相に迫ろうとするものである。

引用文献

阿久津洋巳 (2008). ポジティブ感情とネガティブ感情の測定 岩手大学教育学部附属教育実践総合センター研究紀要, 7, 135-144.

Beckman, L. J. (1981). Effect of social interaction and children's relative inputs on older women's psychological well-being. *Journal of Personality and Social Psychology, 41* (6), 1075-1086.

Crumbaugh, J. C. (1968). Cross-validation of Pourpose-in-life Test on Flankl's concept. *Journal of Individual Psychology, 24,* 74-81.

Csikszentmihalyi, M. (1990). *Flow: The psychology of optimal experience.* New York: Harper-Collins.

Diener, E. (1984). Subjective well-being. *Psychological Bulletin, 95,* 542-575.

Diener, E. (2013). The remarkable changes in the science of subjective well-being. *Perspectives on Psychological Science, 8* (6), 663-666.

Diener, E., & Diener, M. (1995). Cross-cultural correlates of life satisfaction and self-esteem. *Journal of Personality and Social Psychology, 68,* 653-663.

Diener, E., Emmons, R. A., Larsen, R. J., & Griffin, S. (1985). The satisfaction with life scale. *Journal of Personality Assessment, 49,* 71-75.

Diener, E., Oishi, S., & Lucus, R. E. (2003). Personality, culture, and subjective well-being: Emotional and cognitive evaluations of life. *Annual Review of Psychology, 54,* 403-425

Diener, E., & Suh, E. M. (2000). *Culture and subjective well-being.* Cambridge, MA: MIT Press.

Diener, E., Suh, E. M., Lucus, R. E., & Smith, H. L. (1999). Subjective well-being: Three decades of progress. *Psychological Bulletin, 125,* 276-302.

Easterlin, R. A. (1974). Does economic growth improve the human lot? Some empirical evidence. In P. A. David, & W. R. Melvin (Eds.), *Nations and households in economic growth* (pp. 89-125). New York: Academic Press.

枝廣淳子・草郷孝好・平山修一 (2011). GNH (国民総幸福) ―みんなでつくる幸せ社会へ ― 海象社

Fredrickson, B. L. (2001). The role of positive emotions in positive psychology: The broaden-and-build theory of positive emotions. *American Psychologist, 56,* 218–226.

広井良典 (2016). 幸福度をめぐる理念と政策―幸福は政策目標となりうるか　週間社会保障, *2865,* 48–53.

Hitokoto, H., & Uchida, Y. (2015). Interdependent happiness: Theoretical importance and measurement validity. *Journal of Happiness Studies, 16,* 211–239.

Huebner, E. S., & Scott, E. (1994). Preliminary development and validation of a multidimensional life satisfaction scale for children. *Psychological Assessment, 6* (2), 149–158.

Inglehart, R., Foa, R., Peterson, C., & Welzel, C. (2008). Development, freedom, and rising happiness: A global perspective (1981–2007). *Perspectives on Psychological Science, 3,* 264–285.

伊藤裕子・相良順子・池田政子・川浦康至 (2003). 主観的幸福感尺度の作成と信頼性・妥当性の検討　心理学研究, *74* (3), 276–281.

Kahneman, D. (1999). Objective happiness. In D. Kahneman, E. Diener, & N. Schwarz (Eds.), *Well-being: The foundation of hednic psychology* (pp. 3–25). New York: Russell Sage Foundation.

川人潤子・大塚泰正・甲斐田幸佐・中田光紀 (2011). 日本語版 The Positive and Negative Affect Schedule (PANAS) 20 項目の信頼性と妥当性の検討　広島大学心理学研究, *11,* 225–240.

Kern, M. L., Waters, L. E., Adler, A., & White, M. A. (2015). A multidimensional approach to measuring well-being in students: Application of the PERMA framework. *Journal of Positive Psychology, 10* (3), 261–271.

Keyes, C. L. M. (1998). Social well-being. *Social Psychology Quarterly, 61,* 121–140.

Keyes, C. L. M. (2002). The mental health continuum: From languishing to flourishing in life. *Journal of Health and Social Research, 43,* 207–222.

Keyes, C. L. M. (2009). Brief Description of the Mental Health Continuum Short Form (MHC-SF). Retrieved from http://www. sociology. emory. edu/ckeyes/ (2016 年 4 月 1 日)

Kobayashi, T., Suzuki, E., Noguchi, M., Kawachi, I., & Takao, S. (2015). Community-level social capital and psychological distress among the elderly in Japan: A population-based study. *Plos One, 10* (11), e0142629. https://doi.org/10.1371/journal. pone.0142629

熊野道子 (2011). 日本人における幸せへの 3 志向性　心理学研究, *81* (6), 619–624.

Lopez, S. J., & Snyder, C. R. (Eds.) (2003a). *Positive psychological assessment: A handbook of model and measurement.* Washington, DC: American Psychological Association.

Lopez, S. J., & Snyder, C. R. (2003b). The future of positive psychological assessment:

Making a difference. In S. J. Lopez & C. R. Snyder (Eds.), *Positive psychological assessment: A handbook of model and measurement* (pp. 459-468). Washington, DC: American Psychological Association.

Lyubomirsky, S., & Lepper, S. H. (1999). A measure of subjective happiness: Preliminary reliability and construct validation. *Social Indicators Research, 46*, 137-155.

Myers, D. G., & Diener, E. (1995). Who is happy? *Psychological Science, 6*, 10-19.

西田裕紀子 (2000). 成人女性の多様なライフスタイルと心理的well-being に関する研究 教育心理学研究, *48*, 433-443.

大石繁宏 (2009). 幸せを科学する　新曜社

Oishi, S., Kesebir, S., & Diener, E. (2011). Income inequality and happiness. *Psychological Science, 22*, 1095-1100.

Oishi, S., Graham, J., Kesebir, S., & Galinha, I. (2013). Concepts of happiness across time and cultures. *Personality and Social Psychology Bulletin, 39*, 559-577.

大野　裕・吉村公雄 (2001). WHO SUBI 手引き　金子書房

大竹恵子・島井哲志・池見　陽・宇津木成介・Peterson, C.・Seligman, M. E. P. (2005). 日本版生き方の原則調査票 (VIA-IS: Values in Action Inventory of Strengths) 作成 の試み　心理学研究, *76*, 461-467.

Pavot, W., & Diener, E. (1993). Review of the satisfaction with life scale. *Psychological Assessment, 5*, 164-172.

Pavot, W., & Diener, E (2008). The satisfaction with life scale and the emerging construct of life satisfaction. *Journal of Positive Psyhcology, 3* (2), 137-152.

Peterson, C., Park, N., & Seligman, M. E. P. (2005). Orientations to happiness and life satisfaction: The full life versus the empty life. *Journal of Happiness Studies, 6*, 25-41.

Peterson, C., & Seligman, M. E. P. (2004). *Human strengths: A classification manual.* Washington, DC: American Psychological Association.

Ryan, R., & Deci, E. L. (2001). On happiness and human potentials: A review of research on hedonic and eudaimonic well-being. *American Review of Psychology, 52*, 141-166.

Ryff, C. D. (1989). Happiness is everything, or is it? Explorations on the meaning of psychological well-being. *Journal of Personality and Social Psychology, 57*, 1069-1081.

Ryff, C. D., & Keyes, C. L. M. (1995). The structure of psychological well-being revisited. *Journal of Personality and Social Psychology, 69* (4), 719-727.

佐藤　徳・安田朝子 (2001). 日本語版PANAS の作成　性格心理学研究, *9* (2), 138-139.

Schaufeli, W. B., & Bakker, A. B. (2003). Test manual for the Utrecht Work Engagement Scale. Unpublished manuscript, Utrecht University, the Netherlands. Retrieved from http://www. schaufeli. com (2016 年 4 月 1 日)

Seligman, M. E. P. (1998). Building human strength: Psychology's forgotten mission. *APA*

Monitor, 29, January, 2.

Seligman, M. E. P. (1999). Positive psychology network concept paper. Retrieved from https://ppc. sas. upenn. edu/ (2016 年 4 月 1 日)

Seligman, M. E. P. (2011). *Flourish: A visionary new understanding of happiness and well-being.* New York: Free Press.

Seligman, M. E. P., & Csikszentmihalyi, M. (2000). Positive psychology: An introduction. *American Psychologist, 55,* 5-14.

Sell, H., & Nagpal, R. (1992). *Assessment of subjective well-being: The Subjective Well-Being Inventory (SUBI).* New Delhi, India: World Health Organization Regional Office for South-East Asia.

島井哲志 (2006). ポジティブ心理学の背景と歴史的経緯　島井哲志 (編)　ポジティブ心理学―21 世紀の心理学の可能性―（pp. 3-21）　ナカニシヤ出版

島井哲志 (2016). 幸福の構造―持続する幸福感と幸せな社会づくり―　有斐閣

島井哲志・大竹恵子・宇津木成介・池見　陽・Lyubomirsky, S. (2004). 日本版主観的幸福感尺度 (SHS) の信頼性と妥当性の検討　日本公衆衛生会誌, *51* (10), 845-853.

塩谷　亨・松本　圭・山上史野・松本かおり・石丸雅貴・大矢寿美子 (2005). PERMA-profiler KIT 版の開発　日本工学教育協会平成 27 年度工学教育研究論文集, 430-431.

Sinclair, V. G., & Wallston, K. A. (2004). The development and psychometric evaluation of the Brief Resilient Coping Scale. *Assessment, 11* (1), 94-101.

Snyder, C. R., & Lopez, S. J. (Eds.) (2002). *Handbook of positive psychology.* New York: Oxford University Press.

Snyder, C. R., Lopez, C. R., Edwards, L. M., Pedrotti, J. T., Prosser, E. C., Watson, S. L., Spalitto, S. V., & Ulven, J. C. (2003). Measuring and labeling the positive and the negative. In S. J. Lopez & C. R. Snyder (Eds.), *Positive psychological assessment: A handbook of model and measurement.* Washington, DC: American Psychological Association.

角野善司 (1994). 人生に対する満足尺度 (SWLS) 日本版作成の試み　日本教育心理学会第 36 回大会発表論文集, 192.

Taylor, S. E., & Brown, J. D. (1988). Illusion and well-being: A social psychological perspective on mental health. *Psychological Bulletin, 103* (2), 193-210.

Tsai, J. L., Knutson, B., & Fung, H. H. (2006). Cultural variation in affect valuation. *Journal of Personality and Social Psychology, 90,* 288-307.

Tsai, J. L., Louie, J Y., Chen, E. E., & Uchida, Y. (2007). Learning what feelings to desire: Socialization of ideal affect through children's storybooks. *Personality and Social Psychology Bulletin, 33,* 17-30.

Uchida, Y., & Kitayama, S. (2009). Happiness and unhappiness in east and west: Themes and variations. *Emotion, 9,* 441-456.

Uchida, Y., Kitayama, S., Mesquita, B., Reyes, J. A. S., & Morling, B. (2008). Is Perceived emotional support beneficial? Well-being and health in independent and interdependent cultures. *Personality and Social Psychology Bulletin, 34*, 741-754.

Uchida, Y., Norasakkunkit, V., & Kitayama, S. (2004). Cultural constructions of happiness: Theory and evidence. *Journal of Happiness Studies, 5*, 223-239.

Uchida, Y., & Ogihara, Y. (2012). Personal or interpersonal construal of happiness: A cultural psychological perspective. *International Journal of Wellbeing, 2*, 354-369.

内田由紀子・荻原祐二 (2012). 文化的幸福観―文化心理学的知見と将来への展望― 心理学評論, *55*, 26-42.

Uchida, Y., & Oishi, S. (2016). The happiness of individuals and the collective. *Japanese Psychological Research, 58*, 125-141.

Watson, D., Clark, L. A., & Tellegen, A. (1988). Development and validation of brief measures of positive and negative affect: The PANAS scales. *Journal of Personality and Social Psychology, 54*, 1063-1070.

Yamhure-Thompson, L., & Snyder, C. R. (2003). Measuring forgiveness. In S. J. Lopez & C. R. Snyder (Eds.), *Positive psychological assessment: A handbook of model and measurement* (pp. 301-312). Washington, DC: American Psychological Association.

Watermann, A. S. (1993). Two conceptions of happiness: Contrast of personal expressiveness (Eudaimonia) and hedonic enjoyment. *Journal of Personality and Social Psychology, 64*, 678-691.

Waterman, A. S., Schwartz, S. J., Zamboanga, B. L., Ravert, R. D., Williams, M. K., Agocha, V. B., Kim, S. Y., & Donnellan, B. (2010). The questionnaire for eudaimonic well-being: Psychometric properties, demographic comparisons, and evidence of validity. *Journal of Positive Psychology, 5* (1), 41-61.

第13章

情動と感性の脳活動の測定

上田一貴

1. はじめに

　健康であるということは，心理的，身体的に適応的な状態であると言える。情動や感性は，心身を適応的な状態へと導く重要な役割を担っている。これらを理解するアプローチとして，本章では，脳波，機能的磁気共鳴画像法，近赤外分光法などの脳活動測定を紹介する。情動は急激に生じ，一過性であるという特徴を持ち，感性も直感的，無自覚的という特徴からいずれも言語化が容易ではない。脳活動計測により神経基盤からメカニズムを検討することで顕在的・意識的プロセスだけではなく，潜在的・無意識的プロセスについても理解が進むことが期待できる。

2. 情動，感性とは何か

　本節では，脳活動の測定の解説に入る前に，情動，感性それぞれの定義を示す。また，情動，感性の処理プロセスについて，実験的に検証する際によく用いられる実験刺激について述べる。

(1) 情動 (emotion)

　情動は，人間の心理現象の中で感情に分類されるものである。感情 (feeling) は，認知した対象や表象により生じる意識状態であり，快－不快を基調に体験される (大山・渡辺, 1999)。このうち，急激に生じ，身体的現象を伴う一過性の比較的強い感情を情動 (emotion) と呼び，持続的で比較的軽度な感情を気分 (mood) という。

情動の処理プロセスや情動が心理および身体に及ぼす影響を調べる際に，実験参加者の情動を実験的に制御するために，さまざまな情動喚起刺激が用いられる。視覚的な刺激としては，フロリダ大学のラング（Lang, P. J.）らの研究グループが開発した IAPS（International Affective Picture Systems; Lang et al., 2008）がよく用いられる。IAPS は，900 枚以上の写真から構成されており，それぞれの写真について，快 – 不快の評価次元からなる感情価（valence），覚醒 – 鎮静からなる覚醒度（arousal）の標準得点が算出されていることから，情動の評価次元について実験的な制御が行いやすい。同じくラングらの研究グループは，情動を喚起する聴覚刺激（International Affective Digital Sounds: IADS）や情動単語（Affective Norms for English Words: ANEW）の開発も行っている。また，情動を喚起する刺激として笑いや怒りなどの人の表情の写真刺激も多くの研究で用いられている。最も有名なものはエクマンら（Ekman et al., 1975）の 6 表情（驚き，恐怖，嫌悪，怒り，幸福，悲しみ）から構成される表情写真である。日本国内のものでは，日本人の表情写真の ATR 顔表情データベース（蒲池，2001）がある。

(2) 感性（kansei）

感性は，物や事に対して，無自覚的，直感的，情報統合的に下す印象評価判断能力であり，低次の感覚印象や快・不快などの感情から，高次の美的評価までを含む広い意味を持った概念である（三浦，2010）。快 – 不快の評価次元は，情動と共通した心理的体験である。一方，美的評価は，感情の中でも，真・善・美などのより複雑な価値観を含む情操（sentiment）に関わる処理と考えられる。美的評価に関わる研究は，単純な図形を用いて形や色の印象評価をさせるものから，抽象画，風景画などの絵画刺激，顔刺激，日用品などの人工物，室内環境（光，温度など）など多くの要素からなる複雑なものに対して快・不快，美醜などを評価させるものまでさまざまである。

3. 脳活動の測定

(1) 脳活動測定ツール

　人間の情動や感性に関わる処理は，意識的・無意識的なものを含めて脳内の
さまざまなシステムの活動によって実行されており，それらは，脳活動測定ツー
ルによって生体信号としてとらえることができる。脳内システムに関わる生
体信号は，脳活動の直接的な指標である中枢神経系の活動と，間接的な指標で
ある自律神経系，体性神経系などの末梢神経系に大別できる。本章では，中枢
神経系の測定ツールについて解説する。

　脳波（electroencephalogram: EEG）や事象関連電位（event-related potential:
ERP）は，人間の脳の神経活動の電気的な信号を測定するものである。脳
波の発見から90年近くが経過しており多くの研究の蓄積がある。脳磁図
（magnetoencephalogram: MEG）は，脳の神経細胞群の電気的活動により発生
する磁場変動を計測したものである。脳波，事象関連電位，脳磁図は，計測の
時間精度が優れており，ミリ秒単位の測定が可能であり，脳が時間軸に沿って
どのように活動しているかを検討することができる。刻一刻と変化する心理現
象や，瞬時性の高い直感的処理などの検討に適している。

　機能的磁気共鳴画像法（functional magnetic resonance imaging: fMRI）や近
赤外分光法（near infrared spectroscopy: NIRS）は，安静時や人が何らかの情
報処理を行っている際の脳活動に伴う局所的な脳血流の変化を測定するもので
ある。fMRIはミリメートル単位の高い空間分解能を有しており，脳のどこで活
動が行われているかの詳細な位置情報を知ることができる。NIRSは，測定の

表13-1　脳活動計測の長所と短所

	EEG/ERP	MEG	fMRI	NIRS
空間分解能	△	○	◎	△
脳深部計測	△	△	○	×
時間分解能	◎	◎	○	○
非拘束性	○	△	△	○
測定の容易性	◎	○	○	◎

簡便さが特徴であり，拘束性が低く，多少動いても安定した計測が可能である。

　以上の脳活動測定ツールの長所，短所についてまとめたものを表13-1に示した。いずれかの測定ツールのどれか一つが優れているというものではなく，検討したい心理現象の特徴によって適した測定ツールを選定する必要がある。例えば，人間の情動に関連した脳領域として，扁桃体，帯状回前部，側頭葉内側部（海馬）などが知られているが（Britton et al., 2006），脳の表面ではなく深部にあるこれらの脳領域を測定し検討するには，脳深部の活動が測定可能なfMRIが適していると言えよう。一方で，刻一刻と変化する事象に対する印象評価や，第一印象のように短時間で処理されるような感性評価に関する脳活動は，脳波測定のような時間分解能に優れた測定法が適していると言える。

　次項以降では，脳波，fMRI，NIRSについて，測定原理，測定手法，解析手法を概観し，いくつかの測定事例を見ていく。

（2）脳　　波

　脳波は，脳のさまざまな領域における神経細胞群の総和的な電気活動を頭皮上に置いた電極から記録したものである。現在，鼻尖，耳朶，乳様突起（マストイド）などを基準電極として，頭皮上の電極（探査電極）との電位差を記録する基準導出法が最もよく用いられる。探査電極の位置は，頭蓋の特徴点を基準とした10-20電極法（Jasper, 1958）や，電極位置を増やした拡張10-20法（Klem et al., 1999，図13-1）と呼ばれる国際的に標準化された電極配置法を用いることにより，個人間や研究間での脳波データの比較が可能となる。

　脳波測定時に，脳活動以外の生体現象由来の生体ノイズや，測定環境における電灯や電源などに由来する環境ノイズが混入することに留意する必要がある。以下に代表的な生体ノイズとその対処法を示す。

1）眼球運動によるノイズ

　瞬目やサッケードなどで眼が動くことにより，脳波に眼電位と呼ばれる電位が混入する。眼球の角膜側が正の電位，網膜側が負の電位を帯びており，眼球運動により，特に眼に近い電極に眼電位が混入する。教示や固視点の設定などによる瞬目，サッケードの抑制や，独立成分分析（independent component analysis: ICA）などの信号処理による眼電位除去などの工夫が必要である。

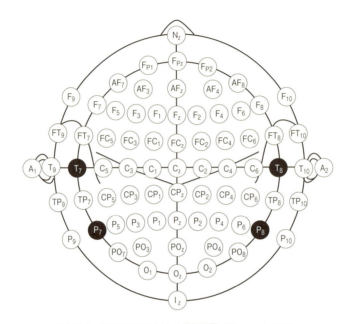

図 13-1　拡張 10-20 法による電極配置（Klem et al., 1999）

各電極の記号は，脳領域との対応を考慮して，Fp（frontal pole：前頭極），F（frontal：前頭部），C（central：中心部），P（parietal：頭頂部），O（occipital：後頭部），T（temporal：側頭部），AF（anterior frontal：前前頭部），FC（fronto-central：前頭 - 中心部），CP（centro-parietal：中心 - 頭頂部），PO（parieto-occipital：頭頂 - 後頭部もしくは posterior temporo-occipital：後側頭 - 後頭部），TP（temporal-posterior temporal：側頭 - 後側頭部），N（nasion：鼻根），I（inion：後頭結節）を示す．左半球が奇数，右半球が偶数，正中線部位は z（zero）で示される．

2）筋電・体動によるノイズ

頭部，こめかみなどの筋緊張によって高周波の筋電位が混入する．また，体動などで電極線が揺れることより低周波ノイズが混入する．リラックスするよう教示したり，電極線を実験参加者の肩やイスなどに固定するなどの工夫をする．

3）発汗によるノイズ

頭皮上の発汗により，頭皮と電極間の接触抵抗が変化し，低周波ノイズが混入する．実験室の温度調整などの工夫をする．

4）心拍によるノイズ

脳波データにまれに心電位の混入が見られることがある．ICA などの信号処理による心電位除去などの工夫を行う．

3. 脳活動の測定

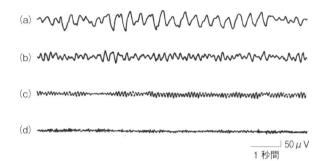

図 13-2　脳波の計測例（Cooper et al., 1980）
(a) デルタ波（$\delta < 4\mathrm{Hz}$），(b) シータ波（$4\mathrm{Hz} \leq \theta < 8\mathrm{Hz}$），(c) アルファ波（$8\mathrm{Hz} \leq \alpha \leq 13\mathrm{Hz}$），
(d) ベータ波（$13\mathrm{Hz} < \beta < 25\mathrm{Hz}$）

環境ノイズについては、電源などから発生する交流ノイズ（関東では50Hz，関西では60Hz）が脳波データに混入することがある。これは信号処理で周波数フィルタを適用することで対処できる。また、アクティブ電極を用いることで交流ノイズを低減させることも可能である。

計測された脳波は、覚醒の度合いや情報処理の水準によって特徴的な周波数パターンを示す（図13-2）。リラックスした状態では8Hzから13Hzの周波数を持つα波が測定される。また、計算をするなど複雑なことを行うとα波が減衰し13Hz以上のβ波が現れる。逆に、リラックスの度合いが過ぎ、うとうとしてくると8Hzよりも低い周波数のθ波が増えてくる。

このような周波数領域の分析により、脳波を情動や感性などの心理現象を反映する指標として用いることが可能である。脳波データに対して高速フーリエ変換を用いることにより特定の周波数帯域の活動を評価することができる。また、ウェーブレット変換を適用することにより、周波数帯域活動の時間推移を詳細に検討することも可能である。

脳波を用いた情動・感性研究の一例を紹介する。室内で知的作業を長時間行う際に、在室者が快適で効率よく作業ができるよう室内環境を制御することは重要である。郭ら（2016）は、室内の温熱環境に着目し、快適感の一種である温度に対する熱的快適感と、作業効率に影響する覚醒度を定量的かつ連続的に評価可能な指標を抽出するため、室内の温熱環境の変化が在室者の熱的快適感

220 第13章 情動と感性の脳活動の測定

と覚醒度に与える影響と，その際における脳波との関連性を調べた。実験参加者は，一定の時間間隔で室温が変化する室内で計算課題を行い，その間の脳波を測定した。脳波は，10-20電極法に従った前頭部，側頭部，頭頂部，後頭部の領域の16部位から記録した。主観による熱的快適感の評価得点と頭頂，後頭，右側頭部のα波帯域活動と有意な正の相関，β波帯域活動と有意な負の相関が見られた。このことは，不快になるほどα波帯域活動が減少し，β波帯域活動が増加することを示している。一方で，実験参加者の表情分析による眠気評価値と前頭部，頭頂部，左側頭部のθ波帯域活動に有意な負の相関が見られ，α波帯域活動，β波帯域活動と正の相関が見られた。計算課題中に眠気が増すほどθ波帯域活動が減少するという一般的な脳波活動とは逆傾向を示していた。これは眠い中でも起きてタスクを遂行しなければいけないという葛藤状態における逆説的反応であるとする興味深い考察をしている。熱的快適感については，頭頂，後頭，右側頭領域の脳波活動が定量的評価指標として利用できる可能性は示されたと言えよう。

　周波数解析などの脳波解析については，MATLAB（The MathWorks Inc.）などのプログラミング言語で解析プログラムを作成することが可能である。自作が難しい場合は，EEGLAB（https://sccn.ucsd.edu/eeglab/, Delorme & Makeig, 2004），LORETA（Low Resolution Electromagnetic Tomography, http://www.uzh.ch/keyinst/loreta.htm, Pascual-Marqui et al., 1994），SPM（Statistical Parametric Mapping, http://www.fil.ion.ucl.ac.uk/spm/）などの無償で公開されているソフトウェアや，BESA（http://www.besa.de/）などの市販のソフトウェアを利用することができる。EEGLABは，現在，最も普及している脳波解析ソフトウェアであり，上述のICAによるノイズ除去なども比較的簡便に行える。EEGLABの使用方法については開・金山（2016）が詳しいので参照されたい。

（3）fMRI

　磁気共鳴画像法（magnetic resonance imaging: MRI）は磁気共鳴現象を生体の構造画像の撮影法に応用したものであり，そのうち，脳活動を可視化する方法を特にfMRIと呼ぶ。fMRIは通常臨床で用いられている3テスラのMRI

装置で測定を行うことが可能である。fMRI は，脳の神経活動に伴う血管内のヘモグロビンの磁性変化を利用して，脳血流量の変化を測定するものである。ヘモグロビンは，酸素分子との結合状態によって磁化率が変化する。酸素分子と結合した酸化ヘモグロビン（Oxy-Hb）は反磁性を示すのに対して，酸素分子が離れた脱酸化ヘモグロビン（Deoxy-Hb）は常磁性を示す。Deoxy-Hb は常磁性体のため MRI 信号の低下を招く。fMRI は，その信号変化（blood oxygenation level dependent signal: BOLD 信号）を MRI 装置で測定したものである（Ogawa et al., 1990）。脳の神経が活動すると，対応する局所の脳血流量が大きく増加し，酸素が供給される。その結果，Deoxy-Hb が相対的に減少し BOLD 信号値が上昇し，脳活動量の増加として推定される。

　fMRI 測定によって，情動や感性に関わる脳活動領域を調べたい場合，実験参加者に MRI 装置内で，情動を喚起する課題や感性評価を行う課題を行ってもらい，課題遂行時の脳画像を撮影する。視覚刺激や聴覚刺激を呈示したり，実験参加者の反応を取得するために，MRI 装置内部には非磁性材料を用いたモニタ，スピーカ，反応ボタンなどを設置する必要がある。fMRI や脳波などの脳活動計測実験においてよく用いられる課題制御（刺激作成・呈示，反応取得）ソフトウェアとしては，Presentation（Neurobehavioral Systems, Inc., http://www.neurobs.com/）や PsychoPy（http://www.psychopy.org/）がある。fMRI 測定において，いくつかの注意すべき点がある。まず実験参加者の体動によるノイズの問題である。頭部や身体の数ミリメータ程度のわずかな動きでもノイズになりうる。実験参加者は実験中，頭部をしっかりと固定され，できるだけ動かないように教示される。また，実験参加者は MRI 装置の中に横臥した状態で実験を行うため，課題が単調なものであったり長時間に及ぶ場合など，実験参加者に眠気が生じる場合がある。課題の１試行ごとに何らかのボタン押し反応を求めるなどして，実験参加者が課題中に眠っていないかをモニタリングするなどの工夫が必要である（眠気が高まると反応が遅延したり，無反応になったりする）。実験実施日の前日はしっかり睡眠を取るよう教示を行うことも有効である。

　課題遂行時の脳の神経活動に伴う BOLD 信号の変化は，通常数%程度とノイズに対する信号の比（S/N 比）が小さいため，課題の試行および脳画像撮影を

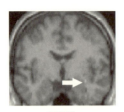 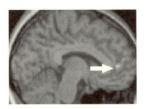

扁桃体　　　　　　　　　帯状回前部

図 13-3　将来に生じる不快な情動事象の予測に関わる脳活動（Ueda et al., 2003）

繰り返し，それらを統計的に処理する必要がある。脳画像処理・統計分析ソフトウェアとして SPM が多くの fMRI 研究で用いられている。SPM では，得られた脳画像に対して頭部の動きを補正する realignment や，脳構造画像との位置合わせを行う coregister，脳画像を標準脳に合せて変換を行う normalization，画像を平滑化させノイズを低減させるための smoothing を行う。その後，実験参加者一人ひとりの個人および複数の実験参加者における集団での統計解析を行う。fMRI の測定・解析などについてはフリストン（Friston et al., 2007）に詳しい。

　情動喚起刺激である IAPS や表情写真を用いた fMRI 研究において，扁桃体，海馬，腹内側前頭前野，帯状回前部などの脳領域の活動が測定されている（Britton et al., 2006）。扁桃体や帯状回前部は，将来に生じる不快な情動事象を予測する際にも活動していることから，不快事象に対処し適応行動を行うための重要な役割を果たしていると考えられる（Ueda et al., 2003，図 13-3）。このような情動に関わる辺縁系の活動について検討するには脳深部計測が可能な fMRI が力を発揮する。

　感性に関わる fMRI 研究として，絵画に対する感性評価時の脳内情報処理プロセスを検討した研究がある（Kawabata & Zeki, 2004）。この研究では，抽象画，風景画，静物画，肖像画などの絵画刺激を用いて，それらの美しさの判断時の脳活動を fMRI を用いて測定している（図 13-4）。絵画を美しいと判断した時には，報酬処理に関わる内側眼窩前頭皮質の活動が高まり，絵画を醜いと判断した時には，左運動野の活動が高まっていた。我々は，絵画を美しいと感じた時には食事や金銭的報酬が得られた時と同様の情報処理を行っていると考えられる。また，左運動野は社会規範から逸脱した場面を見た時や，怒りの顔

3. 脳活動の測定　223

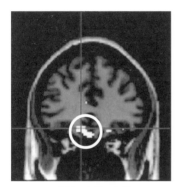
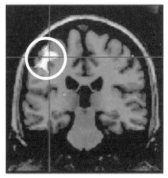

内側眼窩前頭皮質　　　　　　　　　　　　　左運動野
（白丸で囲った部分，報酬を処理する脳領域）　（白丸で囲った部分，身体運動に関わる脳領域）

図 13-4　絵画の美しさ判断時の脳活動（Kawabata & Zeki, 2004）
左：絵画を美しいと判断した時に活動が高まる脳領域，右：絵画を醜いと判断した時に活動が高まる脳領域。それぞれ後ろから見た図。

などを見た時にも活動することから，不快刺激からの回避行動の生起に関わっていると解釈されている。我々は，絵画に対して美的評価を行うような場合においても生体にとって適応的な情報処理を行っていることが脳活動計測によって明らかになったと言える。コップなどの日用品に対する美しさの判断時に脳活動を調べた fMRI 研究（Yeh et al., 2015）においても，美しいと判断した時には報酬処理に関連する尾状核の活動が見られ，醜いと判断した時には反応抑制処理を司る右下前頭前野の活動が見られており，評価対象に対する接近・回避の価値判断を行っているのが分かる。我々は，日常生活においてありふれた日用品使用時にも適応的な印象評価判断を行っていると考えられる。

(4) NIRS

　NIRS は，fMRI と同様に，脳活動に伴う脳血流の変化をとらえたものである。NIRS は，生体に対して高い透過性を示す近赤外光（波長 700〜900nm）を頭皮上から照射し，照射点から数センチメートル離れた頭皮上の受光器で体外に現れた光を検出し，その吸光度から血液中に含まれるヘモグロビンの濃度変化を解析し，脳表層の血流変化を推定する。具体的には，酸化ヘモグロビン（Oxy-Hb）と脱酸化ヘモグロビン（Deoxy-Hb）の近赤外光の吸光スペクトル

が異なるため，近赤外光の吸収される程度が Hb の酸素化状態によって変化する。つまり生体内のヘモグロビンの濃度変化によって，通過する近赤外光の強度が変化する。この光強度変化を観測することにより，Oxy-Hb と Deoxy-Hb の濃度変化が算出可能となる。fMRI が Deoxy-Hb の濃度変化を見ているのに対し，NIRS では，Oxy-Hb の濃度変化を見ることによって脳活動の度合いを推定する。

NIRS は，光トポグラフィー検査の名称で，2014 年よりうつ病を対象とした抑うつ状態の鑑別診断補助として医療保険の適用となっている（福田，2015）。光トポグラフィー検査は，抑うつ状態を呈してうつ病と臨床診断されているが，症状や経過の特徴から双極性障害や統合失調症の可能性が考えられる場合に，鑑別診断をするための補助検査として行われている。福田（2015）による検査の一例を以下に示す。52 チャンネルの NIRS 装置を用いて，光ファイバーを 3×11 に配置した測定用プローブを左右対称で最下列が脳波測定の 10-20 法の T3-Fz-T4 のラインに一致するように配置する（図 13-1 の拡張 10-20 法では，T3 は T7，T4 は T8 がそれぞれ対応する）。検査に用いる課題は，前頭葉機能検査としてよく用いられる言語流暢性課題である。まず，「あいうえお」の発声を 30 秒間繰り返し，発声による脳の活性化の影響を除いたデータを得る

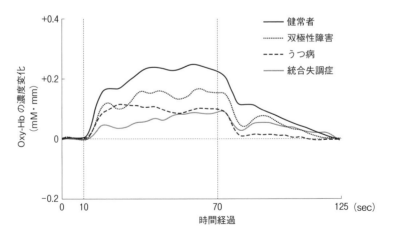

図 13-5　うつ状態の鑑別診断補助に用いられる言語流暢性検査における NIRS データの前頭部平均波形（福田，2015）　10sec 時点から言語流暢性課題を開始。

ためのベースラインとする。次に，音声指示した頭文字で始まる言葉について
なるべく多く答えることを 20 秒ごとに 3 回繰り返す。その後，「あいうえお」
の発声を 70 秒繰り返す。この検査を双極性障害，うつ病，統合失調症の患者
673 名と健常者 1,007 名を対象に行っている。個人ごとに前頭部 11 チャンネル
の NIRS データの平均波形を求め，Oxy-Hb 濃度の波形について，課題開始前
から課題終了後の区間における Oxy-Hb 増加の時間軸上の中心位置を重心値と
して求める。言語流暢性課題 60 秒区間のうち，重心値が 44 秒より前であれば
うつ病，44 秒より後ろであれば双極性障害，統合失調症とする基準に基づくと，
うつ病の 74.6%，双極性障害，統合失調症 85.5%のデータを正しく分類できたこ
とが報告されている。Oxy-Hb 濃度の波形をグループごとに平均したものが図
13-5 である。うつ病で課題初期に賦活が認められるが全体の賦活が小さい，双
極性障害では課題初期の賦活が遅れてピークが後ろにずれる，統合失調症では
課題中の賦活が小さいことに比べて課題後の賦活が大きいなどの特徴が見られ
る。現在のところ，うつ病の診断に使える感度の高いバイオマーカは存在しな
い。今後，NIRS による脳活動のデータがさらに蓄積され，精度の高い鑑別補
助手法が構築されることが期待される。

引用文献

Britton, J. C., Taylor, S. F., Sudheimer, K. D., & Liberzon, I. (2006). Facial expressions
and complex IAPS pictures: Common and differential networks. *Neuroimage, 31* (2),
906-919.

Cooper, R., Osselton, J. W., & Shaw, J. C. (1980). *EEG Technology* (3rd ed.). London:
Butterworth.

Delorme, A., & Makeig, S. (2004). EEGLAB: An open source toolbox for analysis of
single-trial EEG dynamics including independent component analysis. *Journal of
Neuroscience Methods, 134* (1), 9-21.

Ekman, P., & Friesen, W. V. (1975). *Unmasking the face: A guide to recognizing emotions
from facial cues*. Englewood Cliffs, NJ: Prentice-Hall. （エクマン，P.・フリーセン，W.
V. 工藤 力（編）(1987). 表情分析入門 誠信書房）

Friston, K. J., Ashburner, J., Kiebel, S., Nichols, T., & Penny, W. (Eds.) (2007). *Statistical
parametric mapping: The analysis of functional brain images*. London: Academic
Press.

福田正人 (2015).「抑うつ状態の鑑別診断補助」としての光トポグラフィー検査—精神疾患の臨床検査を保険診療として実用化する意義— 精神神経学雑誌, *117* (2), 79-93.

開 一夫・金山範明 (編) (2016).脳波解析入門 東京大学出版会

Jasper, H. H. (1958). The ten twenty electrode system of the international federation. *Electroencephalography and Clinical Neurophysiology, 10*, 371-375.

郭 鐘声・小竹元基・鎌田 実・上田一貴 (2016).室内空間の温熱的要素の変化と作業難易度の違いが心理生理学的指標に及ぼす影響 日本機械学会論文集, *82* (840), 16-00165.

蒲池みゆき (2001). ATR 顔表情データベース (DB99) 概要 ATR テクニカルレポート

Kawabata, H., & Zeki, S. (2004). Neural correlates of beauty. *Journal of neurophysiology, 91* (4), 1699-1705.

Klem, G. H., Luders, H. O., Jasper, H. H., & Elger, C. (1999). The ten-twenty electrode system of the International Federation. *Electroencephalography and Clinical Neurophysiology, 52* (3), 3-6.

Lang, P. J., Bradley, M. M., & Cuthbert, B. N. (2008). International affective picture system (IAPS): Affective ratings of pictures and instruction manual. Technical Report A-8. Gainesville, FL: University of Florida.

三浦佳世 (2010).感性認知 三浦佳世 (編) 知覚と感性 (pp. 2-27) 北大路書房

Ogawa, S., Lee, T. M., Kay, A. R., & Tank, D. W. (1990). Brain magnetic resonance imaging with contrast dependent on blood oxygenation. *Proceedings of the National Academy of Sciences, 87* (24), 9868-9872.

大山博史・渡辺俊三 (1999).感情変化 濱中淑彦・倉知正佳 (編) 脳と行動 (pp. 450-460) 中山書店

Pascual-Marqui, R. D., Michel, C. M., & Lehmann, D. (1994). Low resolution electromagnetic tomography: A new method for localizing electrical activity in the brain. *International Journal of psychophysiology, 18* (1), 49-65.

Ueda, K., Okamoto, Y., Okada, G., Yamashita, H., Hori, T., & Yamawaki, S. (2003). Brain activity during expectancy of emotional stimuli: An fMRI study. *Neuroreport, 14* (1), 51-55.

Yeh, Y. C., Lin, C. W., Hsu, W. C., Kuo, W. J., & Chan, Y. C. (2015). Associated and dissociated neural substrates of aesthetic judgment and aesthetic emotion during the appreciation of everyday designed products. *Neuropsychologia, 73*, 151-160.

第14章

健康心理学におけるアセスメントの実際と臨床応用

田山　淳

1. ヘルスプロモーションのアウトカム

　ヘルスプロモーションにおいて，対象の特性を踏まえたアセスメントの計画が必要不可欠である。例えば，軽度・中程度の抑うつ症状を有する者を対象にしたヘルスプロモーションを実施する場合，うつの度合いを測定できるなんらかの物差しが必要である。対象がうつを有する者である場合，年齢や性別でも抑うつ度は異なり，年齢に関しては，通常年齢上昇とともに抑うつ度は高まる。したがって，ヘルスプロモーションのアセスメントツールを検討する際，多くの先行研究から得られた基準値等の情報が非常に重要である。本節では，ヘルスプロモーションにおけるアウトカム情報の収集をどのように行うべきかということと，主要評価項目の設定方法について触れる。

(1) アウトカム情報の収集

　ヘルスプロモーションの厳密な意味でのアウトカムは，日々臨床に携わっている臨床家や介入を行っている研究者，患者，関連学会，製薬会社等の非常に多くの者の意思により決定されてきている。現在では，ヘルスプロモーションに関するアウトカムに関する多くの情報が蓄積されてきており，インターネットなどでも，対象の疾患名や症状に加えて，検査やテストというキーワードを入力すると，何をアウトカムにすればよいのかをある程度まで詳しく調べることができるようになってきている。ヘルスプロモーションを行う場合，特に文献データベースがアウトカム情報の収集に役立つ。

　文献データベースを用いたアウトカム情報の収集手順に関して，心理学関連の和文の論文検索サイトとしては，国立情報学研究所が提供している CiNii（サ

228 第14章 健康心理学におけるアセスメントの実際と臨床応用

イニイ）が有名であり，このデータベース内にはヘルスプロモーション研究が
多くデータ化されている。CiNii は，論文がオープンアクセスのものもあり，ア
ウトカム情報の収集にも利用しやすい。また，患者や有症状者を対象としたデ
ータベースであれば，メディカルオンライン，医学中央雑誌 Web 版等が活用
できる。英文の論文検索サイトとしては，PubMed（パブメド）が有名で，お
およその論文要旨には無料でアクセスでき，全文が掲載された一部の pdf ファ
イルもオープンアクセスになっている。なお，大学等の研究機関が契約をして
いる場合にアウトカム情報の収集で活用できるデータベースとして有益なのが
Cochrane Library（コクラン・ライブラリ）等である。Cochrane Library には，
ランダム化比較実験のシステマティックレビューが収められており，大体のレ
ビューにはアウトカムというタイトルとともに，その内容が明示されている。

　データベースからアウトカム情報を収集していくと，対象者にマッチしたア
ウトカムとして，どのような視点やツールが必要なのかという情報が整理され
る。情報収集過程でエビデンス・テーブルを作成すると効率よく情報が集まる。
エビデンス・テーブルに関してはさまざまなフォーマットのものが想定される
が，1つの例を表 14-1 に示す。

(2) 主要評価項目と副次的評価項目

　ヘルスプロモーションにおいて，英語では primary outcome，あるいは，
main outcome と呼ばれている主評価項目を設定しておくことが重要である。
主評価項目を設定する前提として，対象者等の症状をコントロールするために，
どのような個人内要因，あるいは環境要因をターゲットにし，「何を」正常化す
ることを目的とした働きかけを実施するのかをということを明確化しておく必
要がある。そのうえで，テストの信頼性と妥当性を考慮して，ヘルスプロモー
ションで最も変化が見込める要因を同定あるいは想定し，主評価項目を設定す
る。先に示した，エビデンス・テーブル（表 14-1）の主・副のラベルの列があ
るが，主評価項目と副次的評価項目を示すラベルであり，先行研究のヘルスプ
ロモーションからアウトカム情報を得る場合，主評価項目を明確化するうえで
も，これらの情報もまとめておくと良い。

　主評価項目以外の変容が見込まれる要因を副次的評価項目として設定する。

2. 身体的アセスメント　　**229**

表 14-1　エビデンステーブルの例

研究者	年	論文のタイトル	アウトカム	主・副の別	結果
研究者 A	○○○○	○○○○○○○○○○ ○○○○○○○○○○ ○○○○○	BDI	主	○○○○○○○○○○○ ○○○○○○○○○○○ ○○○○○○○○○○○
			BCSS	副	
			STAI	副	
研究者 B	○○○○	○○○○○○○○○○ ○○○○○○○○○	CES-D	主	○○○○○○○○○○○ ○○○○○○○○○○○ ○○○○○○○○○○○ ○○○○
			K6	副	
			BCSS	副	
研究者 C	○○○○	○○○○○○○○○○ ○○○○○○○○	Saliva cortisol	主	○○○○○○○○○○○ ○○○○○○○○○○
			BDI	副	
研究者 D	○○○○	○○○○○○○○○○ ○○○○○○○	ストレス性昇圧	主	○○○○○○○○○○○ ○○○○○○○○○○○ ○○○○○○○○○○○ ○○○○○○
			CES-D	副	
研究者 E	○○○○	○○○○○○○○○ ○○○○	BDI	主	○○○○○○○○○○○ ○○○○○○○○○○○ ○○
			SRQ-D	副	

　例えば，うつ病患者を対象とした薬物療法と認知行動療法のコンビネーション
介入においては，主評価項目が抑うつ症状を評価する心理テストで，副次的評
価項目が認知を評価する心理テストになる。副次的評価項目には，関連する
（あるいはするであろう）要因を評価できる物差しを通常は複数セットにする。
副次的評価項目を設定する場合にも重要なのが，ヘルスプロモーションの構成
要素と，しっかりリンクさせてアウトカムを据えることである。中・長期的な
運動等の介入要素が入る場合には，ストレスホルモンであるコルチゾールなど
の変容も大いに見込まれるので，そのような介入要素の場合には，身体的な指
標をアウトカムに据えることも有益であろう。

2.　身体的アセスメント

　身体的アセスメントを行ううえで，配慮を要するのが，アセスメントにお
ける侵襲性の有無と倫理的配慮である。侵襲性の有無は，人の皮下組織への侵

230 第14章 健康心理学におけるアセスメントの実際と臨床応用

入のある検査かどうかで決定される。アセスメントが侵襲的か非侵襲的かで，倫理的に配慮すべき事項が大きく異なる。詳しくは，「文部科学省・厚生労働省の人を対象とする医学系研究に関する倫理指針」（文部科学省・厚生労働省，2014）を参考にしていただきたいが，ヘルスプロモーションにおいて，侵襲的な方法で測定する必要のあるアウトカムであれば，事前に研究対象者への研究の説明と同意を得る必要がある。現在，国が定めている倫理指針では，質問紙法等の非侵襲的なアセスメントに対しては，同意書を必要としないとしているものの，いくつかの研究機関等では，臨床における質問紙使用であっても倫理的な審査を受けその倫理委員会の承認を得ておくことを推奨する機関も増えてきている。

これを踏まえて，以下ではヘルスプロモーション上，よく活用されるストレスに関連するホルモン，自律神経，脳機能等の指標の詳細について触れる。特に，心理学分野で使われることの多い，非侵襲的なアセスメント方法について中心的に取り上げる。

(1) 心理的ストレスに関連するホルモンを測定する

心理的なストレッサーが生体に加わると，必ずそれに応じた反応が身体のどこかで起こる。人にストレッサーが加わると大きな反応が起こるのが視床下部－下垂体－副腎系（hypothalamic-pituitary-adrenal axis: HPA axis）である。したがってHPA-axisのいずれかより分泌されるストレスホルモンは，ヘルスプロモーションにおけるアウトカムにもよく活用されている。これらのストレスホルモンのうち，ヘルスプロモーションにおけるアウトカムとして活用しやすいのが，唾液からサンプリングできるストレスホルモンのコルチゾールである。血中コルチゾールと唾液中コルチゾールの相関はきわめて高い（Okamura et al., 2014）。唾液コルチゾールは，非侵襲的に測定可能であり，かつ，子どもや高齢者のストレス測定においては負担も少なく，分析にかかる費用も血液検体に比べて安価であることから非常に多くのヘルスプロモーションで利用されている。検査費用はやや高額であるが，心理的なストレスがより客観的に測定できるという点は質問紙よりも優れている点である。

2. 身体的アセスメント **231**

(2) 自律神経

　先に述べた，HPA-axis とは別に，ストレス応答に関与する交感神経 − 副腎髄質系（sympathetic-adrenal-medullary axis: SAM axis）が存在する。この系も，視床下部がストレス応答の中心的役割を担う。この SAM axis では，副腎髄質や交感神経末端からアドレナリンとノルアドレナリンが分泌される。アドレナリンが分泌されると，その作用により自律神経系が変化する。自律神経系の変化は，心拍数，血圧，血糖の上昇等を引き起こす。この自律神経の機能を測定するアセスメントツールとしては，自動血圧計等の一般的にもよく知られている機器等があり，安価な機器であっても，収縮期血圧，拡張期血圧，脈拍の定時測定は可能である。なお，ヘルスプロモーションにおいて活用されているのが血行動態を一定の期間・時間内で連続測定する機器類である。例えば，ヘルスプロモーションにおいて，日中の労働時間等を想定したストレス性の昇圧反応（血圧の変化量）を測定することがあるが（Tayama et al., 2006），実際に行う検査では，コールド・プレッサー・テスト（cold pressor test）（Cui et al., 2010）や暗算課題（mental arithmetic test）（Mestanik et al., 2016）の前・中・後の血行動態を連続記録して血圧変動や心拍変動を測定できる機器が用いられる。きわめて多くの機器が存在するので，よく調べて信頼性の高い機器により測定する必要がある。

(3) 脳機能

　脳機能，つまり，脳の働きもヘルスプロモーションのアウトカムとして活用されている。脳機能の測定機器の中で非常に多く活用されているのが脳波計や脳画像である。脳機能（動態）を測定するために用いられているのが，EEG（electroencephalogram），SPECT（single photon emission computed tomography），PET（positron emission tomography），fMRI（functional MRI），NIRS（near infrared spectroscopy）等である。脳機能をアセスメントしたい場合にも，脳のどのような機能を測定したいのか，自らが行おうとするヘルスプロモーションの目的とアウトカム等が明確であれば，使用すべき機器が自ずと決定される。

　機器の特徴として最低限知っておく必要があるのが，時間分解能と空間分解

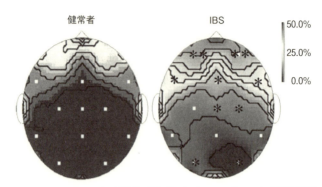

*$p<0.05$; **$p<0.01$ (Student's t test; グループの同部位比較)

図 14-1　IBS と健常者の安静脳波（αパワー）の違い

能の 2 点である。前者の時間分解能は，時間の計測における精度である。例えば，EEG は時間分解能が高く，ERP（event-related potential）の計測が可能で，不快，あるいはネガティブな表情刺激（画像）呈示後，100msec，300msec 等の刺激呈示から 1 秒以内の脳の反応を測定できる。後者の空間分解能は，立体構造を見分ける精度であり，脳のどの部位が活動しているのかという，解剖学的な所見とのリンクの強さと言える。fMRI 等はこの空間分解能が優れている。

　なお，心理学分野のヘルスプロモーションで，非侵襲的であり，測定も比較的容易に行えることから古くから活用されてきたのが EEG である。EEG では，α 波や β 波等の含有率を頭蓋上の諸部位で測定ができ，心理的ストレスの程度と関連づけられて活用されてきた長い歴史がある。筆者もストレス関連疾患である過敏性腸症候群（irritable bowel syndrome: IBS）を対象として，EEG のアセスメントを実施しているが，参考までに α パワーパーセンテージを図 14-1 に示す（Tayama et al., 2012）。

（4）感覚・痛覚

　感覚・痛覚についても心理学のテーマである。特に，ペインコントロールについては，ヘルスプロモーションの重要な課題である。感覚・痛覚の脳機能局在については，すでにそのおおよそのメカニズムが明らかになっている。皮膚や内臓などの末梢の器官から入力された刺激が脊髄を上行して視床等を介して，

脳の体性感覚野等に入力される (Hamaguchi et al., 2004)。このような身体感覚や刺激感覚は，前述した脳機能を測定することでアセスメントすることが可能である。ここでは，それ以外のアセスメント方法について触れる。身体各部位の痛みを評価する場合，非常に手軽なのが，VAS (visual analogue scale) であり，これは，対象器官・臓器がどのくらい痛いのか，0（全く痛くない）から 10（とても痛い）等，数量化して痛みをアセスメントする方法である (Sagami et al., 2004)。器官・部位によっては，痛みとともに，不快感等も VAS で評価される。

その他，末梢神経電気刺激装置等も感覚・痛覚閾値の評価に活用されている。これは，末梢に電極を装着し，微弱な mA 単位の電流を流し，次第にボリュームを高めていくことで，感覚閾値と痛覚閾値を測定するものである (Tanaka, 2015)。感覚・痛覚に関わる脳機能を直接的に測定するよりは，簡単な方法であるので，ヘルスプロモーション上非常に有用な方法である。末梢神経電気刺激装置による右橈骨神経浅枝における感覚・痛覚閾値の測定方法を例として取り上げる。測定前，閾値測定用のパッドを図 14-2 の位置に装着する。装着後，安静にするように対象者に指示を与えたうえで，5 分程度の安静時間をとる。その後，末梢電気刺激装置の電源を入れて，感覚閾値・痛覚閾値の測定を行う。末梢への電気刺激については，繰り返すことで，2 回目以降の感覚・痛覚閾値が低下するのが通常であるので，測定は時間間隔を空けずに 3 回程度繰り返して行い，平均値を算出すると安定する。

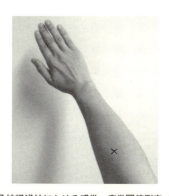

図 14-2　右橈骨神経浅枝における感覚・痛覚閾値測定（田山，未発表）

234　第 14 章　健康心理学におけるアセスメントの実際と臨床応用

3.　心理面の質問紙アセスメント

　心理的要素の強いヘルスプロモーション（以下，心理的ヘルスプロモーション）の場合，主立った対象は，軽症レベルのメンタルヘルス不良者等である。軽症うつに対するアプローチについて，治療アルゴリズムに関するアメリカの研究機関 Texas Medication Algorithm Project（TMAP）や日本うつ病学会では，第一選択として非薬物療法（心理的アプローチ，運動療法，食事療法等）を推奨している。重症レベルのメンタルヘルス不良者については，薬物療法の対象であるので，原則的に心理的ヘルスプロモーションの対象とはならない。

　質問紙を選択する際，それに先だって，心理的ヘルスプロモーションの目的，プログラムの諸要素を最低限明確にしておく必要がある。その点については，1 節のヘルスプロモーションのアウトカムのところでも触れたので，そちらを参考にしていただきたい。また，行おうとする心理的ヘルスプロモーションが，臨床ベースなのか，または，研究ベースなのかで，心理尺度の選択に際して考慮しなくてはならないことが異なる。

　以下では，心理的ヘルスプロモーションに際して活用する心理尺度を臨床あるいは研究で活用する場合の違い等について先に触れる。その後，ヘルスプロモーションでよく活用されている心理尺度等を紹介したい。

（1）臨床のみでの利用と研究発表を視野に入れた利用

　臨床ベースの場合には，特に項目数は少ない方が対象者の負担が少ないので良いであろう。なお，信頼性が高い心理尺度を基本的には臨床ベースであっても使用するべきである。信頼性および妥当性の情報については，論文などに示されているので，その論文を取り寄せて参考にすると良い。なお，信頼性および妥当性については，指標がさまざまであるが，多くの統計的情報がある尺度だと使用感が良い場合が多い。なお，取り寄せた論文の多くには，対象の属性毎に基準値（平均値，標準偏差等）が掲載されているので，それらの情報もアウトカム選択の参考になる。

　次に，研究ベースで心理的ヘルスプロモーションを行うという場合である。心理的ヘルスプロモーションを行い，その成果を社会貢献のため，なんらかの

形で発表したいという目的がある場合である。特に国際誌発表の場合，アウトカムの選定には気を遣う必要がある。国際誌に投稿した場合，どのような尺度を使用したのかということが必ずチェックされる。どのようなチェックかというと，基本的には，英文誌に掲載された尺度をアウトカムとして使っているかどうかについてである。日本の和文誌のみに掲載された尺度の信頼性と妥当性に関する検証論文については，国際誌のレビュアーがアウトカムの引用元として適切ではないと判定する場合が多々ある。正確にいうと，その日本語の尺度の作成について，そのプロセスが適切であるか科学的に検証することが外国のレビュアーにはできないのである。したがって，国際誌へ心理的ヘルスプロモーションの成果報告をする場合には，ヘルスプロモーション実施前の，アウトカム選定段階において，国際的に利用されているアウトカムを選択するのが得策である。

(2) 心理的ヘルスプロモーションにおける心理尺度

　メンタルヘルスの向上を目的としたプログラムであるならば，表 14-1 のアウトカム欄に掲載したような尺度が用いられることが多い。厳密にいうと，表14-1 に掲載されている尺度は，抑うつ症状あるいはうつ病患者への治療的アプローチのアウトカムであるが，BDI（Beck Depression Inventory），CES-D（Center for Epidemiologic Studies Depression Scale），BCSS（Brief Core Schema Scales），STAI（State Trait Anxiety Inventory），K6 等の質問紙がアウトカムによく活用されている。

　心理的なヘルスプロモーションにおいて，よく行われている認知行動的アプローチについては，一番のターゲットをうつ症状ではなく，認知面の変容としている場合もあり，その場合のアウトカムとしては，自動思考の変化や推論の誤りを評価する尺度が選択されている（Dekker, 2011）。

　なお，心理的なヘルスプロモーションの対象者は，うつを有する者ばかりではない。つまり，不安，無気力，怒り等，さまざまな感情のコントロールがうまくいかない者等も心理的ヘルスプロモーションの対象であり，その場合のヘルスプロモーションにおける変容の一番のターゲットは，異常性が顕著に見られるところとするのが理想である。

236　第 14 章　健康心理学におけるアセスメントの実際と臨床応用

(3) 心理的ヘルスプロモーションにおけるアセスメントの例

　ここでは，心理的ヘルスプロモーションの実例として，筆者が実施したプログラムとアウトカム（田山ら，2014）について簡単に紹介したい。対象は，将来うつを発症するリスクの高い者を表 14-1 のその他欄に記載されているテストであるパーソナリティテスト TCI（Temperament and Character Inventory）の損害回避（harm aviodance）の因子得点と精神的苦痛度を評価する k6 によりリクルートしている。心理的ヘルスプロモーションのプログラムは，表 14-2 に示すように認知行動的療法を基盤とした要素で構成されている。

　主評価項目として設定してあるのは，抑うつ症状であり BDI にて評価している（表 14-3）。副次的評価項目としては，プログラム要素が認知の変容であることに合致させ，うつに関連する認知を測定することのできる Brief Core Schema Scale（以下，BCSS）中のポジティブ自己認知因子 6 項目や，精神的

表 14-2　心理的ヘルスプロモーションの要素（田山ら，2014）

第 1 回	・導入とリラクセーション ・気分と状況，思考との関係性（認知行動理論）
第 2 回	・認知的再体制化①（マイナス思考の修正）
第 3 回	・認知的再体制化②（マイナス思考の修正）
第 4 回	・認知的再体制化③（マイナス思考の修正）
第 5 回	・帰属療法（マイナス思考の修正）
第 6 回	・自己主張訓練①（社会的スキルトレーニング） ・自己主張訓練②（社会的スキルトレーニング）

表 14-3　心理的ヘルスプロモーションの主評価項目・副次的評価項目の例（田山ら，2014）

　〇 主評価項目
　・抑うつ症状（Beck Depression Inventory-II: BDI-II）

　〇 副次的評価項目
　・うつに関連する認知－ BCSS（Brief Core Schema Scale: BCSS）中の 6 項目
　　ポジティブ自己認知因子
　・精神的健康－ GHQ-28（General Health Questionnaire-28）

　〇 その他
　・損害回避 － TCI（Temperament and Character Inventory）
　・不安・抑うつテスト－ K6

健康度を評価する General Health Questionnaire-28（GHQ-28）を用いている。このような心理的ヘルスプロモーションにおいて，そのアセスメントは基本的には複数の観測ポイントを設けて行う。最小でヘルスプロモーションの前後の2点のアセスメントは必要であろう。なお，ヘルスプロモーションの種類にもよるが，介入直後のアセスメントは，心理的ヘルスプロモーションの実施者とそれを受ける対象者の結びつきや信頼関係が強いことで発生する期待効果の影響等もあり，アウトカムである評価項目が仮説通り正常化していることが多い。それ故，ヘルスプロモーションの効果をより客観的に観測するためにも，フォローアップ期間を設け，その期間にもアセスメントを行うというのが丁寧である。参考までに，筆者のヘルスプロモーションにおける評価結果を示す（図14-3）。

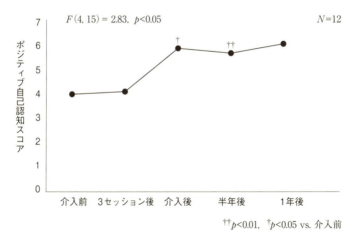

図 14-3　ヘルスプロモーションによる評価項目の変化（田山ら，2013）

4. 生活習慣のアセスメント

　生活習慣のアセスメントについては，客観的に評価するのが難しく，特にその傾向は食生活のアセスメントで強く見られる。生活という概念が，人の1日24時間すべての活動時間を含む概念であるので，そのアセスメントに困難がつ

238 第14章 健康心理学におけるアセスメントの実際と臨床応用

きまとうというのは当然と言えば当然である。現在のところ，運動・身体活動
については，それを客観的に評価する技術の開発が進んでいることから，いく
つかの指標が信頼性のある指標としてヘルスプロモーションにも活用されはじ
めている。一方，食生活・食行動については，アセスメント方法の開発にさま
ざまな課題があるというのが現状である。例えば，1日の食生活をアセスメン
トする場合，簡単なアセスメントであれば，1日に3食食べているかどうか，等
の欠食頻度を尋ねる。これをより厳密に行うのであれば，管理栄養士が行うよ
うな，何をどのくらい食べたのか，食べた時間，内容，量等をアセスメントし，
1日の摂取カロリーを推定する。

　以下では，健康心理学分野の研究者および臨床家が，ヘルスプロモーション
において食と運動に関する生活習慣をアセスメントする際に活用することので
きる質問紙法と機器を用いた測定法について触れる。

（1）運動・身体活動のアセスメント

　運動・身体活動関連指標をより客観的にアセスメントする代表的な検査に
ついて触れる。平成20年から開始された特定健康診査・特定保健指導におけ
るアセスメントにおいてよく活用されている指標が最大酸素摂取量（maximal
oxygen consumption: VO2max）である。VO2max は，トレッドミルや自転
車エルゴメーター（エアロバイク）等に内蔵された多段階負荷テストのシステ
ムを使い，最大酸素摂取量を測定する。有酸素運動能力を反映する指標であり，
運動における持久力の指標でもある。筆者等は，メタボリックシンドローム患
者を対象として，VO2max 等を副次的評価として生活・栄養・運動指導を含む
ヘルスプロモーションを実施している（佐藤ら，2010）。このヘルスプロモーシ
ョンにおいて，全3回6ヶ月間の介入後，介入前の VO2max の値に比べてその
値が有意に上昇している。運動を要素に含むヘルスプロモーションにおいては，
VO2max は非常に有用な指標であると考えられる。

　なお，近年，ポータブルタイプのセンサーを利用したセンシング（sensing）
が，日常生活や労働時間における運動・身体活動のアセスメントに広く活用さ
れ始めている。一例として，筆者が加速度計付き歩数計を活用して行っている
ヘルスプロモーション研究の一部を紹介する（Tayama et al., 2012）。図14-4 は，

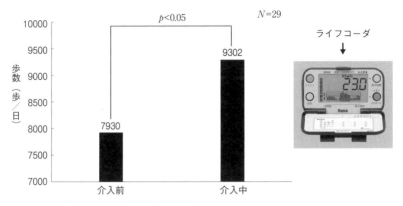

図14-4 加速度計付き歩数計によるアセスメント（田山ら，2011）

　ヘルスプロモーション実施前と実施中（介入開始1週間後）の平均歩数である。ポータブルタイプのセンサー付き装置の優れた特徴の一つは，アセスメントとともに，その数値を装着している者が容易にモニタリングできる点である。つまり，ポータブルタイプのセンサー付き装置を利用することによって，アセスメントとともにセルフモニタリングを効率よく組み込むことができる。図14-4で示した介入の主要素は，目標設定とセルフモニタリングの2要素である。介入前には装置のセルフモニタリングをできないようにブラインド機能を利用して歩数を継続測定しており，介入開始とともにブラインド機能を解除し，1日10,000万歩の目標設定と共に歩数のセルフモニタリングを課した結果である。研究発表を想定している場合は，天候などの影響を相殺するため，対象者へのヘルスプロモーション開始時期をずらす等の工夫が必要である。

(2) 食に関するアセスメント

　食関連のアセスメントについては，厳密に行う場合は脳の機能や血中のコレステロール等の評価が必要である。また，コストパフォーマンスの良いアセスメントを実施する場合には，選択肢としては，やはり質問紙による評価が主となる。後者の質問紙によるアセスメントついては，健康診断などで活用されている項目や，いくつかの臨床上高頻度で利用されている尺度等はある。しかしながら，先にも述べたとおり，食生活全般をアセスメントする場合には，困難

もつきまとう。例えば、ヘルスプロモーションにおいて、厳密に人の摂取カロリーをコントロールする、という介入要素を導入する場合、食事内容を考慮し、かつ食事の提供を参加者らにしなければならない。実際にこのような手の込んだヘルスプロモーションもあるものの、実施には相当の労力とコストを費やす。このような食に関するアセスメントには実施上の難点があり、筆者を含むこの領域の研究者等は、試行錯誤してアセスメント方法を日々検討しているというのが現状である。このことを踏まえて、以下では食のアセスメント方法に関する生理・生化学的方法と質問紙法の2点について触れる。

先に、食に関するアセスメントを厳密に行う場合について触れる。厳密にアセスメントする場合の指標は、脳機能等の生理・生化学的な指標である。現在、食認知と関連した脳機能が明らかになってきている。図14-5に示しているのは、高カロリー食の画像を目の前に呈示された時に反応を示す脳の部位である（Killgore & Yurgelun-Todd, 2006）。上の図は、高カロリーの食べ物が好きな人の脳の活動部位であり、下の図は高カロリーの食べ物が嫌いな人の脳の活動部位である。これは、食に関する基礎研究領域の所見だが、ヘルスプロモーションのアウトカムとしても有用であろう。なお、脳以外の食生活が反映しやすい生理・生化学指標としては、侵襲的指標では血中の脂質、肝機能、血糖等のマーカーがヘルスプロモーションに役立つ。非侵襲的な指標としては、体重、BMI（Body Mass Index）、腹囲、腹部CT、血圧等さまざまな指標が存在する。

次に、質問紙によって食生活や食行動をアセスメントする方法である。最初に健康診断時に広く活用されている食のアセスメント項目について触れたい。健康診断時の自記式評価においては、「はい」か「いいえ」の2件法で回答する項目が設定されている。例えば、食べる速度

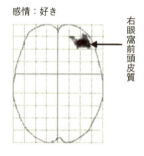

高カロリー食提示下
感情：好き
右眼窩前頭皮質

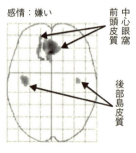

感情：嫌い
中心眼窩前頭皮質
前頭皮質
後部島皮質

図14-5 食認知の脳内メカニズム
(Killgore et al., 2006)

4. 生活習慣のアセスメント　　**241**

については「他人と比較して食べる速度が速い」という項目，間食については「夕食後に間食をとることが週に3回以上ある」，欠食については「朝食を摂らないことが週に3回以上ある」等の項目である。健康診断を請け負っている業者が，諸種のエビデンスに基づいて設定している項目であり，臨床的に広く用いられていることから他者との比較も可能である。健康に関連する食生活・食習慣の要因についての簡易アセスメントとしては有用な項目であろう。

　続いて，摂取カロリーの基本的なアセスメントについてである。表14-4は，代謝異常を有する若年男性に対するヘルスプロモーションにおける摂取カロリーのアセスメント例である（田山ら，2008）。朝，昼，夜の食事内容を対象者の話を聞きながら記録する。カロリー換算については，さまざまな本が出版されているので，1，2冊参考にすると換算が容易になる。間食がある場合は間食の時間帯や食事内容についても記録する。

　その他の食に関するアセスメントについて，臨床活用上有益なものを2点紹介したい。1つめは，図14-6に示すようなVASを活用した方法等もその手軽さからヘルスプロモーションでよく活用されている（田山ら，2013）。もう一点は，若年肥満においていわゆる"ながら食い"が顕著であることから，彼らへの

表 14-4　**代謝異常を有する若年男性の休日における摂取カロリー評価**（田山ら，2008）

時間帯	メニュー	カロリー	カロリー計
朝	チャーハン（1.5人前）	1,100	
	みそ汁	50	
	卵焼き	100	
	ソーセージ（2本）	80	1,330
昼	ピザパン	500	
	ソーセージパン	200	
	コロッケパン	250	
	コーヒー（シュガースティック5本使用）	120	1,070
夜	おにぎり（1個）	250	
	唐揚げ（1個）	80	
	ソーセージ（1本）	40	
	焼きそば	500	
	スパゲッティ	600	
	豚汁	150	1,620
1日の総摂取カロリー			4,020

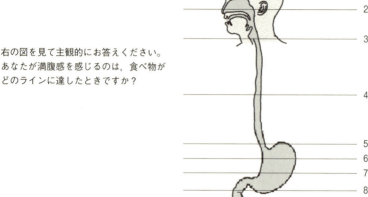

図14-6 VASを用いた満腹感覚のアセスメント方法の例（田山ら，2013）

ヘルスプロモーションにおいて，メディア曝露時間のアセスメントが食生活や肥満の改善に有効であることが分かっている（Robinson, 1999）。メディア曝露時間をヘルスプロモーションの対象者自らが記録し，時間削減の目標を立ててモニタリングすることが，直接的にメディア曝露時間を減少させる（図14-7）。このようなメディア曝露時間の削減は，肥満の予防対策として有用であることが知られている。

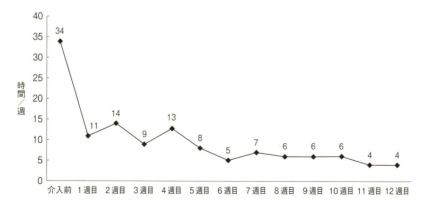

図14-7 若年肥満者を対象とした目標設定法とセルフモニタリング法実施中のメディア曝露時間の変遷（田山ら，2008）

引用文献

Cui, J., Shibasaki, M., Low, D. A., Keller, D. M., Davis, S. L., & Crandall, C. G. (2010). Heat stress attenuates the increase in arterial blood pressure during the cold pressor test. *Journal of Applied Physiology, 109,* 1354–1359.

Dekker, R. L. (2011). Measurement of negative thinking in patients with heart failure: A critical review and analysis. *The Journal of Cardiovascular Nursing, 26,* 9–20.

Hamaguchi, T., Kano, M., Rikimaru, H., Kanazawa, M., Itoh, M., Yanai, K., & Fukudo, S. (2004). Brain activity during distention of the descending colon in humans. *Neurogastroenterology and Motility, 16,* 299–309.

Killgore, W. D., & Yurgelun-Todd, D. A. (2006). Affect modulates appetite-related brain activity to images of food. *The International Journal of Eating Disorders, 39,* 357–363.

Mestanik, M., Mestanikova, A., Visnovcova, Z., Calkovska, A., & Tonhajzerova, I. (2016). Cardiovascular sympathetic arousal in response to different mental stressors. *Physiological research, 64,* Suppl 5: S585–594.

文部科学省・厚生労働省 (2014). 人を対象とする医学系研究に関する倫理指針 Retrieved from http://www.mhlw.go.jp/file/06-Seisakujouhou-10600000-Daijinkanbo ukouseikagakuka/0000069410. pdf（2016 年 5 月 1 日）

Okamura, H., Kinoshita, M., Saitsu, H., Kanda, H., Iwata, S., Maeno, Y., Matsuishi, T., & Iwata, O. (2014). Noninvasive surrogate markers for plasma cortisol in newborn infants: Utility of urine and saliva samples and caution for venipuncture blood samples. *The Journal of Clinical Endocrinology and Metabolism, 99,* E2020–2024.

Robinson, T. N. (1999). Reducing children's television viewing to prevent obesity: A randomized controlled trial. *Journal of the American Medical Association, 282,* 1561–1567.

Sagami, Y., Shimada, Y., Tayama, J., Nomura, T., Satake, M., Endo, Y., Shoji, T., Karahashi, K., Hongo, M., & Fukudo, S. (2004). Effect of a corticotropin releasing hormone receptor antagonist on colonic sensory and motor function in patients with irritable bowel syndrome. *Gut, 53,* 958–964.

佐藤友則・田山　淳・根本友紀・吉原由美子・鈴木恵子・宗像正徳・三浦幸雄 (2010). メタボリックシンドロームを呈する勤労男性の減量と聴取による身体活動量の関係性について　日本職業・災害医学会会誌, *58,* 9–14.

Tanaka, K., Ikeuchi, M., Izumi, M., Aso, K., Sugimura, N., Enoki, H., Nagano, Y., Ishida, K., & Tani, T. (2015). Effects of two different intensities of transcutaneous electrical nerve stimulation on pain thresholds of contralateral muscles in healthy subjects. *Journal of Physical Therapy Science, 27,* 2771–2774.

Tayama, J., Munakata, M., Yoshinaga, K., & Toyota, T. (2006). Higher plasma homocysteine concentration is associated with more advanced systemic arterial stiffness and greater blood pressure response to stress in hypertensive patients. *Hypertension Research, 29*, 403–409.

Tayama, J., Sagami, Y., Shimada, Y., Hongo, M., & Fukudo, S.（2007）. Effect of alpha-helical CRH on quantitative electroencephalogram in patients with irritable bowel syndrome. *Neurogastroenterology and Motility, 19*, 471–483.

田山　淳・西郷達雄・小川さやか・Peter Bernick・福原視美・林田雅希・調　漸（2014）. うつ予防を目的とした集団認知行動療法の効果―ハイリスクな大学新入生への介入 ― *Campus Health, 51*, 282–283.

田山　淳・山崎浩則・中垣内真樹・篠崎彰子・阿比留教生・川上　純・村椿智彦・新川広樹・富家直明・坂野雄二・福土　審・調　漸（2013）. メタボリックシンドロームの教職員に対するチーム医療の展開とその効果　*Campus Health, 50*, 230–231.

Tayama, J., Yamasaki, H., Tamai, M., Hayashida, M., Shirabe, S., Nishiura, K., Hamaguchi, T., Tomiie, T., & Nakaya, N.（2012）. Effect of baseline self-efficacy on physical activity and psychological stress after a one-week pedometer intervention. *Perceptual and Motor Skills, 114*, 407–418.

人名索引

A

阿部又一郎　119
合屋長英　53
赤松利恵　162, 163
阿久津洋巳　198
Alberto, P. A.　41
Allport, G. W.　67, 68, 199
Altman, E. G.　115, 119, 120
尼崎光洋　166
Andreasen, N. C.　117
Angst, J.　119, 120
荒井弘和（Arai, H.）　155,
　160, 167
有村達之　76, 77
アリストテレス　177, 199
アリスティッポス　198
有竹清夏　159
朝倉　聡　125
Asberg, M.　120, 121
飛鳥井　望（Asukai, N.）
　128-130

B

Badr, H.　141
Bagby, R. M.　77
Bakker, A. B.　197
Bandelow, B.　125, 126
Bandura, A.　91, 154
Barlow, D. H.　41, 123, 125
Barrera, M., Jr.　94
Beaton, D. E.　26, 27
Beck, A. T.　25, 121, 122
Beckman, L. J.　197
ベンサム　201
Benyamini, Y.　179
Berg, C. A.　141
Bernstein, E. M.　129, 130
Binet, A.　58

Blackburn, I. M.　119, 120
Blascovich, J.　104
Bogg, T.　79
Bortner, R. W.　70, 71
Britton, J. C.　217, 222
Brown, J. D.　204
Brown, T. A.　123, 125
Bull, F. C.　155
Buysee, D. J.　28, 159

C

Cacioppo, J. T.　104
Cannon, W. B.　100, 101
Carstensen, L. L.　190
Carver, C. S.　144
Cattell, R. B.　68
Charney, D. S.　150
Chida, Y.　72, 108
Clarke, J. C.　125, 127
Coan, J. A.　146
Conners, C. K.　62
Conway, V. J.　94
Cook, W. W.　72
Cooper, J. O.　41
Cooper, R.　219
Costa, P. T., Jr.　79
Crowther, M. R.　177
Crumbaugh, J. C.　197
Csikszentmihalyi, M.　193,
　197
Cui, J.　231

D

Dawson, M. E.　105
de Vet, H. C. W.　17
Deci, E. L.　198
Dekker, R. L.　235
DeLongis, A.　144

Delorme, A.　220
Dembroski, T. M.　71
Denollet, J.　73
Dickerson, S. S.　106
DiClemente, C. C.　154, 157
Diener, E.　177, 186, 187,
　196, 197, 201, 204
Diener, M.　204
土井由利子（Doi, Y.）　159,
　160
DuPaul, G. J.　62

E

Easterlin, R. A.　202
枝廣淳子　207
Ekman, P.　215
遠城寺宗徳　53
Erikson, E. H.　51, 199
Eysenck, H. J.　68, 75

F

Fairburn, C. G.　131
First, M. B.　113
Flett, G. L.　140
Foa, E. B.　125, 129
Folkman, S.　85, 87, 90, 92,
　144
Forsyth, L. H.　154
Fredrickson, B. L.　195
Freeman, C. P. L.　131
Friedman, M.　69, 70
Friston, K. J.　222
福田正人　224
福原俊一　159, 181, 182
福川康之　167
古市裕一　61
古川壽亮　121, 122, 125,
　126

人名索引

藤南佳代　183
藤澤大介　129
藤田和弘　58

G

Gadassi, R.　141
ガレノス　68
Garner, D. M.　131
Gesell, A. L.　52
Goldberg, D.　114
Goodman, W. K.　125, 128
Gorham, D. R.　117, 118
Gottman, J. M.　145, 146
Grossarth-Maticek, R.　75

H

Hagedoorn, M.　141
浜垣誠司　125, 128
Hamaguchi, T.　233
Hames, J. L.　141
Hamilton, M.　120, 121,
　123, 125
Hammen, C. L.　141
春木　豊　72, 73
橋本　剛　88
早野順一郎　71
Henderson, M.　131
Hersen, M.　41
Heyman, R. E.　145-147
肥田野　直　125, 126
樋口匡貴　166
ヒポクラテス　67
開　一夫　220
広井良典　202
久田　満　95, 165
Hitokoto, H.　205
Hobfoll, S. E.　144
Holmes, T. H.　86
堀毛一也　193, 198
堀井俊章　19
Horowitz, M.　129
Huebner, E. S.　201

I

Idler, E. L.　179
生澤雅夫　54
今田　寛　149
今津芳恵　89
稲田尚子　26
稲田俊也　115, 119, 120,
　122
稲毛教子　52
Inglehart, R.　203
井上　茂　157
石原金由　160
石原俊一　74
石井香織　158
Ishikawa, R.　125
Ishikawa, S.　60
Ishizaki, T.　179
磯部景子　52
板倉正弥　157
伊藤裕子　185, 200
岩満優美　86
岩本邦弘　120
岩佐　一　95
岩田　昇　90
井澤修平（Izawa, S.）　104,
　106-108
井土ひろみ　162

J

Japhoda, M.　199
Jasper, H. H.　217
Johns, M. W.　159
Jokela, M.　79
Jorm, A. F.　165
Jylhä, M.　179

K

角野善司　196
影山隆之　93
Kahn, R.　177
Kahneman, D.　198
貝谷久宣　125-127
郭　鐘声　219
蒲池みゆき　215

神村栄一　92, 94
神尾陽子　62
神家さおり　162
金井嘉宏　125, 127
金山範明　220
神庭重信　125, 126
Kanner, A. D.　87
菅野　純　61
Karasek, R.　88
Kashima, A.　131
片上素久　125, 126
加藤　司（Kato, T.）　91, 94,
　141-145, 147
Kaufman, A. S.　58
Kaufman, N. L.　58
Kawabata, H.　222, 223
川人潤子　198
Kawakami, N.　88
河村茂雄　61
Kay, S. R.　117, 118
Kemeny, M. E.　106
Kern, M. L.　197
Keyes, C. L. M.　187, 198,
　200
Killgore, W. D.　240
King, K.　146, 147
切池信夫　131, 132
北村俊則　117, 118
Kitayama, S.　204
Kleinknecht, R. A.　19
Klem, G. H.　217, 218
Kline, P.　21
小林啓之　117
Kobayashi, T.　208
小林要二　131, 132
Kohlberg, L.　199
小泉令三　61
小嶋雅代　121, 122
Kolarz, C. M.　186
小牧　元　77
小牧一裕　95
小山智典　62
古谷野　亘　184
Krebs, P.　141

Kroenke, K.　121
Krokoff, L. J.　146
久保千春　83
久保真人　89
熊谷秋三　155
熊野宏昭　76
熊野道子　198
串田　修　162

L
Lahey, B. B.　78
Lang, P. J.　109, 215
Lawton, M. P.　176, 177, 184, 188
Lazarus, R. S.　85, 87, 90, 92, 144
LeBeau, R. T.　123, 125, 129
Ledford, H.　140
Lepper, S. H.　200
Liebowitz, M. R.　24, 125, 126
Lopez, S. J.　194, 195
Lyubomirsky, S.　200

M
前田基成　92
Makeig, S.　220
Marcus, B. H.　154
Markman, H. J.　145
真志田直希　60
Maslow, A. H.　199
増田由依　93
Mattick, R. P.　125, 127
松原達哉　58
松本悠貴　160, 161
松尾太加志　23
松岡晴香　182
McCrae, R. R.　69, 77-79
Medly, D. M.　72
Mestanik, M.　231
三木明子　88
三木安正　62
Miller, T. J.　117, 118

三田地昭典　44
三田地真実　44
三浦佳世　215
三浦正江　91
三宅和夫　54
Miyakoshi, T.　117
水田一郎　130-132
Mokkink, L. B.　17
Montgomery, S. A.　120, 121
Mroczek, D. K.　186
村上宣寛　15, 18, 21, 23
村松公美子　116, 121, 122, 125, 127
村瀬訓生　155
村田豊久　59
村山伸子　162
Myers, D. G.　204

N
永野　純　76
内藤真理子　181, 183
中川　威　188
中原　純　186
Nakajima, T.　125, 128
中前　貴　128
中村菜々子　165, 166
中村知靖　23
中村好男　154
中根秀之　120
中根充文　120, 121, 178, 181, 182
中野良顯　41
中島佳緒里　162
Nakano, K.　87
成田健一　92
Negpal, R.　200
Neugarten, B. L.　187, 199
西田裕紀子　187
野口祐二　95
野添新一　88
Nuechterlein, K. H.　105

O
O'Brien, T. B.　144
Obrist, P. A.　104
Odbert, H. S.　68
小笠原将之　130-132
小川捷之　19
Ogawa, S.　221
荻原祐二（Ogihara, Y.）　204
小栗　貢　159
大平英樹　179
大石繁宏（Oishi, S.）　175, 178, 189, 201, 203, 204
岡　浩一朗　154-156
岡田節子　93
岡島　義　19, 26
Okamura, H.　230
岡安孝弘　59, 88, 89
岡崎祐士　117, 118
大久保智生　61
O'Neill, R. E.　44
大野　裕　200
大竹恵子（Otake, K.）　164, 194
大谷多加志　54
大伴　潔　62
大坪天平　113
Overall, J. E.　117, 118
大山博史　214
尾関友佳子　88

P
Pascual-Marqui, R. D.　220
Pavot, W.　197
Peterson, C.　194, 197
Piaget, J.　51
Podsakoff, P. M.　149
Probst, M.　131
Prochaska, J. O.　154, 157
Pruessner, J. C.　106
Putnam, F. W.　129, 130

R
Radloff, L. S.　121, 122

248 人名索引

Rafaeli, E. 141
Rahe, R. H. 86
Richardson, H. A. 149
Roberts, B. W. 79
Robinson, T. N. 242
Roger, D. 144
Rogers, C. R. 199
Rosen, J. C. 131
Rosenman, R. H. 69, 70
Rowe, J. 177
Ryan, R. 198
Ryff, C. D. 186, 187, 199, 200

S
佐伯政男 175
Sagami, Y. 233
齋藤恵美 94
坂野雄二 71, 89, 91, 92
佐久間 徹 41
Santini, Z. I. 140
Sarason, I. G. 86
笹川智子 19
笹井浩行 155
佐藤 徳 186, 198
佐藤 元 175
佐藤 寛 60
佐藤友則 238
澤 幸祐 149
澤田康幸 175
Schaufeli, W. B. 197
Schimmack, U. 189
Schwarzbach, M. 140
Seligman, M. E. P. 193, 194, 197
Sell, H. 200
Selye, H. 83, 100, 101, 108
瀬戸正弘 71
Shear, M. K. 125, 126
Sheehan, D. V. 113
Shibata, A. 157
重久 剛 72
Shih, J. 141
島 悟 121

嶋田洋徳 59-61, 88, 89, 91
島井哲志（Shimai, S.） 69, 72, 163, 164, 185, 194, 197, 200
島津明人 88
清水安夫 166
清水嘉子 89
下光輝一 90, 154
下仲順子 79
Sifneos, P. E. 76
Sinclair, V. G. 197
Skinner, B. F. 41
Snyder, C. R. 194, 195, 197
Southwick, S. M. 150
Spector, P. E. 149
Spielberger, C. D. 72, 125
Spitzer, R. L. 125
Steptoe, A. 72, 108
Stone, S. V. 69, 77-79
杉浦義典 93
杉山尚子 41
Suh, E. M. 201
水前寺清子 173
住山孝寛 117, 118
鈴鴨よしみ 181, 182
鈴木克彦 106
鈴木伸一 89-93
鈴木 平 72, 73
鈴木裕子 158
Schopler, E. 62

T
多賀千明 128
高木俊一郎 41
高橋 史 60
高橋三郎 112, 113
高比良美詠子 88
高野裕治 162
武田典子 157
Takeshita, H. 183
玉木弘之 61
玉浦有紀 163
田辺 肇 129, 130
Tanaka, K. 233

田中寛一 58
田中國夫 95
田尾雅夫 89
田山 淳（Tayama, J.） 164, 231, 232, 236, 237, 239, 241, 242
Taylor, J. A. 125, 126
Taylor, S. E. 204
田崎美弥子 178, 181, 182
Temoshok, L. 74
寺崎正治 185
Terry, D. J. 94
Terwee, C. B. 22
戸ヶ崎泰子 89
東條光彦 91
豊田秀樹 23, 90
Traa, M. J. 141
Troutman, A. C. 41
Tsai, J. L. 205
土屋政雄 16, 17
津守 真 52
堤 明純 95

U
Uchida, Y. 201, 204, 205
内山 真 159, 160
上地広昭 158
Ueda, K. 222
上野一彦 62
上島国利 121, 122
Upchurch, R. 141

V
van Noorden, R. 139
Velicer, W. F. 154

W
Wallston, K. A. 197
Wang, Y. 71
渡辺俊三 214
渡邊朋子 60
Waterman, A. S. 197, 199, 200
Watson, D. 197, 198

Weathers, F. W.　128, 129
Wechsler, D.　55
Weiss, D. S.　129
Weiss, R. L.　145
Wild, D.　26
Williams, C. D.　155
Williams, J. B. W.　120, 121
Wilson, W.　176

Y
山田　寛　117
山口陽弘　167
山本久美子　161
山本由華吏　159
山蔦圭輔　163
Yamhure-Thompson, L.　197
安田朝子　186, 198
Yeh, Y. C.　223

吉村公雄　200
吉永茂美　88
Young, R. C.　119
Yung, A. R.　117, 118
Yurgelun-Todd, D. A.　240

Z
Zeki, S.　222, 223
Zung, W. W. K.　121, 122

事項索引

A
Abbreviated Neighborhood Environment Walkability Scale（ANEWS）→近隣歩行環境簡易質問紙
ABC 分析　43
ADHD-RS（ADHD Rating Scale）　62
ADSI-5（Anxiety and Related Disorders Interview Schedule for DSM-5）　123
ASRM（Altman Self-Rating Mania Scale）　115

B
BDI（Beck's Depression Inventoy）　122
Better Life Index　174
BIQ（Beth Israel Hospital Psychosomatic Questionnaire）　76
BITE（Bulimic Investigatory Test）　132
BPRS（Brief Psychiatric Rating Scale）→簡易精神症状評価尺度

C
CAARMS（Comprehensive Assessment of At Risk Mental State）　118
CAPS-5（Clinician-Administerd PTSD Scale for DSM-5）　128
CARS（Childhood Autistic Rating Scale）→小児自閉症評定尺度
CDI（Children's Depression Inventory）→小児抑うつ尺度
CES-D（Center for Epidemiological Studies Depression Scale）　122, 139
Cochrane Library　228
Conners3　日本語版　62
Cortisol Awakening Response　106
COSMIN　15

D
DES（Dissociative Expression Scale）　130
Dimensional Anxiety Scales for DSM-5　123
DSRS（Depression Self-rating Scale）→子ども用抑うつ自己評価尺度

E
Eating Attitudes Test →摂食態度検査
EDE（Eating Disorder Examination）　130
ESS（Epworth Sleepiness Scale）　159
EuroQol（EQ-5D）　181, 182

F
FOCI（Florida Obsessive-Compulsive Inventory）　116

G
GAD-7（Generalized Anxiety

Disorder) 127
GDP →国内総生産
GHQ（General Health Questionnaire） 114
GNH（Gross National Happiness）→国民総幸福
GOHAI（General Oral Health Assessment Index） 181, 183
GPAQ（Global Physical Activity Questionnaire） 155
GSES（General Self-Efficacy Scale）→一般性セルフ・エフィカシー尺度

H
HAM-D（Hamilton Rating Scale for Depression） 120
HAS（Hamilton Anxiety Scale）→ハミルトン不安尺度
Hassles Scale →ハッスル尺度

I
IAPS（International Affective Picture Systems） 215
IES-R →改訂出来事インパクト尺度
IPAQ（International Physical Activity Questionnaire） 155
ISPOR 25
ITPA（Illinois Test of Psycholinguistic Abilities） 62

J
Japanese Coronary-prone Behavior Scale 71
Job Content Questionnaire （JCQ）→職業性ストレス調査票

K
K-ABC 58
KJQ 61

L
Language Communication Developmental Scale →言語・コミュニケーション発達スケール
LDI-R（Learning Disabilities Inventory Revised） 62
LES（Life Experience Survey） 86
Life Satisfaction Index-K 187
LSAS（Liebowits Social Anxiety Scale） 126

M
MADRS（Montgomery-Asberg Depression Rating Scale） → Montgomery-Asberg うつ病評価尺度
M-CHAT（Modified Checklist for Autism in Toddlers）→乳幼児期自閉症チェックリスト修正版
MIDUS（Midlife in the United States） 186
M.I.N.I.（Mini-International Neuropsychiatric Interview）→精神疾患簡易構造面接法

N
NEO-FFI（NEO-Five Factor Inventory） 79
NEO-PI-R（Revised NEO Personality Inventory） 79

P
PANAS（The Positive Negative Affect Schedule） 186
PANSS（Positive and Negative Syndrome Scale）→陽性・陰性症状尺度
PARS（Pervasive Developmental Disprders Autism Society Japan Rating Scale）→広汎性発達障害日本自閉症協会評定尺度
PAS（Panic and Agoraphobia Scale） 126
PDSS（Panic Disorder Severity Scale） 126
PERMA 197
Philadelphia Geriatric Center Morale Scale → PGC モラールスケール
PHO（Health Organization） 115
PHQ-9（Patient Health Questionnaire-9） 122
PHQ15（Patient Health Questionnaire 15 Somatic Symptom Severity Scale） 115
PHRF-SCL（Public Health Research Foundation ストレスチェックリスト）→自己評定式のストレス反応尺度
PRI（Perceptual Reasoning Index）→知覚推理指標
PROMIS（Patient-Reported Outcomes Measurement Information System） 115
PROs（Patient Reported Outcomes） 175, 176
PSI（Processing Speed Index）→処理速度指標
PSQI（Pittsburgh Sleep Quality Index） 159
PSS-I（PTSD Symptom

Scale-Interview) 128

S

SANS（Scale for the Assessment of Negative Symptoms）→陰性症状評価尺度

Satisfaction with Life Scale →人生満足尺度

SF-36（MOS 36-item Short-Form Health Survey） 181, 182

SHS（Subjective Happiness Scale）→日本版主観的幸福感尺度

SIAS（Social Interaction Anxiety Scale） 127

SIPS（Structured Interview for Psychosis-Risk Syndromes） 118

SIRI（Short Interpersonal Reactions Inventory） 75

SPS（Social Phobia Scale） 127

State-Trait Anger Expression Inventory 72

Stress Response Scale（SRS-18） 89

Structured Clinical Interview for DSM 112

SUBI（Subjective Well-being Inventory）→主観的健康感尺度

T

TAS-20（Toronto Alexithymia Scale） 77

TCI 236

Texas Medication Algorithm Project 234

3DSS（3 Dimensional Sleep Scale）→3次元型睡眠尺度

Type A Scale 70

Type A Videotaped Clinical

Interview 70

Type D Scale 14 74

V

VAS（Visual Analog Scale） 183, 233

Verbal Comprehension Index （VCI）→言語理解指標

VOL（Valuation of Life）尺度 188

W

WAIS 56

WHOQOL 178

WISC 56

WMI（Working Memory Index）→ワーキングメモリー指標

WPPSI 56

Y

Y-BOCS（Yale-Brown Obsessive Compulsive Scale） 127

YMRS（Young Mania Rating Scale） 119

あ

R-R 間隔 104

I-T 相関 23

アウトカム 227

アクチグラフ 159

アセスメント 227

アドレナリン 100, 231

ノル—— 231

アレキシサイミア 76

イースターリンの幸福のパラドックス 202

怒り・敵意・攻撃性 71

生き方の原則尺度 194

維持期 154

意思決定バランス 156

一般性セルフ・エフィカシー尺度（GSES） 91

異文化間妥当性 17

陰性症状評価尺度（SANS） 118

ウェクスラー式知能検査 55

うつ病 140, 224

運動行動の変容段階尺度 156

運動セルフ・エフィカシー尺度 156

運動ソーシャルサポート尺度 157

運動に関する意思決定のバランス尺度 156

運動に関する行動的スキル尺度 157

ATR顔表情データベース 215

エウダイモニア 199

S/N 比 221

エビデンス・テーブル 228

遠城寺式乳幼児分析的発達検査 53

横断研究 11

OSA 睡眠調査票 159

か

外向性 78

解釈可能性 18

改訂出来事インパクト尺度（IES-R） 128

開放性 78

解離症群 130

化学的ストレッサー 86

覚醒水準 205

覚醒度 215

学生用ソーシャルサポート尺度 95

仮説検証 17

加速度計 155

学校享受感尺度 61

学校適応感尺度 61

簡易精神症状評価尺度（BPRS） 118

簡易版運動習慣の促進要因・

阻害要因尺度　158
感覚運動期　59
間隔尺度　8
感覚・痛覚閾値　233
環境ノイズ　217
観察記録法　35
観察コード化システム　145
感情価　215
感情的ウェル・ビーイング　198
関心期　154
感性（kansei）　215
鑑別診断補助　224
基準関連妥当性　18
KIDS 乳幼児発達スケール　54
機能的磁気共鳴画像法（functional magnetic resonance imaging: fMRI）　216, 220
機能的脳画像　6
機能分析（機能アセスメント）　44
強化　42
協調的幸福尺度　205
強迫性および関連症群　127
近赤外分光法（near infrared spectroscopy: NIRS）　6, 216, 223
近隣歩行環境簡易質問紙（ANEWS）　157
空間分解能　231
具体的操作期　59
形式的操作期　59
K6/K10 質問票　114
血圧　102
結果事象　41
健康関連 QOL（health related quality of life）　175
健康関連行動　5
言語・コミュニケーション発達スケール（LC スケール）　62

言語理解指標（VCI）　56
言語流暢性課題　224
交感神経系　101
交感神経 - 副腎髄質系（sympathetic-adrenal-medullary axis: SAM axis）　231
構成概念妥当性　17
構造化面接　9
構造的妥当性　17
行動観察法　34
行動随伴性　42
行動的産物記録法　38
行動の次元　33
行動分析学　41
広汎性発達障害日本自閉症協会評定尺度（PARS）　62
幸福（well-being）　173
幸福度に関する研究会　206
項目収集　20
項目反応理論　17, 23, 90
項目分析　23
合理的配慮　61
コーピングの柔軟性　94
コールド・プレッサー・テスト　231
国民総幸福（GNH: Gross National Happiness）　207
国内総生産　202
古典的テスト理論　23, 90
子どもアクティビティ尺度　158
子ども用社会的スキル尺度　60
子ども用身体活動尺度　158
子ども用抑うつ自己評価尺度（DSRS）　59
コホート研究　11
コルチゾール　101, 106, 229
コンドーム　166

さ
再検査信頼性　16
座位行動　155
最大酸素摂取量（maximal oxygen consumption: VO2max）　238
酸化ヘモグロビン　221, 223
3 項随伴性　42
3 次元型睡眠尺度（3DSS）　160
3 次元にモデルに基づく対処方略尺度（TAC-24）　92
幸せへの志向性　198
G-P 分析　23
時間記録法　35
時間分解脳　231
時間見本法　9, 34
磁気共鳴画像法（magnetic resonance imaging: MRI）　220
思考発達段階説　51
自己実現　199
自己評定式のストレス反応尺度（PHRF-SCL）　89
視床下部 - 下垂体 - 副腎系　102, 230
事象関連電位（event-related potential: ERP）　216
事象記録法　35
事象見本法　35
システマティックレビュー　228
持続時間　33
実験の観察法　10
質調整生存年（Quality-Adjusted Life Years: QALYs）　175
疾病特異的なパーソナリティ　3
自転車エルゴメーター　238
自動思考　6, 235
児童用社会的スキル尺度　60
社会的ウェル・ビーイング　199

社会的再適応評定尺度　83
社会的スキル尺度　60
社会的認知理論　154
社会不安症　126
社会不安障害検査（SADS）
　　127
弱化　42
縦断研究　11
周波数　219, 220
主観的ウェル・ビーイング
　　193
主観的健康感（self-rated
　　health, subjective
　　health）　179
　　──尺度（SUBI）　183
主観的幸福感（subjective
　　well-being）　177
　　──尺度　200
主要評価項目　227
順位尺度　8
準備期　154
準備性　154
障害者差別解消法　61
生涯の発達段階　51
小学生用ストレス反応尺度
　　59
情動（emotion）　214
　　──喚起刺激　215, 222
小児自閉症評定尺度（CARS）
　　62
小児抑うつ尺度（CDI）　60
職業性ストレス調査票（JCQ）
　　88
食行動異常傾向測定尺度
　　163
食行動障害および摂食障害群
　　130
処理速度指標（PSI）　56
自律神経系反応　6
神経活動　216
神経症傾向　77
人生満足尺度　186, 187, 196
心臓血管系　102
身体活動セルフエフィカシー

尺度　158
心的外傷およびストレス因関
　　連障害群　128
心的外傷後ストレス障害
　　108
心拍数　102
新版K式発達検査　54
信頼性　8, 16
心理社会的ストレッサー　86
心理的ウェル・ビーイング
　　199
心理的Well-being尺度　187
心理的幸福感（psychological
　　well-being）　177
心理的ストレス反応尺度
　　59
心理的ストレスモデル　86
スキーマ　6
スクリーニング　112
ストレス反応　4, 85, 88
ストレッサー　85, 86
生活年齢　52
生活の質（quality of life:
　　QOL）　173
誠実性　79
成熟優位説（自然成熟説）
　　52
精神科診断面接マニュアル
　　112
精神疾患簡易構造面接法
　　（M.I.N.I.）　113
精神性発汗　105
生体ノイズ　217
成長　50
青年用適応感尺度　61
世界保健機関（WHO）　2
摂食態度検査　131
セルフ・エフィカシー　91,
　　154
セルフケア行動　5
先行事象　41
前操作期　59
全般性不安　127
双極性障害　225

──および関連障害群
　　119
ソーシャルサポート　4, 94
測定誤差　16
損害回避　236

た
代謝異常　241
対処行動（コーピング）
　　85, 92
対人ストレスコーピング
　　141
　　──尺度　141
タイプA行動パターン　69
タイプCパーソナリティ　74
タイプDパーソナリティ　73
タイムサンプリング　36
唾液　106
脱酸化ヘモグロビン　221,
　　223
妥当性　8, 17
田中ビネー知能検査　58
多面的感情尺度　185
知覚されたサポート　94
知覚推理指標（PRI）　56
知能検査　55
中核信念　6
中学生用ストレス反応尺度
　　59
調和性　78
著作権　26
治療アドヒアランス　5
津守式乳幼児精神発達診断検
　　査　52
強み　195
DSM-5横断的症状尺度　114
適合性仮説（goodness of fit
　　hypothesis）　94
テストバッテリー　63
電極配置法　217
統合失調症　225
　　──スペクトラム障害およ
　　び他の精神病性障害群
　　116

254 事項索引

闘争 - 逃走反応　100
特定健康診査・特定保健指導
　238
トランスアクショナルモデル
　85
トランスセオレティカル・モ
　デル　154
トレッドミル　238

な
内的一貫性　16
内分泌反応　6
内容的妥当性　17
日常的苛立ちごと　87
日本語版ソーシャルサポート
　尺度　95
日本語への翻訳（forward
　translation）　26
日本的タイプA行動評定尺度
　71
日本版主観的幸福感尺度
　（SHS）　185
乳幼児期自閉症チェックリ
　スト修正版（M-CHAT）
　62
認知機能検査（神経心理学的
　検査）　7
認知行動療法　229
認知ディブリーフィング
　（cognitive debriefing）
　27
認知的評価　85, 90, 104
　——測定尺度　91
脳活動の測定　216
脳機能局在　232
脳血流　216, 221, 223
脳磁図（magnetoencephalogram:
　MEG）　216
脳波（electroencephalogram:
　EEG）　216, 217

ノルアドレナリン　102

は
バックトランスレーション
　（back translation）　26
ハッスル尺度　87
発達　50
　——指数　53
　——障害　61
パニック症　126
ハミルトン不安尺度
　（Hamilton Anxiety Scale:
　HAS）　123
場面見本法　9, 34
半構造化面接　9
汎適応症候群　101
反応性　18
反応潜時　34
PGC モラールスケール
　184
光トポグラフィー検査
　224
ビッグ・ファイブ・モデル
　69, 77
皮膚電気活動　105
比率　33
　——尺度　8
広場恐怖症　126
頻度　33
不安症群　123
フォローアップ期間　237
副次的評価項目　228
副腎　101
服薬行動　5
物理的ストレッサー　86
併存的妥当性　18
ペインコントロール　232
ヘルスプロモーション　227
ヘルス・リテラシー　165
変容ステージ　154

ポジティブ心理学　193
BOLD 信号　221

ま
末梢神経電気刺激装置　233
マルチレベル分析　208
無関心期　154
無作為化対照試験
　（Randomized Control
　Trial: RCT）　11
名義尺度　8
メディア曝露　242
免疫反応　6
Montgomery-Asberg うつ病
　評価尺度（Montgomery-
　Asberg Depression
　Rating Scale: MADRS）
　120

や
陽性・陰性症状尺度（Positive
　and Negative Syndrome
　Scale: PANSS）　118
抑うつ障害群　120
抑うつ評価尺度　59
予測的妥当性　18
予備調査　21
4 体液説　67

ら
ライフイベント　83, 86
倫理的配慮　229
レディネス（readiness, 心身
　の準備性）　52
Lawton の good life　176

わ
ワーキングメモリー指
　標（Working Memory
　Index: WMI）　56

【著者一覧】（五十音順，＊は編著者，＊＊は監修者）

荒井弘和（あらい　ひろかず）
法政大学文学部教授
担当：第 10 章

井澤修平（いざわ　しゅうへい）
独立行政法人労働者健康安全機構労働安全
　衛生総合研究所産業ストレス研究グルー
　プ上席研究員
担当：第 7 章

伊藤大輔（いとう　だいすけ）
兵庫教育大学大学院学校教育研究科准教授
担当：第 6 章

上田一貴（うえだ　かずたか）
東京大学大学院工学系研究科特任講師
担当：第 13 章

内田由紀子（うちだ　ゆきこ）
京都大学こころの未来研究センター准教授
担当：第 12 章（共著）

大月　友（おおつき　とむ）
早稲田大学人間科学学術院准教授
担当：第 3 章

岡島　義（おかじま　いさ）
東京家政大学人文学部准教授
担当：第 2 章

加藤　司（かとう　つかさ）
東洋大学社会学部教授
担当：第 9 章

国里愛彦（くにさと　よしひこ）
専修大学人間科学部准教授
担当：第 5 章

小関俊祐（こせき　しゅんすけ）
桜美林大学心理・教育学系講師
担当：第 4 章（共著）

小関真実（こせき　まみ）
早稲田大学人間総合研究センター招聘研究
　員
担当：第 4 章（共著）

権藤恭之（ごんどう　やすゆき）
大阪大学大学院人間科学研究科准教授
担当：第 11 章

島井哲志（しまい　さとし）＊＊
関西福祉科学大学心理科学部教授

鈴木伸一（すずき　しんいち）＊
早稲田大学人間科学学術院教授
担当：第 1 章，第 8 章（共著）

竹林　唯（たけばやし　ゆい）
福島県立医科大学医学部災害こころの医学
　講座助手
担当：第 8 章（共著）

田山　淳（たやま　じゅん）
長崎大学大学院教育学研究科准教授
担当：第 14 章

堀毛一也（ほりけ　かずや）
岩手大学名誉教授
東洋大学大学院客員教授
担当：第 12 章（共著）

保健と健康の心理学 標準テキスト　第 3 巻

健康心理学の測定法・アセスメント

2018 年 7 月 20 日　初版第 1 刷発行　（定価はカヴァーに表示してあります）

　　　企　画　一般社団法人日本健康心理学会
　　　監修者　島井哲志
　　　編著者　鈴木伸一
　　　発行者　中西　良
　　　発行所　株式会社ナカニシヤ出版
　　　〶 606-8161　京都市左京区一乗寺木ノ本町 15 番地
　　　　　　　　　　Telephone　　075-723-0111
　　　　　　　　　　Facsimile　　075-723-0095
　　　　　　Website　http://www.nakanishiya.co.jp/
　　　　　　E-mail　　iihon-ippai@nakanishiya.co.jp
　　　　　　　　　　郵便振替　01030-0-13128

装幀＝白沢　正／印刷・製本＝創栄図書印刷
Printed in Japan.
Copyright ⓒ 2018 by S. Suzuki
ISBN978-4-7795-1293-3

本書のコピー，スキャン，デジタル化等の無断複製は著作権法上での例外を除き禁じられています。本書を代行業者等の第三者に依頼してスキャンやデジタル化することはたとえ個人や家庭内の利用であっても著作権法上認められておりません。